风湿免疫病
现代诊治方法
FENGSHI MIANYIBING XIANDAI ZHENZHI FANGFA

主编 刘伟伟 王 革 江 涛

中国出版集团有限公司

 世界图书出版公司
广州·上海·西安·北京

图书在版编目（CIP）数据

风湿免疫病现代诊治方法 / 刘伟伟, 王革, 江涛主编. — 广州：世界图书出版广东有限公司, 2023.12
ISBN 978-7-5232-1007-9

Ⅰ. ①风… Ⅱ. ①刘… ②王… ③江… Ⅲ. ①风湿性疾病—免疫性疾病—诊疗 Ⅳ. ①R593.21

中国国家版本馆CIP数据核字(2024)第010270号

书　　名	风湿免疫病现代诊治方法
	FENGSHI MIANYIBING XIANDAI ZHENZHI FANGFA
主　　编	刘伟伟　王　革　江　涛
责任编辑	刘　旭
责任技编	刘上锦
装帧设计	品雅传媒
出版发行	世界图书出版有限公司　世界图书出版广东有限公司
地　　址	广州市海珠区新港西路大江冲25号
邮　　编	510300
电　　话	（020）84460408
网　　址	http://www.gdst.com.cn/
邮　　箱	wpc_gdst@163.com
经　　销	新华书店
印　　刷	广州小明数码印刷有限公司
开　　本	889 mm × 1 194 mm　1/16
印　　张	15
字　　数	428千字
版　　次	2023年12月第1版　2023年12月第1次印刷
国际书号	ISBN 978-7-5232-1007-9
定　　价	138.00元

编 委 会

前言

风湿免疫病是一类累及骨与关节及其周围软组织，以及其他相关组织和器官的慢性疾病，该类疾病致残率高且多系统受累，严重危害人类的健康和寿命，已引起社会的广泛关注。风湿病学作为一门具有多学科交叉重叠特点的学科，其知识更新速度快，这对相关学科的临床医师提出了更高的要求，本书正是在这样的背景下编写的。

本书先介绍了风湿免疫科疾病的相关知识，涉及风湿免疫病分子遗传学、体格检查等内容；然后用较大的篇幅详细介绍常见风湿免疫科疾病的诊疗，涉及风湿热、痛风、类风湿关节炎、系统性红斑狼疮、抗磷脂综合征、重叠综合征、血管炎等。全书内容丰富，资料新颖，科学实用，可供风湿免疫科临床医师和相关科室同仁参考使用。

编者在本书编写过程中力求精益求精，但由于临床工作繁重，精力有限，书中若有疏漏和不当之处，望广大读者指正，以利再版时完善。

编　者

目录

第一章

风湿免疫病分子遗传学

第一节　风湿免疫病的遗传学特点

风湿免疫病是一类复杂、临床表型多样的疾病，遗传因素在疾病的发生发展中起着重要的作用。遗传学研究已被广泛应用于风湿性疾病研究。研究技术的空前发展和精细研究方法的建立为揭示遗传变异在疾病起源中的作用提供了有力的支持。随着人类基因组研究的进展，人们越来越有兴趣探索基因与疾病的关系。在简单的孟德尔遗传模式中，遗传的致病基因与患病个体的疾病表型关系一目了然。风湿免疫病属复杂的遗传性疾患，呈多基因遗传，目前还不知道特定的基因与风湿免疫病多样的临床表型的对应关系，这增加了对其进行遗传研究的难度。与其他复杂疾病，如糖尿病、肥胖等相同，风湿免疫病具有以下特征：

一、低外显或不完全外显

低外显率就是说携带有某种疾病易感表型者不全部发病，甚至发病率很低。多基因病的遗传复杂性与单个致病基因的低外显率有关，没有任何一个特定的基因为发病所必需或是可单独导致疾病，即使在多个位点均存在易感的等位基因型也并非一定出现疾病，每个特定的等位基因只使疾病发生的概率略有增加。

二、遗传异质性

遗传的复杂性还与遗传异质性有关，同一疾病或表型是不同基因和（或）等位基因型联合作用的结果，不同患者相同的临床表现由一组致病基因的不同组合所决定。SLE 表现型非常具有异质性。通常认为，如果多个家系呈现家族性 SLE 亚表现型，则此家庭在某些位点上更可能具有遗传均质性，这些位点与特异亚表现型和 SLE 的表达都有关系。最近，Tsao 等对 159 个 SLE 受累同胞的研究，提供了 SLE 表现型存在家族性的证据，包括血小板减少、盘状红斑、神经系统疾病（癫痫和精神异常）、溶血性贫血与溶血性贫血伴发的神经系统疾病。利用家族亚表现型将家庭分层，可减少异质性，有利于促进遗传危险因素的鉴定。

三、多基因遗传

复杂的性状不管生理条件下还是在遗传性疾病中都是由多种基因所控制的。其中有些基因对性状的影响大，有些影响则较小。易感等位基因可各自独立地发挥作用，还可存在上位性相互作用，最终表现为一定的临床表型，使风湿免疫病遗传性状更加复杂。单基因疾病中的机会性突变常导致相应基因的严重功能变化或敲除，从而易于进行遗传分析；而风湿免疫病致病等位基因在一般人群中出现频率也很高，使对它的筛选分析较为困难。

风湿免疫病中，大多数情况下带有致病基因的个体并不表现出疾病状态或会表现为不同的临床表型。SLE 患者中同卵双生子患病一致率在 24% 左右，这意味着在 4 对同卵双生子中只有 1 对会同患疾病；RA 中同卵双生子患病一致率有人报道为 30%，亦有人认为在 12%~15%。可以看到，尽管遗传背景一致，大多数情况下同卵双生子中仅只有一人患病，说明其他因素也参与疾病发生。这些因素可归结为疾病相关的环境差异及个体发育过程的差异，它们的差异性越大，疾病的遗传因素越不容易显现。

在对风湿免疫病进行遗传学研究时，应尽可能采用生活在相同地理区域并有相同生活模式的患者资料，选择更为同质性者（如大家系）进行研究，这样方能降低发现遗传风险因子的难度。

（刘伟伟）

第二节　风湿免疫病的遗传学研究策略

一、连锁分析

（一）经典的连锁分析

染色体在第一次减数分裂时会发生重组，23 对染色体每次减数分裂平均约发生 66 次重组，其中女性重组次数多于男性。厘摩（centimorgan，cM）是重组频率的测量单位。1cM 定义为两个位点间 100 次减数分裂发生 1 次遗传重组。在人类中，1cM 平均相当于 100 万碱基对。当一特定的遗传标记与某基因非常靠近时，重组的概率极小，接近于 0；当两者距离很远时，重组概率接近于 0.5。通常以 θ 来表示重组的比例，当 10% 的减数分裂产物发生了重组时，$\theta=0.1$；$\theta=0$ 时则无重组发生。

连锁分析的主要目的是明确一个特定的遗传标记与某种疾病或表型是否倾向于共同遗传。重组的概率随遗传标记与疾病基因两个位点距离的远近而变化是进行连锁分析的基础，其频率取决于两者的相对位置。如果遗传标记与疾病基因间距离很远，不存在连锁，此时 $\theta=0.5$，则在有 4 个子代的家系中 4 个子女均出现两者同时存在的概率为 $(1/2)^4=1/16$，在有 10 个子代的家系中 10 个子女均出现两者同时存在的概率为 $(1/2)^{10}=1/1\,024$；对后者来说，最好的解释是遗传标记与疾病基因非常接近，θ 近似于 0。一般将 $\theta=0$ 时两者同时出现的可能性与 $\theta=0.5$ 时的可能性之比值称为拟然比，以 $Z(\theta)$ 表示。$Z(\theta)=\theta$ 为 0 时可能性/θ 为 0.5 时可能性，其对数值即是 LOD（优势对数分数，log odd score）分值。连锁分析中 LOD 值 ≥3 才被认为具有统计显著性。进行连锁分析时，遗传标记与疾病基因 θ 值通常在 0~0.5，如在有 10 个子代的家系中 10 个子女中只有一个子代两者不同时出现，则应以 θ 为 0.1 时的可能性计算出最大的 LOD 值。实践中，对于 θ 值不同的大量家系资料应计算出最适合的 θ 值而得到最大 LOD 值。

经典的连锁分析方法属于参数性以模型为基础的方法，主要适用于高外显性孟德尔遗传性疾病，人们曾以该方法研究分析家族性周期性发热综合征在 12 号染色体 TNF 受体 1 基因上存在突变，但对复杂不完全外显的 SLE、RA 等风湿性疾病来说该方法并不适宜。

（二）等位基因共享方法

经典的连锁分析方法在疾病具有高度外显性且遗传模式已知时检测效率较高，而风湿性疾病普遍的遗传学特点为低外显性且遗传模式不清，此时需采用另一类泛称为等位基因共享的连锁分析方法。这一类方法中最常用的是受累同胞对（ASP）分析，属于非参数性无模型方法。当一个家系中有两个以上一级亲属均患有同一疾病时，他们共有特定遗传标记的概率将大于偶然性，这是 ASP 方法的建立基础。疾病与特定遗传标记间无连锁存在时，对于其中一个患者的两个等位基因，同胞与其共享 0 个、1 个、2 个的概率分别为 25%、50%、25%。当存在连锁时，这种概率会出现变化，且遗传标记与疾病位点距离越近这一变化越大。通过对大量的患病同胞对进行检测，经 χ^2 检验可明确相应遗传标记是否存在等位基因共享概率增高。

ASP 分析的优点：①只应用患病个体的资料（避免将尚未发病的个体误认为正常，对发病较晚的疾病如 RA 的研究较为有利）；②不需要了解疾病的遗传模式；③在遗传标记与疾病基因距离较远时（500 万~1 000 万碱基对）仍有效力；④只需患病同胞的资料而不需父母的资料（父母不在者也可用于研究）；故而目前已广泛应用与 SLE、RA 等风湿病的研究中。但该方法亦存在对致病风险不高的基因检测效率低的缺点，为达到显著性要求，对这些基因的检测需要大量的家系。对于致病风险 $\lambda \geqslant 4.0$ 的基因来说，只需要数百同胞对；$\lambda \leqslant 2.5$ 时则需要上千甚至上万同胞对，而这在目前的风湿病研究中尚难达到。此外，ASP 连锁分析最多可将感兴趣区域缩窄至 500 万~1 000 万碱基对，应用该方法发现的连锁只是一系列研究中的第一步，先需进行独立验证，确有连锁时再进一步以其他方法，如统计效力更高的相关分析方法，来证实易感基因的存在。

二、相关分析

（一）病例对照研究

要明确一个等位基因是否存在致病风险，理想的方法是进行前瞻性的队列设计，其中一组为携带该等位基因的个体，另一组为不携带该等位基因但其他因素与相匹配的对照组，然后经过一定时间后观察第一组是否发病率更高。但多数情况下这一方案难以采用，只能通过回顾性病例对照方法来进行研究。当疾病在人群中发病率很低时，可用比数比（OR）作为相对危险度（RR）的近似值。比数比为 1 时说明遗传因素与疾病无关；小于 1 说明所研究的遗传因素与疾病负相关。

该方法多以散发病例作为研究对象，用于对单个基因、遗传标记的研究，其优势在于较连锁分析更易检出较弱的效应，在 $P = 0.05$ 水平检测相对危险度为 2 的疾病等位基因只需 100 多个患者。当通过病例对照研究观察到正相关性时，要注意有三种可能的解释：①对照组与疾病组匹配不当导致假阳性结果；②所研究的等位基因直接参与疾病发病；③所检等位基因与疾病基因存在连锁不平衡。第一种情况常见于两个研究组族群不完全匹配时，这时的阳性结果多与群体的差异有关，因此应选择种群相同的个体作为正常对照。在复杂的疾病中，为克服其他因素的影响；可采用正常同胞作为对照。当然多数情况下出现的是第二、三种可能。

（二）传递不平衡检验

为控制病例对照研究中混杂的族群效应对结果的影响，相关研究中可应用以家系为基础的对照。因为患者的两个等位基因分别遗传自其父母，而父母各有一等位基因未被传给子代，由未被遗传的两个单倍型构成的基因型可作为对照。这样父母与子代遗传背景一致，族群效应得以去除。目前这类方法中最常用的是传递不平衡检验（TDT）。

TDT 是以连锁为基础的相关检验，其原理为：如果一等位基因与疾病无关，那么它由亲代传递给子代的概率应与不传递的概率相等；但当它与疾病相关时，由亲代传递给予代的概率则大于不传递的概率。通过对一定数量的患者及其杂合子父母进行等位基因型检测，TDT 能明确所检测的等位基因是否与疾病相关。实际上 TDT 检测的是与疾病易感基因非常接近、存在连锁不平衡的遗传标记，对于基因内或其附近（一般认为在 100 万碱基对内）存在高度多态性标记的特定候选基因来说，该方法是一极佳的选择。尤其对于相对危险度在 1.5~4 的易感位点，该方法较非参数连锁分析如 ASP 分析检测效率要高得多；例如在研究 1 型糖尿病胰岛素基因时，ASP 分析未显示该基因与疾病连锁而 TDT 发现关联性的存在。TDT 的出现也为更精细的确定疾病易感位点提供了重要的研究方法，选用一系列相近的标记可以定位一个含有易感基因的临界范围。

TDT 的最大优点是最大限度利用患者父母的资料，既用于检验又构成对照，消除了群体的影响；另一个优点是只要家系中有一个患者即可，而 ASP 须至少 2 名患者。其缺点是随遗传标记与疾病基因距离的增大，相关性迅速降低至 0，因而不适用于全基因扫描研究。此外，因为该方法检测亲代与患病子代间不同等位基因的不平衡传递，在父母基因型资料不全时不能用于分析；而当所研究疾病多在成年甚至老年期起病时，获得患者父母的资料很困难，这限制了其应用范围。

统计学家经过改良后提出同胞传递不平衡检验（S-TDT），不需父母的资料，而以患者与其正常同胞做比较，检测患者遗传标记等位基因频率是否与其正常同胞存在差异。若疾病与该标记不连锁，两者频率应该相同，反之则有差异。这样 TDT 的应用范围从而得以扩大，但研究显示采用父母资料时效率要略高于采用同胞做比较时。

三、动物模型

动物模型也是风湿免疫病遗传学研究中寻找致病基因的一个有效途径。研究动物模型时能对疾病进程进行监控，控制遗传因素的复杂程度并减少环境因素的影响，有利于发现疾病相关的遗传因素。一个典型的例子是，在狼疮的研究中，因与狼疮鼠模型中的阳性位点存在同源区，人 1 号染色体相应区域得到了密切关注。但是，动物与人类间存有遗传差异，并且在人类中存在的病理途径不一定也存在于动物中，从而使动物研究具有局限性。

自发性的经典狼疮动物模型有多种：NZB×NZW/F1、NZM2410、BXSB、MRL/Lpr，它们均有典型的 SLE 免疫病理特征。多个研究小组对不同品系的狼疮鼠模型的全基因组扫描结果均发现三个不同品系的狼疮鼠 1 号染色体有一共同易感位点（sle1、Sbw1、Lbw7、Nba2 的重叠区），进一步研究证实 sle1 位点包含 sle-1a、sle-1b 和 sle-1c 三个独立位点且是鼠狼疮发病的关键性位点，因为：①它决定发病起始环节，该位点的异常可导致小鼠对核小体的"失耐受"，进而产生致病性抗染色质抗体；②它可以与其他狼疮易感位点相互作用，增强和扩大自身免疫反应；③这一区段富集许多已知的免疫调节基因。对照人与鼠染色体遗传图谱，可以发现，源于 NZM2410 鼠的 sle1，源于 NZW 鼠的 sle-1b 以及源于 NZB 鼠的 Nba2 和 LbwP7 易感位点区域与人类 1 号染色体 1q22~23 区域具有同源性。新西兰白鼠衍生的 Sle1c 基因组区间含有编码补体受体 1 和 2 的 Cr2 基因。NZM2410/NZW Cr2 内的一个单核苷酸多态性，导致产生一个新的糖基化部位。这种位于 C3d 结合区域的多态性减少了配体结合和受体介导的细胞信号传导。与 NZM2410/NZW Cr2 等位基因相关的功能检测结果提示该基因是狼疮易感基因。最近，研究人员发现 CR1 和 CR2 内的异常可能通过 Cr2 内的一个特定的突变来修饰 C57BL/6 小鼠的其他 SLE 易感基因，从而导致自身抗体的产生。这些有趣的研究结果提示 Cr2 与狼疮鼠易感有关，这也推动人们对其在人 SLE 中的潜在作用做进一步的研究。

四、新研究技术

芯片技术是 20 世纪 90 年代兴起的一项分子生物学技术。基因芯片又称 DNA 芯片，指以许多特定的寡核苷酸片段或基因片段作为探针，有规律地排列固定于支持物上，与待测的样本基因以碱基配对原则进行杂交，通过激光共聚焦荧光检测系统扫描杂交芯片，再以计算机分析各点的荧光强度，获得所需信息。目前该技术也用于大规模 SNP 的筛选鉴定。高密度全基因组 SNP（single nucleotide polymorphism，单核苷酸多态）芯片的推出，不仅使 SNP 的基因分型更加快捷、经济、高通量，而且使从基因组整体水平同时考察遗传学的差异或变化成为可能，被广泛应用于各个研究领域。比较基因组杂交（comparative genomic hybridization，CGH）芯片通过检测、比较样品与对照样品的基因组 DNA 的拷贝数量，可以直观地得到基因组 DNA 发生变异的位点信息及拷贝数量变化信息。目前也在一些疾病的分子遗传学研究中发挥了重要的作用。

（刘伟伟）

第三节 以红斑狼疮为代表的风湿免疫病的遗传学研究进展

已有很强的依据证实遗传易感性是 SLE 易感的关键因素。在最近的 60 年里，用关联分析方法对多个基因在狼疮病易感性中的潜在作用进行评估。这些研究已证实一些危险因子，它们包括补体成分的遗传缺陷（C1q、C2 和 C4 缺陷），MHC 类等位基因（DR2 和 DR3），以及编码细胞表面与免疫复合物中 IgG 低亲和力结合的受体的等位基因（FCGR3A 和 FCGR3A）。最近，已有一些研究小组完成了对多患者 SLE 家系数据的连锁分析。多个染色体区域已被证实与 SLE 存在显著连锁。其中，在不同独立人群中得到验证的区域包括：1q23、1q25～31、1q41～42、2q35～37、4p16～15.2、6p11～21 和 16q12。在这每个区域中很可能存在一个或多个 SLE 易感基因。

多个研究结果提示：在基因组 1q23 区域中，FCGR2A 和 FCGR3A 的单核苷酸多态性（SNPs）与 SLE 易感相关。另外，其他定位候选基因（包括 FCGR2B 和 PBX1：pre－B cell leukemia transcriptionFactor 1）也是 SLE 的危险因子。1q41～42 中，PARP［poly（ADP ribose）polymerase］的多态性已被证实与 SLE 相关。PARP 的活性由 DNA 链的断裂诱导，而后者在 DNA 修复、应激反应、细胞凋亡和维持基因组的稳定中起作用。定位于 2q37 的候选基因 PDCD1（programmed cell death 1）被证实与 SLE 相关。PDCD1 内含子中与疾病相关的 SNP 位于可能的 RUNX1 转录因子的结合位点。在对关节炎、牛皮癣（银屑病）的研究中也发现：候选基因中位于 RUNX1 转录因子结合位点的起调控作用的 SNP 与这些疾病相关，这一点与 PDCD1 的情况相似。通过对上百个 SLE 白种人患者及其父母的研究，已将染色体中与 SLE 连锁的较大区域 6p11～21 系统缩减为 0.5～1Mb 长的区段，该区段中含有多个 MHC2 类基因（DR2、DR3 和 DR8 疾病风险相关单倍型）。在中国人群中，发现 16q12 区的转录因子 OAZ（OLF-I/EBF, associated zinc finger）基因的 SNP 与 SLE 相关。最近科学家们发现了与系统性红斑狼疮相关的基因-TREX1。在 417 名狼疮患者中就有 9 名患者带有 TREX1 基因的突变，而 1 712 名非狼疮患者则一个都没有发现。

利用基因表达差异显示技术是寻找疾病候选基因的一个有效途径。我们应用寡核苷酸基因芯片对SLE患者的外周血单个核细胞基因表达谱进行了分析，发现SLE患者存在其独特的表达特征：一组基因（OAS1、IFIT3、IFIT1、Ly6e等）在狼疮中表达异常升高。通过生物信息学分析发现，在这些基因的启动子区域均包含有Ⅰ型IFN信号传递通路转录因子结合位点。体外刺激实验也证实，这一组异常表达的基因是受Ⅰ型干扰素（IFN-α）调节。国外三个小组在白种人群应用基因芯片分析也发现与我们相类似的结果。越来越多的证据表明Ⅰ型IFN调节通路在SLE发病中有着重要的作用。有学者认为，SLE这样复杂的多基因疾病可能是由于同一代谢途径或信号传导途径上不同基因发生突变的结果，由多个微效基因的累加作用和某些环境因子（比如感染和激素等）作用所致。有研究小组通过分析干扰素通路中的关键基因的结构变异，发现Irf5、TyK2等基因某个位点的单核苷酸多态性（SNP）与SLE危险性有关联。

人类基因组遗传变异有许多形式，最近研究发现人类基因组中有许多DNA片段的拷贝数变异（copy number variants，CNV），这些片段大小在kb到Mb范围内。拷贝数变异可以通过改变基因的结构和含量来影响基因的活性，从而参与疾病的发生发展。CNV很少与SNP共同作用影响一个基因。基因拷贝数变异被认为是常见人类疾病的遗传学易感因素。最远有研究者发现FCGR3B拷贝数的变异可影响系统性红斑狼疮的易感性。

我们将近些年研究提示与狼疮发病相关的基因总结于表1-1。这些研究为我们提供了一个研究SLE复杂遗传机制重要的线索，并且为进一步的研究确定了一些新的候选易感基因。在不久的将来，随着全基因组扫描的应用和功能基因组学研究的开展，参与疾病发生的一些功能性的遗传变异将会被确定，这会为我们最终描绘出SLE易感的遗传通路铺平道路。

表1-1　SLE相关基因

名称	基因简称	染色体位置
补体C1q	C1q	1p36
肿瘤坏死因子受体2	TNFR2	1p36
细胞受体	TCRZ	1q23
IgG Fc受体Ⅲa/b	FCGR3A/B	1q23
IgG Fc受体Ⅱa（CD32）	FCGR2a	1q24
白介素-10	IL10	1q32
补体受体1	CR1	1q32
聚（ADP-核糖体）聚合酶	CR1	1q32
免疫球蛋白位点	IGK	1q42
MHC Ⅱ类基因	DRB，DQA	6q21
MHC Ⅲ类基因	C2，C4，TNF	6p21
白介素-6	IL6	7q21~p15
T细胞受体位点	TGRG	7p15~14
T细胞受体位点	TCRB	7q35
甘露糖结合凝集素	MBL	10q11
T细胞受体位点	TCRA	14q11.2
T细胞受体位点	TCRD	14q11.2
Ig重链位点（V、D、J、C）	IGH	14q32~33
白介素-4受体	IL4R	16p11~12

名称	基因简称	染色体位置
干扰素受体 1/2	IFNAR1/2	21q22.11
干扰素调节因子 5	IRF5	7q32
酪氨酸激酶 2	Tyk2	19p13.2
TREX1	TREX1	3p21.31
Ig 位点	IGL	22q11

（刘伟伟）

第二章

风湿免疫病诊断技术

第一节　风湿免疫病体格检查

　　风湿免疫病常累及全身多个系统，临床表现多种多样。体格检查简便易行，常能为风湿免疫病的诊断提供重要的资料和线索，并能为疾病之间的鉴别诊断提供重要依据，是重要而基本的物理学检查方法。

一、皮肤黏膜检查

　　类风湿结节好发于前臂伸侧和肘关节伸侧，也可见于手背、手指伸侧、膝关节、脊柱和头皮等处，主要在骨隆突处或易受压的部位。表现为0.3~3cm大小坚实的结节，呈正常肤色，无触痛，一般可推动，若与纤维组织粘连，则不能移动。有时结节可溃破。风湿热出现的皮下结节好发于四肢关节伸侧，尤其是手足背骨隆起处，也可见于枕后头皮和脊柱部位，为直径0.5~2cm大小的结节，正常肤色，质地坚实，无压痛。结节性多动脉炎的皮下结节，好发于下肢，为直径0.5~1cm大小的结节，表面皮肤发红或呈正常肤色，有时结节可沿血管走行分布，压痛，有时可破溃。

　　红斑在风湿免疫病中极为常见，且表现形式多样。面部蝶形红斑是系统性红斑狼疮的特征性皮损，典型者为面颊和鼻部呈蝶形分布的红色轻度水肿的斑片，皮损消退后不留瘢痕，可有暂时性色素沉着。病情活动时，有时躯干和四肢均可出现对称分布的红色或紫红色斑疹或斑片，可出现掌红斑和甲周红斑。有时可出现在指端和手掌，为紫红色斑丘疹，有时呈紫斑样，中心可有坏死。盘状红斑狼疮的皮损为好发于面部的边界清楚的紫红色浸润斑，表面有黏着性鳞屑，鳞屑下方有角栓。陈旧皮损中心有萎缩和毛细血管扩张，并可有色素沉着和色素减退。亚急性皮肤型红斑狼疮皮损泛发，呈对称分布，颈部、肩、上臂伸侧、前胸、背部好发，腰以下罕见。初始表现为红斑性斑疹或丘疹，逐渐发展为以下两种皮损类型中的一种：一为银屑病样或丘疹鳞屑型，表面有鳞屑，无角栓，鳞屑较厚时呈银屑病样外观；一为环状斑块型，边缘水肿隆起，外侧有红晕，内缀细小鳞屑。典型的亚急性皮肤型红斑狼疮皮损消退后不留痕迹，但若环状损害持续时间长，斑块中央有色素减退和毛细血管扩张，此皮损可持续数月甚则留有瘢痕。

　　皮肌炎的特征性皮损有如下几种：①眶周紫红色斑，伴或不伴有眼睑水肿，尤其是上眼睑的非凹陷性鲜红或暗紫红色斑，对皮肌炎的早期诊断有意义；②指关节、掌指关节和肘、膝关节伸侧有对称分布的紫红色斑和扁平丘疹，表面覆盖细小鳞屑，中心可有萎缩，毛细血管扩张；③面部有弥漫性红斑，额部、头皮、颈部、颈前 V 形区和躯干上方也均可有紫红色斑。

环形红斑是风湿热常见的皮损，初起时为红斑或丘疹，中心消退后形成环形或多环形红斑。经数天皮损能自行消退，但新发疹成批出现，无明显自觉症状，皮损好发于躯干和四肢近端。环形红斑边缘隆起者称边缘性红斑，边缘不隆起者称环形红斑。

成人斯蒂尔病皮疹多伴随发热症状。初起为直径 2~5mm 的鲜红色、桃红色斑疹或斑丘疹，有的融合成片，压之褪色，皮疹多分布于颈部、躯干和四肢，消退后多不留痕迹，少数患者可出现荨麻疹样皮疹、痤疮样皮疹、湿疹、靶形疹、醉酒样皮损或出血点等。

系统性硬化症患者查体可见手指肿胀，皮肤紧贴于下方组织，指腹萎缩变平，手指远端变细，指甲变小。指尖可见点状瘢痕，甚者手指呈半屈曲状，不能伸直。面部、颈部，甚至肢体、躯干皮肤肿胀，发亮，无皱纹，面部呈假面具样，缺乏表情。鼻尖、口唇变薄，张口受限，口周有放射状沟纹。有时面部可有扩张的毛细血管。

白塞病的口腔溃疡可见于唇黏膜，舌、颊黏膜，软腭，硬腭，齿龈和扁桃体，为直径 2~10mm、圆形或不规则形状、深浅不一的溃疡，底部或有淡黄色覆盖物，周围见红晕。外生殖器溃疡，男性主要发生于阴囊、阴茎、龟头和尿道口，女性以大小阴唇受累多见，也可见于阴道和宫颈，溃疡较深，可见瘢痕。

二、淋巴结检查

各种风湿免疫病活动期均可有淋巴结肿大，应注意与其他疾病鉴别。

淋巴结结核，多发生在儿童和青少年，少数为中年女性，可为原发性或转移性结核。初起查体仅可触及单个或少数散在淋巴结增大，活动而无粘连，质地较硬，可有轻触痛。随着病情发展可有淋巴结周围炎，淋巴结相互粘连，融合成团，不活动，周围组织可见红肿、压痛，并可能见到溃疡或瘘管，常有豆渣样或米汤样脓液流出。晚期可见溃疡边缘皮肤暗红、潜行，肉芽组织苍白、水肿。增大的淋巴结比较固定，融合成串珠状是淋巴结结核的特征。

淋巴瘤浅表及深部淋巴结均可肿大。浅表淋巴结触诊可触及颈部或锁骨上淋巴结、腋下淋巴结肿大，可活动，也可互相粘连融合成块，病情早期，淋巴结较软，触诊可为软骨样感觉，病情晚期质地较硬。腹部查体可触及肝脏、脾脏肿大。

传染性单核细胞增多症儿童及青少年多见，但近年来成人发病逐渐增多。淋巴结轻或中度肿大，以颈部为甚，腋下、腹股沟次之。多不对称，肿大淋巴结直径很少超过 3cm，中等硬度，无粘连及明显压痛，肠系膜淋巴结受累时可有腹部压痛。另外，部分患者查体可见皮疹，眼睑水肿，扁桃体肿大，上覆盖灰白色膜状物，咽后壁有白色分泌物，肝脾肿大。

三、骨关节检查

在风湿免疫病的体格检查中以骨关节的检查最为重要。以下将按照各部位骨关节的顺序分别予以介绍，并结合常见的风湿免疫病加以鉴别区分。

（一）肩关节

正常双肩为对称的圆弧形，由肩胛骨关节盂和肱骨头组成。肩关节为人体运动最灵活的关节，正常的活动范围为前屈 90°、后伸 45°、外展 90°、内收 45°、内旋 90°、外旋 45°，肩外展超过 90°时为上举。

1. 望诊　嘱患者脱去上衣，取坐位或站立位，观察肩关节外形，注意肩关节是否对称，有无肿胀、积液、畸形等。若肩部弧形消失成直角，为"方肩"畸形，多见于肩关节脱位或三角肌萎缩。若肩部一侧高一侧低，可见于肩关节脱位、脊柱侧弯。

2. 运动检查　检查肩关节运动情况时，先用一手固定患者肩胛骨，嘱患者做主动活动，再持患者前臂做多个方向的被动活动。肩关节外展时即出现疼痛，但仍可外展，多见于肩关节炎。轻微外展即感疼痛，见于肱骨或锁骨骨折。肩关节各方向活动均受限的，称冻结肩，见于肩关节周围炎。外展达60°~120°感疼痛，超过120°则消失为冈上肌腱炎。

3. 触诊　肩部多种疾患可在肩关节周围出现压痛点，如肱骨结节间的压痛提示肱二头肌长头腱鞘炎，肱骨大结节压痛提示冈上肌腱损伤，肩峰下内方压痛提示肩峰下滑囊炎。

4. 特殊检查

（1）搭肩试验（杜加斯征）：令患者屈肘90°并用手触摸对侧肩部，若手能搭到对侧肩部，且肘部能贴近胸壁为正常。若手能搭到对侧肩部，肘部不能靠近胸壁，或肘部能靠近胸壁，手不能搭到对侧肩部，均属阳性征，可见于肩关节脱位。

（2）肩周径测量试验（卡拉威试验）：用软尺从肩峰绕过腋窝测其周径。肩关节脱位时，由于肱骨头移位后与肩胛骨重叠，故周径增大。需将患侧与健侧作对比。

（二）肘关节

正常肘关节双侧对称，由肱尺关节、肱桡关节、桡尺近侧关节3个关节组成。当前臂完全旋前时，上臂与前臂成一直线，当前臂完全旋后时，上臂和前臂两纵轴间有10°~15°夹角，称为携物角。正常肘关节活动范围为屈曲135°~150°，过伸5°~10°，旋前80°~90°，旋后80°~90°。

1. 望诊　观察肘关节时，嘱患者将两侧肘关节完全伸直，掌侧向前，左右对比观察两侧是否对称，注意有无肿胀、畸形、结节等。肘关节积液、滑膜增生、骨折时均可见到肿胀。肱骨内髁骨折时携物角增大，称为肘内翻畸形。肱骨外髁骨折时携物角减小，称为肘外翻畸形。鹰嘴向肘后方突出，可见于肘关节脱位时。肘窝上方突出，可见于髁上骨折。肘窝外下方向桡侧突出，可见于桡骨头脱位。类风湿关节炎可形成梭形畸形。

2. 触诊　检查者以拇指置于患者鹰嘴旁沟之间，另外的一个或两个手指置于对应的鹰嘴内侧沟，令肘部放松，检查肘关节运动情况。若在鹰嘴和尺骨近端的伸侧触到结节，多为类风湿结节。鹰嘴上突肿胀，可见于鹰嘴滑囊炎。

3. 特殊检查

（1）腕伸肌紧张试验（Mill征）：令患者伸直肘关节，腕关节屈曲的同时前臂旋前，若肱骨外上髁处疼痛为阳性，见于肱骨外上髁炎症。

（2）伸肌紧张试验（Cozen试验）：令患者握拳屈腕，检查者按压其手背，嘱患者对抗阻力伸指及伸腕关节，若肱骨外上髁处疼痛为阳性，多见于网球肘。

（3）屈肌紧张试验：令患者用力握住检查者的手指，强力伸腕握拳，作对抗运动，若肱骨内上髁处疼痛为阳性，多见于肱骨内上髁炎。

（三）腕关节及手关节

腕关节由桡骨、尺骨与腕骨之间多个关节连接而成。正常腕关节活动范围为背伸70°~80°、屈腕80°~90°、桡偏运动20°~30°、尺偏运动40°。手的休息位为腕关节背伸10°~15°，并有轻度尺偏，手的掌指关节及指间关节半屈曲，拇指轻度外展，指腹接近或触及示指远端指间关节的桡侧，第2～5指的屈度逐渐增大，呈放射状指向舟骨。手的功能位为腕背伸20°～30°，拇指充分外展，即掌指关节及近端指间关节半屈曲，而远端指间关节微屈曲。

1. 望诊 观察腕关节有无肿胀、畸形、肌肉萎缩等。应注意鉴别导致腕部肿胀的原因，腕关节肿胀发展迅速，时肿时消，呈对称性，多见于类风湿关节炎；全腕肿胀显著，红热明显，可见于急性化脓性腕关节炎；梭形肿胀，不红不热的可见于腕关节结核；腱鞘炎所致肿胀通常凸出较局限，可随手指屈伸而改变。常见的腕关节畸形有腕下垂、猿掌、餐叉样畸形等。骨性关节炎多见于中年以上患者，远端指间关节出现骨性隆起的，称为 Heberden 结节。类风湿关节炎可见近端指间关节梭形肿胀。

2. 触诊 检查者将患者腕关节置于拇指与其余手指之间，触诊腕关节的两面。注意有无肿胀、触痛、畸形等。腱鞘囊肿可在腕关节背面的伸肌肌腱之间触及囊性肿大。狭窄性腱鞘炎可在桡骨茎突附近出现压痛。尺骨半脱位可见于类风湿关节炎晚期，在腕背部触及骨性凸出。

3. 叩诊 嘱患者握拳尺偏，用叩诊锤叩击第三掌骨头部，出现疼痛者为阳性，多见于舟骨骨折或月骨骨折。

4. 特殊检查

（1）握拳试验：患者将拇指放在掌心中握拳，检查者握住患者手部向尺侧屈腕，若桡骨茎突部出现疼痛者为阳性，见于桡骨茎突狭窄性腱鞘炎。

（2）屈腕试验：患者极度屈曲腕关节，短时间内即引起手指麻木疼痛者为阳性，见于腕管综合征。

（3）屈指试验：使患者掌指关节略为过伸，屈曲其近端指间关节，近端指间关节不能屈曲者为阳性，可能是内在肌紧张或是关节囊挛缩。

（四）脊柱

正常脊柱有4个生理弯曲，即颈曲、胸曲、腰曲、骶曲。由于年龄、运动训练、脊柱结构差异等因素，脊柱活动范围存在较大的个体差异。决定脊柱活动的主要为颈椎和腰椎。

1. 望诊 脊柱过度后弯称为脊柱后凸，多发于胸椎，常见于强直性脊柱炎、脊柱退行性变、佝偻病等。脊柱过度向前凸出性弯曲，称为脊柱前凸，多发于腰椎，可见于髋关节后脱位、髋关节结核、大量腹腔积液等。脊柱离开后正中线向左或右偏曲称为脊柱侧凸，多发于胸椎、腰椎或胸腰结合处，可见于椎间盘突出、先天脊柱发育不全、各种原因造成的胸廓畸形等。

2. 触诊 嘱患者取端坐位，检查者以右手拇指从枕骨粗隆开始自上而下逐个按压脊椎棘突及椎旁肌肉，出现压痛的部位可能存在病变。所用压力由轻至重以判断压痛点是位于浅层还是深层。胸腰椎病变在相应脊椎棘突有压痛，椎旁压痛多为肌纤维炎或劳损。

3. 叩诊 直接叩击法是用中指或叩诊锤垂直叩击各椎体的棘突。间接叩击法嘱患者取坐位，检查者左手掌置于患者头部，右手半握拳叩击左手背。叩击痛的部位多为病变部位。

4. 运动检查 包括脊柱前屈、后伸、左右侧屈及旋转运动等。可测量以下指标。

（1）腰椎活动度试验（Schober）：令患者直立，在背部正中线髂嵴水平作一标记为零，向下5cm做标记，向上10cm再做另一标记，然后令患者弯腰（保持双膝直立），测量两个标记间的距离，若增加少于4cm，提示腰椎活动度降低。

（2）指-地距：患者直立，弯腰伸臂，测指尖与地面距离。

（3）枕-墙距：令患者靠墙直立，双足跟贴墙，双腿伸直，背贴墙，收腹，眼平视，测量枕骨结节与墙之间的水平距离。正常应为 0。如枕部不能贴墙，为异常。

（4）胸廓活动度：患者直立，用刻度软尺测第 4 肋间隙水平（妇女乳房下缘）的深呼气和深吸气之胸围差。小于 2.5cm 为异常。

5. 特殊检查

（1）臂丛神经牵拉试验：患者取坐位，头微屈，检查者一手置于患侧头部，另一手握患侧腕部做相对牵引，若患肢出现放射疼痛、麻木为阳性。多用于颈椎病的检查。

（2）椎间孔挤压试验：患者取坐位，头偏向患侧，检查者用手按住患者头顶部向下加压，若出现放射性疼痛为阳性。多用于颈椎病的检查。

（3）椎间孔分离试验：检查者一手托患者颏下，另一手托枕部，逐渐向上牵引头部，若患者感到颈部和上肢的疼痛减轻为阳性。多见于颈椎椎间孔狭窄，神经根受压时。

（4）吸气转头试验：患者取坐位，昂首转向被检查一侧，深吸气后屏住呼吸，检查者用手指触摸患者桡动脉，若感到桡动脉搏动明显减弱或消失者为阳性。常见于前斜角肌综合征等。

（5）直腿抬高试验：患者仰卧，两腿伸直，分别作直腿抬高动作，若上抬受限，同时有下肢放射性疼痛则为阳性，说明有坐骨神经根受压。

（6）健肢抬高试验：患者仰卧，抬高健肢，患侧产生腰痛或伴有下肢放射痛者为阳性。多见于中央型腰椎间盘突出症。

（7）拾物试验：在地上放物品，嘱患者去拾，如骶棘肌有痉挛，患者拾物时只能屈曲两侧膝、髋关节而不能弯腰，多见于下胸椎及腰椎病变。

6. 鉴别诊断　脊柱关节病、骨结核、骨转移癌均可能出现脊柱疼痛，须注意鉴别。

脊柱关节病多为中青年发病，男性多见。发病前可有腹泻、尿道炎、结膜炎或发热等临床表现。关节炎以下肢为主。体格检查可见口腔溃疡、银屑病样皮疹或指甲病变、结节性红斑等。部分患者可见腊肠指（趾），膝关节、踝关节等处可出现肿胀，并可能出现关节腔积液，活动受限等。累及骶髂关节时骶髂关节处压痛，活动受限，4 字试验、Schober 试验等阳性。

80% 以上骨与关节结核继发于各类肺结核，在儿童和青年发病居多，尤以 10 岁以下儿童多见。骨与关节结核好发于松质骨和扁骨，最常见于脊柱、髋、肩、肘、踝等处，发生于脊柱者占 68%，且以腰椎结核居首。主要临床表现为结核中毒症状，少数患者在急性发作期可有高热、骨或关节肿胀等。体格检查可见局部脓疡，严重者可查到窦道。颈椎结核患者可见头前倾或斜倾，以手托下颌，颈部疼痛可向枕部或上肢放射。腰椎、胸椎结核患者躯干呈直立位，行走须以手托腰部，脊柱生理曲度消失，活动受限，拾物试验阳性。胸椎结核，胸椎处压痛可向上腹放射，腰椎结核腰椎处压痛可向下肢放射。

骨转移癌好发于中老年，40 岁以上发病居多。骨转移癌一般是由血行播散而来，常为多发，极少为单发。脊柱、骨盆和长骨干骺端是好发部位，脊柱是转移癌发生率最高的部位，躯干骨多于四肢骨，下肢多于上肢。体格检查时，可见脊柱叩击痛，转移部位压痛等，神经系统检查可正常亦可异常。

（五）骨盆

骨盆由骶骨、尾骨和髋骨组成。人直立时骨盆前倾，两侧髂前上棘和耻骨结节位于同一冠状面上。正常骨盆倾斜角，男性约 50°～55°，女性约 55°～60°。

1. 望诊　患者取站立位，从前面观察两侧髂前上棘是否等高，是否有倾斜；从侧面观察骨盆有无前倾；从后面观察两侧髂后上棘是否等高。

2. 触诊 骨盆触诊时，患者取站立位。首先触诊髂嵴、髂前上棘、髂前下棘，注意两侧是否等高，有无压痛。后触诊耻骨结节、耻骨联合、耻骨上支及下支，注意有无压痛及骨轮廓改变。侧面触诊股骨大转子，两侧是否等高，局部有无触痛。后面检查髂后上棘，两侧是否等高，骶髂关节处有无压痛，骶骨后面骨轮廓有无改变，尾骨有无压痛。屈曲髋关节，检查坐骨结节骨轮廓有无改变。

3. 特殊检查

（1）骨盆挤压分离试验：患者仰卧位，检查者两手置于髂骨翼两侧同时向中线挤压骨盆，若发生疼痛为阳性，提示骨盆有骨折或骶髂关节有病变。

（2）4字试验：患者仰卧，屈膝、屈髋，将小腿横置于另一侧膝关节上，双下肢呈4字形，检查者一手放在髂前上棘前固定骨盆，另一手放在患者屈曲的膝关节内侧下压，若骶髂关节处出现疼痛为阳性。提示骶髂关节病变。

（3）床边试验：患者仰卧，一侧臀部位于床外，让该侧下肢在床边下垂，检查者按压使其髋后伸，同时按压另一侧膝关节，使之尽量屈髋、屈膝，若骶髂关节出现疼痛为阳性。提示骶髂关节病变。

（4）单髋后伸试验：患者俯卧位，下肢伸直，检查者一手按住患者骶骨背面，另一手向上提起一侧下肢，使髋关节被动后伸，若骶髂关节处疼痛为阳性。提示骶髂关节病变。

（5）髋关节过伸试验（伸髋试验）：患者俯卧，检查者一手压住患侧骶髂关节，一手将患侧膝关节屈至90°，握住踝部，向上提起，使膝过伸，此时必扭动骶髂关节，如有疼痛即为阳性，此试验可同时检查髋关节及骶髂关节的病变，其意义同4字试验。

（6）卧床翻身试验：骶髂关节炎的患者，常喜健侧卧位，下肢屈曲，否则多引起病变部位疼痛。翻身时病变部位疼痛加重，故常以手扶持臀部，或请旁人帮助才能翻身。

（7）骶髂关节定位试验：患者仰卧，检查者抱住其两膝后部，使髋关节屈曲至90°位，其小腿自然地放在检查者右臂上。检查者左手压住膝部，使骨盆紧贴检查台。患者肌肉放松，然后以双大腿为杠杆，将骨盆向右和向左挤压，往往是一侧受挤压，对侧被拉开。骶髂关节疾患时，向患侧挤压时疼痛较轻，而向对侧挤压则患侧被拉开，且疼痛较剧烈。

（8）单腿跳跃试验：先用健侧，后用患侧单腿跳跃。如腰椎无病变，则健侧持重单腿跳跃时当无困难。如患侧持重做单腿跳跃时有明显骶髂部痛，或不能跳起，则考虑患侧骶髂关节、脊柱和神经系统可能有疾病。

（9）吊筒柄试验（斜攀试验）：患者仰卧，检查者手扶患腿，使之屈膝屈髋。然后检查者一手握住膝部，强使髋关节屈曲内收，另一手扶住患侧肩部，以稳定上身不动，这时由于臀肌牵引和大腿向内侧挤压骨盆，致使骨盆纵轴产生旋转压力。若骶髂关节不稳，则产生疼痛。

（10）骨盆摇摆试验：患者取仰卧位，将双髋关节及双膝关节完全屈曲。检查者一手扶持患者双膝，另一手托起患者臀部，使其做腰骶部被动屈曲及骨盆左右摆动活动。如出现腰痛，为阳性。可能是腰骶部有病变或下腰部软组织劳损。

（11）骨盆按压试验：患者取侧卧位，双下肢微屈。检查者用双手压髂骨嵴前部。若骶髂关节部出现疼痛，则为阳性。

（12）骨盆旋转试验：患者坐于小椅子上，检查者面向患者，以两大腿内侧夹住患者两膝以稳定骨盆，再用两手分别扶住患者两肩，将躯干做左右旋转活动。若骶髂关节有病变，则病变侧出现疼痛，为阳性。

4. 鉴别诊断　骶髂关节和腰骶关节的疼痛主要通过以下试验检查加以鉴别。

（1）腰骶关节试验：患者仰卧，检查者令患者屈膝屈髋，而后用两手压其双膝，将其双大腿推向腹部，如患者觉腰骶部疼痛，即为阳性。表示病变在腰骶关节部位。

（2）骶髂关节试验：患者仰卧，屈曲双髋双膝，检查者分别用双手向外展外旋方向压其膝部，如引起骶髂关节处疼痛，即为阳性。提示病变在骶髂关节处。

（3）立坐位弯腰鉴别试验：本试验主要目的是鉴别腰骶关节和骶髂关节的疼痛。患者先立位后坐位，做弯腰前屈动作。立坐位弯腰均感疼痛者，为腰骶关节病变，因为立位和坐位弯腰时，腰骶关节均受卷曲应力。如坐位弯腰无痛或疼痛很轻，而单在立位弯腰时疼痛，则为骶髂关节病变，因为坐位时，骶髂关节被臀肌绞锁而稳定，故坐位弯腰时，腰骶关节遭受卷曲应力较大，而骶髂关节接受应力较小。因此，假若腰骶关节无病，则坐位弯腰不痛，而只在立位弯腰时才痛，这才证实是骶髂关节的疼痛。当然，单纯检查坐位或单独检查立位的弯腰动作，不做对比试验，就不能做鉴别坐位弯腰试验。

（4）骨盆倾斜试验：在弯腰时，除检查疼痛外，还应观察弯腰时的动作中心部位。先在髂前上棘和髂后上棘之间连一直线，在此连线上用粘膏贴一直尺，然后令患者弯腰。假如直尺没有倾斜或很小倾斜，则说明是利用腰椎的弯曲来减轻骶髂关节的倾斜，此时判定为骶髂关节病变；反之，骨盆的倾斜很大而腰椎保持伸直状态，弯曲中心在髋关节，则说明为腰骶关节的病变。

（5）坎贝尔试验：用立位和坐位两种体位令患者弯腰，检查其骨盆有无倾斜来区别腰骶关节或骶髂关节的病变。与上述原理完全一样，只是不贴直尺，直接用眼观察骨盆有无倾斜。若为骶髂关节病，则骨盆无痛，仅是腰部变曲；若为腰骶关节病，则骨盆前倾。

（六）髋关节

髋关节由股骨头和髋臼组成，正常两侧对称，活动度为屈曲 130°～140°，后伸 15°～30°，内收 20°～30°，外展 30°～45°，旋转 45°。

1. 望诊　患者平卧于硬板床上，对比两侧髋关节，注意髋部异常的肿胀、膨隆，皮肤皱褶的增多或减少，皮肤有无擦伤、色泽变化、疱疹、窦道。髋关节病变可引起步态改变，对于可以行走的患者，要检查站立姿势、步态。由髋关节引起的异常步态主要有跛行、鸭步等。常见的畸形主要有内收畸形、外展畸形、旋转畸形等。

2. 触诊　髋关节位置深，只能触及其体表位置。触诊可按如下顺序：先髂前上棘、髂嵴、股骨大转子，后股骨颈、股骨头、髋臼，然后股骨大转子。尤其注意股三角与大粗隆外侧，股三角区触诊淋巴结是否肿大，局部有无肿胀、压痛等。髋部周围肌肉触诊，先检查屈肌群，虽然髂腰肌触不到，但髂腰肌挛缩可导致髋关节屈曲畸形；然后触诊缝匠肌、股直肌、内收肌群的长收肌；接着触诊外展肌群的臀中肌。检查时注意有无压痛与索状物，了解肌张力。

3. 运动检查　类风湿关节炎患者或股骨头坏死患者常表现为髋关节内旋受限。

4. 特殊检查

（1）单腿独立试验：患者保持身体直立，交替单腿站立，若不负重一侧的骨盆不抬高反下降为阳性。提示负重侧的臀中肌无力或功能不全。

（2）髂胫束挛缩试验（欧伯试验）：患者侧卧，健侧卧位并屈髋屈膝，检查者一手固定骨盆，另一手握患侧令其尽量外展，然后屈膝 90°。若外展的大腿放松后不能自然落下为阳性。提示髂胫束挛缩。

（3）髋关节屈曲挛缩试验（托马试验）：患者仰卧，一侧腿完全伸直，另一侧腿屈髋、屈膝，使大腿贴近腹壁，使腰椎紧贴于床面，若伸直一侧的腿不能平放于床面，或平放于床面则引起代偿性腰椎前凸为阳性。提示髋关节屈曲挛缩畸形。

（4）下肢短缩试验（艾利斯试验）：患者仰卧位，两腿屈髋、屈膝并拢，两足平行置于床面，观察两膝的高度，若两膝不等高为阳性。提示较低一侧股骨或胫骨短缩，或髋关节后脱位。

（5）大腿滚动试验（高芬试验）：患者仰卧，双下肢伸直，检查者以手掌轻搓大腿，使大腿向内外旋转滚动。若系该髋关节疾患并引起髋四周肌肉痉挛，则运动受限、疼痛，并见该侧腹肌收缩，即为阳性。此实验主要用来检查髋关节炎症、结核、股骨颈骨折、粗隆间骨折等。

（6）腰大肌挛缩试验（过伸试验）：患者取俯卧位，患肢屈膝90°，检查者一手握住踝部将下肢提起，使髋关节过伸。若骨盆随之抬起，为阳性。说明髋关节后伸活动受限。当腰大肌脓肿或有早期髋关节结核时，此试验可出现阳性。

（7）望远镜试验（套叠征、都普顿、巴洛夫试验）：患者仰卧，助手按住骨盆，检查者两手握住患者小腿，伸直髋、膝关节，然后上下推拉患肢。若患肢能上下移动2~3cm，即为阳性。

（8）欧特拉尼试验：患者仰卧，髋、膝屈曲90°，检查者手掌扶住患侧膝及大腿，拇指放在腹股沟下方大腿内侧，其余手指放在大粗隆部位，另一手握住对侧下肢以稳定骨盆。检查时先用拇指向外侧推，并用掌心由膝部沿股骨纵轴加压，同时将大腿轻度内收。如有先天性髋脱位，则股骨头向后上脱出并发出弹响；然后再外展大腿，同时用中指向前内顶压大粗隆，股骨头便复位。当它滑过髋臼后缘时，又发出弹响，表明本试验阳性。适用于6个月至1岁以内的婴儿先天性髋脱位的早期诊断。

（9）巴劳试验：用于检查1岁以内婴儿有无先天性髋脱位。患儿仰卧，检查者首先使患儿双侧髋关节屈曲90°，双膝关节尽量屈曲。双手握住患儿双下肢，双手拇指分别放在患儿大腿内侧小粗隆部，中指置于大粗隆部位，轻柔地外展双髋关节，同时中指在大粗隆部位向前内推压。如听到响声，表明脱位的髋关节复位，股骨头滑入髋臼。第二步检查是，拇指在小粗隆部位向外推压，若听到响声，表明股骨头滑出髋臼，表明试验阳性。假如拇指放松压力，股骨头即复位，说明髋关节不稳定，以后容易发生脱位。

（10）蛙式试验：蛙式试验又称双髋外展试验，用于婴儿。患儿仰卧，检查者扶持患者两侧膝部，将双侧髋、膝关节均屈曲90°，再做双髋外展外旋动作，呈蛙式位。如一侧或双侧大腿不能平落于床面，即为阳性。先天性髋脱位的患儿，此试验阳性。

（11）直腿屈曲试验：患儿仰卧，检查者一手握住小腿下端，使髋关节尽量屈曲，膝关节伸直。若有先天性髋脱位，则患肢可与腹胸部接触，其足可与颜面部接触。表明脱位髋关节屈曲活动的范围增大。本试验适于婴幼儿的检查。

（12）黑尔试验：此试验主要用于区别髋关节疾病与坐骨神经痛。患者仰卧，检查者将患肢膝关节屈曲，踝部放于健肢大腿上，再将膝部下压，抵至床面。如为坐骨神经痛，可放置自如；若髋关节有疾患，则不能抵至床面。

5. 股骨大转子位置的测量方法

（1）髂坐骨结节连线：髂坐骨结节连线又称奈拉通（Nelaton）线。患者取侧卧位，从髂前上棘到坐骨结节的连线，正常股骨大转子的顶点恰在该连线上。若大转子超过此线以上，提示大转子上移。

（2）髂股连线：髂股连线又称休梅克（Shoemaker）线。患者取仰卧位，两髋伸直中立位，两侧髂前上棘在同一平面上，从两侧髂前上棘与股骨大转子顶点分别做连线，即髂股连线。正常两连线之延长线相交于脐或脐上中线，称为卡普兰（Kaplan）交点。若延长线交于健侧脐下，且偏离中线，提示一侧大转子上移。

（3）大转子与髂前上棘间的水平距离：此距离又称布瑞安（Bryant）三角。患者取仰卧位，自髂前上棘与床面做一条垂线，自股骨大转子顶点与身体平行划一线与上线垂直，连接髂前上棘与大转子顶点，即构成一直角三角形，称为布瑞安（Bryant）三角。正常直角的两边等长。若大转子顶点到髂前上棘与床面的垂线之间的距离变短，提示该侧大转子向上移位。

6. 鉴别诊断　强直性脊柱炎与股骨头无菌性坏死髋关节疼痛的鉴别诊断。

强直性脊柱炎多见于儿童或青少年起病的患者，髋关节受累更常见，其发生率在17%～36%之间，多为双侧隐袭，并较其他关节受累更易致残。疾病晚期常出现髋关节屈曲难伸，并引起特征性的步态，强直性脊柱炎髋关节受累常伴有骶髂、臀部疼痛。股骨头无菌性坏死的主诉还常见髋关节、腹股沟区的局限性疼痛，并有可能沿着大腿向膝关节放射，在活动和负重时加重，休息时减轻。询问病史时应注意询问患者的疼痛部位，有无放射痛，是否使用激素和嗜酒等。

体格检查时，强直性脊柱炎并发髋关节病变的患者，早期即可出现疼痛步态或臀中肌受累的蹒跚步态，晚期因髋关节的屈曲畸形可出现强迫卧位。髋关节活动范围受限，尤其在屈曲和内旋时明显。压痛部位多局限。股骨头无菌性坏死患者多见单侧跛行，晚期髋关节活动范围受限，屈曲和内外旋时均可受限。髋关节、腹股沟区压痛可沿大腿向膝关节放射。

（七）膝关节

膝关节是人体内最大最复杂的关节，由股骨内外侧髁和胫骨内外侧髁及髌骨组成。正常膝关节有5°～10°的生理外翻角。其活动范围为：屈膝145°，伸膝0°，屈曲90°时，内、外旋转运动10°～20°。

1. 望诊　观察两侧膝关节是否对称，有无肿胀、畸形。膝关节积液时，膝关节均匀肿大，双侧膝眼消失。髌前滑囊炎时髌骨前明显隆起。半月板囊肿时关节间隙附近有突出物。注意股四头肌有无萎缩，因关节病变影响步行，可致股四头肌废用性萎缩。

2. 触诊　患者取坐位或仰卧位，两膝屈曲90°，可以清楚触诊膝关节的骨隆起和关节边缘。膝关节炎症多于膝眼处压痛。急性损伤可在损伤部位查到压痛点。

3. 特殊检查

（1）浮髌试验：患者平卧，伸直下肢，检查者一手压在髌上囊处向下挤压，使积液流入关节腔，另一手拇、中指固定髌骨内外缘，示指按压髌骨，若感觉髌骨与关节面有碰触感，松手时髌骨浮起，为浮髌试验阳性。提示膝关节腔内有中等量以上积液。

（2）半月板弹响试验（麦克马瑞试验）：患者仰卧位，检查者一手握足部，一手固定膝关节，使膝关节尽量屈曲，小腿内收、外展，慢慢伸直膝关节。若膝关节外侧有弹响和疼痛为阳性，表明外侧半月板有损伤。做反方向动作，小腿外旋、内翻，慢慢伸直膝关节，若有弹响和疼痛为阳性，表明内侧半月板有损伤。

（3）抽屉试验：患者仰卧位，双膝屈曲90°，检查者双手握住小腿近端用力前后推拉。若小腿近端过度向前移动，表明前交叉韧带断裂；若小腿近端过度向后移动，表明后交叉韧带断裂。

（4）侧方应力试验：患者取仰卧位，将膝关节置于完全伸直位，分别作膝关节的被动外翻和内翻，与健侧对比。若超出正常外翻或内翻范围，则为阳性。说明有外侧或内侧副韧带损伤。

4. 鉴别诊断　类风湿关节炎、骨关节炎、强直性脊柱炎及反应性关节炎均可出现膝关节疼痛。

类风湿关节炎可发于任何年龄，其中45～55岁的女性发病率较高。体格检查时膝关节肿胀，以滑膜肿胀、积液为主，皮温可能升高，浮髌试验阳性。另外可见近端指间关节、掌指关节、腕关节等处关节的肿胀、压痛，皮温升高，关节处多有压痛。严重者可出现多关节活动受限。晚期可见典型的尺侧偏斜、天鹅颈、纽扣花畸形等。部分患者可在骨隆突处或经常受压的部位触及类风湿结节。

骨性关节炎多见于 60 岁以上的老年人，女性较男性发病率高。体格检查时可发现膝关节局部压痛、关节肿胀，多为骨性增生，浮髌试验阴性。手关节、髋关节、足关节、颈椎、腰椎等受累关节可闻及骨摩擦音，严重者关节活动受限，偶有关节半脱位。

强直性脊柱炎以 20~30 岁的男性多见。体格检查时患者可出现单侧膝关节肿胀，浮髌试验多阳性。肌腱端如坐骨结节、股骨大转子、胸肋关节等处压痛，甚至关节肿胀，严重者脊柱生理曲度消失，活动度减少。Schober 试验、4 字试验等可出现阳性。

反应性关节炎多发于 16~35 岁的青年男性。体格检查时可发现口腔溃疡、局部皮肤出现溢脓性皮肤角化症及龟头炎等，眼科检查可出现角膜炎、葡萄膜炎、结膜炎、前房积脓、角膜溃疡等，坐骨结节、股骨大转子、脊柱棘突、胸肋关节、髂棘、胫骨粗隆、跟腱、耻骨联合等部位有压痛或肿胀，可见腊肠指，外周关节可出现红肿、压痛、关节腔积液。

（八）踝部与足

踝关节由胫骨、腓骨远端和距骨体近端组成。正常可跖屈 45°、背屈 20° 及做轻微的内收、外展运动。

1. 望诊　患者取坐位或站位，观察有无肿胀、畸形。全踝关节肿胀常见于踝部骨折、关节结核、骨性关节炎等。局限性关节肿胀多见于类风湿关节炎、跟腱周围炎。足踝部畸形常见扁平足、高弓足、马蹄足、足内翻、足外翻等。

2. 触诊　韧带损伤、跟骨骨折、内外踝骨折均可在局部出现压痛。第二、第三跖骨头处压痛见于跖骨无菌性坏死。

3. 特殊检查

（1）伸踝试验：嘱患者伸直小腿，然后用力背伸踝关节，若小腿肌肉发生疼痛，则为本试验阳性。提示小腿有深静脉血栓性静脉炎。

（2）前足挤压试验：患者仰卧位，检查者用手握住患者前足部横向挤压，若出现剧烈疼痛为阳性。提示有跖骨骨折。

（刘伟伟）

第二节　关节腔穿刺术

关节腔穿刺是抽取关节滑液和关节腔注射所共同使用的一种操作技术，前者主要是为在关节液内寻找疾病诊断和病情评价的依据，以指导治疗；后者是为达成治疗的目标。因此，关节腔穿刺术对于诊断和治疗关节疾病都十分重要，是风湿病医生常用的临床操作技术之一。

针对不同的关节部位和不同的穿刺目的，关节穿刺的适应证、原理和预期结果各有不同，所带来的风险也存在差异。如最常见的膝关节穿刺，即便操作简易，但感染的风险依旧存在。因此，不管是以诊断还是治疗为目的，准确选定穿刺部位和规范操作都是十分重要的。这种操作首先要求要求医生对患者疼痛部位的解剖学有较好的掌握。对关节间隙大小和结构的判断，有利于选择穿刺时针头的大小和进针方向；对关节周围解剖结构的正确判断，有利于避免损伤关节周围的血管与神经，以避免医源性关节韧带损伤。在明确了穿刺目的并了解患者整体状况之后，严格灭菌的器械和无菌操作意识是确保关节腔穿刺术安全必要的前提。关节液的分析对于关节疾病的鉴别诊断，尤其是化脓性关节炎和结晶性关节炎的鉴别诊断具有重要的临床意义，肉眼对关节液的直接检视可以分辨出关节炎症的轻重程度，以及是否存在关节积血；关节液的微生物学检查是确诊其是否存在感染最重要的措施。如关节炎症越重，关节积液就可能越多，其浓度则会越低，呈透明或半透明；单核细胞和多形核细胞计数越高，关节液的浑浊度则越高。当然这种改变在临床实践中不是绝对的。关节积液中的单钠尿酸盐和焦磷酸钙晶体对于明确晶体相关关节炎是十分重要的，即使处于关节炎发作的间歇期，同样可以检测到晶体的存在。

一、关节穿刺抽液的适应证

关节穿刺抽液主要用于诊断，有时也应急处理在临床上可能导致败血症死亡的急性化脓性关节炎，特别是对单发的急性关节炎和已经存在的慢性多发关节炎出现单关节急性发作的患者。关节穿刺可以更清晰的明确其是关节脓肿还是晶体相关性积液（痛风或假痛风），以提供针对性治疗的依据。

二、诊断性关节穿刺抽液的适应证

1. 急性滑膜炎
（1）化脓性关节炎。
（2）晶体性关节炎：常见尿酸钠晶体、焦磷酸钙晶体；罕见草酸盐晶体、胆固醇晶体。
2. 慢性关节病　可见尿酸钠盐晶体、焦磷酸钙盐晶体。

三、治疗性关节穿刺的适应证

1. 急性关节炎　①降低关节腔压力。②关节内注射激素类药物。③关节内注射玻璃酸钠。
2. 化脓性关节炎脓液的再次抽吸或关节内注射抗生素。
3. 顽固性关节病的关节灌洗
应当注意的是，所有关节穿刺所采集的关节液，如果采集量充足，应当常规送检。

化脓性关节炎突出的临床表现呈急性滑膜炎，特别是患有风湿性关节炎、糖尿病或者免疫功能低下的高危患者，关节化脓虽然不具有特异性，但是时常发生在一些已有损伤的关节。急性炎症迅速进展的单关节炎，如第一跖趾关节，继后也会发生在同侧距小腿关节，或同侧的膝关节。关节周围红肿或红斑样肿胀，是急性化脓性或晶体性关节炎关节周围炎症的特异性表现。如为非化脓性或非晶体性关节炎，通常关节的疼痛并不十分剧烈。

关节穿刺是处理化脓性关节炎的重要措施之一。然而由于病情迁延出现纤维蛋白沉积，或形成包裹性脓肿，则需要超声引导下穿刺冲洗，或关节镜处理，或外科切开引流，但必须由骨科或风湿科医生全面分析病情后作出处理意见。对于晶体性关节炎，不管是处于急性发作期还是炎症间歇期关节穿刺对诊断都是有意义的。

关节积液或者关节积血导致的关节肿胀使得关节腔内张力增高，关节穿刺可以快速缓解这种紧张并减轻疼痛，暂时可不将关节液全部抽出。穿刺后关节腔内注射长效皮质激素可以预防和减轻关节炎症，随后再做进一步处理。如果怀疑为脓性关节液，应当在关节液培养排除关节化脓后再注射激素。如临床上不怀疑关节感染，为了尽早对关节炎症做针对性处理，关节液培养也可不作为常规检查。关节注射激素治疗可以避免与其他系统疾病治疗的冲突，同时还能快速缓解症状特别是在单一关节炎急性发作的情况下，关节腔内注射激素治疗为最佳治疗方案。

四、器械准备

关节腔穿刺包 1 个（包括消毒孔巾、弯盘、消毒纱布等），7 号穿刺针及 5mL 和 20mL 注射器各 1 支，无菌手套 2 副，无菌试管多支，弯盘 1 个，局麻药（利多卡因 100mg）1 支或 1 瓶，消毒液（聚维酮碘）1 瓶，砂轮 1 枚，油性画线笔 1 支，棉签 1 包，敷贴 1 个。如需关节腔内注射药物，同时备好所需药物及注射器。

五、术前准备

1. 详细了解病史，参阅患者骨关节 X 线或 CT 片（必要时行 B 超检查）确定穿刺点，并用油性画线笔标记穿刺点。

2. 进行体格检查和必要的实验室检查，如血常规、血小板计数、出凝血时间、活化部分凝血活酶时间及凝血酶原时间等。

3. 向患者和（或）法定监护人说明关节腔穿刺的目的、意义、安全性和可能发生的并发症。简要说明操作过程，解除患者的顾虑，取得配合，并签署知情同意书。

4. 确保穿刺部位标记（B 超或 X 线定位下）正确，核查器械准备是否齐全。

5. 如用普鲁卡因局麻，应做好皮肤过敏试验。

6. 术者及助手常规洗手，戴帽子和口罩。

六、穿刺方法

1. 穿刺者注意事项　穿刺需要有严格的无菌设备。戴无菌手套既是无菌操作防止关节感染的基本要求，也是用来保护操作者的重要措施，特别是面对 HIV 和肝炎病毒携带者时尤其重要。尽管不需要穿隔离衣和在无菌的操作室进行，相对无菌的环境下进行穿刺是必要的，在洁净的普通病房和门诊也能够满足穿刺条件。然而，尽管如此严格，仍有极少数的被穿刺关节会发生感染，这可能与操作过程中出现的意外或患者个体有关。

2. 患者准备工作　患者应该充分暴露所要注射的部位，躺在床或者沙发上，以最舒服的姿势放松肌肉。在皮肤表面确认解剖位置及关节标志，确定好皮肤表面的进针点，进针点可用消毒棉签用"X"做一标记，交叉处为进针点。也可在进针点压出一个痕迹作为标记。用浓碘酊消毒和乙醇脱碘 2 遍消毒皮肤；制冷喷雾麻醉药麻醉方式通常被用作儿童关节穿刺麻醉。

3. 操作注意事项　大关节，例如膝关节和肩关节通常使用 7 号或 9 号针，特别是对穿刺抽液时，大针头更容易使关节液流出，7 号或 5 号针适合小关节穿刺；小的注射器在关节穿刺的时候更容易操作，穿刺成功后再连接使用 20mL 的注射器抽液要容易得多。

如果要进行治疗注射，可用 2mL 的注射器抽取激素药物，然后用手固定针栓，连接穿刺针头后向关节腔内注射药物，无阻力感视为药物已经注射到关节腔内。注射过程中尽量减少针头移动，以保持先前穿刺时针头在关节腔内的位置，以较快速度推注药物，减少操作的时间。如果穿刺抽液的同时进行激素注射，最好不要将积液完全吸引干净。研究发现：尽管体表精确地定位了穿刺点，通过关节腔内显影剂注射发现仍有 9% 的膝关节和 30% 的肩关节非超声引导下关节注射后的关节腔外显影，这说明超声引导下的关节腔注射是必要。另一项研究发现，临床评价的关节炎好转与关节穿刺准确度无关，这说明注射激素到达关节周围同样有疗效。如果注射药物时有抵抗感，可以将针回抽少许，重新确定方向进针到正确的位置，然后再注射药物。

通常情况下，关节内注射的激素药物是长效疏水激素，如醋酸甲泼尼龙和醋酸泼尼松。氢化可的松为短效激素，关节治疗效果不佳，更多用于像腕管综合征等需要软组织注射治疗。必须提示，甲泼尼龙与局麻药混合在一起注射将会出现沉淀，故应在局麻后，更换注射器抽取激素药物注射。不管是抽取关节液，还是关节内注射，结束穿刺拔出针后，穿刺点必须用棉球压迫，直到皮肤不再出血为止，最后用敷贴保护穿刺点局部。如抽取关节液，应常规送检。

4. 患者告知　向患者解释基本原理及操作流程，同时告知患者穿刺过程中可能发生的不适症状与程度。应当讲明，患者越放松则效果越佳，穿刺时的不适感越轻。熟练的操作技术能将不适感降低到静脉穿刺以下，特别是像膝关节、踝关节或肩关节的大关节，尤其是伴有较多渗出液时，穿刺时的疼痛与不适感更不明显，操作过程中动作越快则不适感存在的时间就越短。

关节内注射的危险和可能的不良反应是患者最关心的。关节内注射的激素副作用很低，有12%～15%的患者可出现面部潮红，与注射计量的大小成正相关；<1/10 000 的患者发生穿刺后感染；关节周围注射有时可发生注射局部皮下萎缩或局部皮肤色素脱失，尤其是小关节或者复杂关节处。风湿性关节炎关节内注射激素对软骨和骨头有一定损害，因此，建议注射的频率不得超过每月3次；骨关节炎关节内注射激素每月注射3次超过2年时间，未发现有任何不良反应出现。关节内注射的激素只有极少部分被机体吸收，不会对机体产生明显的不良反应，因此适用于糖尿病患者的单发性非化脓性急性关节炎注射治疗。

如使用局部麻醉，注射后2～4小时才能恢复痛觉。膝、距小腿等大的负重关节注射激素后卧床休息或者减少运动12～24小时，有利于提升治疗效果。

5. 穿刺失败与处理　当针经皮肤进入关节腔时患者感到不适或疼痛，可能是穿刺进针方向有偏差针头触及关节滑膜或骨膜所致，此时如进针困难或有阻力，证实穿刺有误，可稍微回退穿刺针，重新根据标志性的解剖位置调整方向后再进针。一旦穿刺针进入到准确位置，将针栓轻微回抽数毫米，不要移动到针头，如吸出关节液可以确定位置正确。如果抽吸关节液时呈间歇流出或者抽不出，可能是穿刺针头已穿刺到关节腔外，或关节液纤维蛋白较多而致关节液过于黏稠阻碍关节液流出，或被脱落的关节滑膜碎片阻塞针头，或由于慢性关节炎使关节腔形成多腔隙积液所致。一旦发生以上情况，可停止后抽，将注射器栓轻微推进，用少量的积液冲开被阻塞的针头后继续进行。如仍不能顺利完成，应在超声引导下操作，尤其是在穿刺比较困难的髋关节等部位，超声引导可以提高穿刺与注射的准确性。

6. 穿刺疗效的评价　肿胀明显的关节抽液后，可以迅速缓解由于关节内高度张力导致的疼痛。注射长效激素可以减轻关节滑膜炎症，减少积液和阻止积液再次增多。激素注射后24小时内起效，可以维持长达2个月。对于炎症较重的关节炎和关节积液，在第一次注射用药后病情虽有减轻。但仍不能达到明显缓解的程度时，可在1～2周后重复注射。尽管很多研究对激素的治疗效果有不同的看法，但关节内糖皮质激素治疗的临床效果是肯定。Blyth 等曾报道300例患有风湿性关节炎患者的治疗观察，随访12周，每周评价1次膝关节激素注射，40%的患者第1周疼痛缓解，直到第12周，并且每周疼痛缓解的分数都在下降。Padeh 和 Passwell 报道过关节注射激素的71例青少年特发性关节炎的患者，82%的患者缓解时间超过6个月。应当指出的是，局部关节注射的同时应当重视系统治疗，单用关节注射更长期的疗效和关节炎结局有待进一步研究。关节内药物注射的效果受多因素的影响，如病程长短，关节损害的放射学评分，炎症化验指标和关节炎症程度。少关节发病的患者选择关节注射治疗的效果较好，并且关节内注射的效果比肌内注射激素的不良反应更少；多关节发病的患者虽然关节注射的效果很好，但患者很难耐受多关节注射所带来的痛苦。

7. 其他关节内注射治疗　透明质酸是高分子量的多聚糖，是滑液的主要成分，其作用机制目前尚不十分清楚，规律的治疗可以缓解膝关节骨关节炎的炎症与疼痛，从治疗后 2～5 周开始可维持到几个月，目前已临床广泛应用。关节内抗 TNF-α 药物注射治疗和激素注射治疗效果相似，由于药品价格的关系临床应用受限。

铼酸和透明质酸也是关节内注射治疗的措施。一些开放性研究和回顾性研究发现，铼酸通常用于慢性滑膜炎对于关节内药注射无效的患者，短期内疗效佳，但是长期疗效目前还是有争议。

七、关节穿刺与药物注射禁忌证

1. 禁忌证　实际上关节穿刺的禁忌证较少，但对如下情况属于禁忌。
（1）穿刺关节局部皮肤有感染。
（2）穿刺关节局部皮肤存在破溃或银屑病等皮损。
（3）有出血性疾病（如血友病）或有严重的出血倾向性疾病（如血小板减少症）。
（4）近期接受过免疫抑制药物治疗后严重体弱患者。

2. 注意事项　关节内注射治疗时，除上述关节穿刺禁忌证外，还应注意如下问题。
（1）怀疑被穿刺关节有感染，则不得注射激素药物。
（2）被穿刺关节区域有疖肿等感染不宜注射激素。
（3）在没有骨科医生会诊的情况下，激素不得注射入义肢关节。
（4）被穿刺关节肢端怀疑有缺血坏死的情况下不宜注射激素。
（5）活动性结核病、眼睛疱疹和急性精神症状，禁忌注射激素，特殊情况下必须用时则应小心使用。

八、临床穿刺关节的操作

1. 膝关节穿刺　膝关节是最大的滑膜关节，也是最容易穿刺的。所有主要的关节病都累及膝关节，如骨关节炎、风湿性关节炎、化脓性膝关节炎、痛风和假性痛风、反应性关节炎与脊柱关节病的外周关节炎等。所以膝关节是最常被用于穿刺和注射的关节。膝关节存在大量的渗出液时，突出的征象是膝关节双侧鹰眼饱满和髌上囊呈马蹄形袋状囊肿；患慢性膝关节炎时关节腔内可有少量积液，而形成腘窝囊肿。膝关节穿刺可让患者水平仰卧，以髌骨为标志，将其内侧、外侧、内上侧、外上侧、内下侧和外下侧 6 个部位作为穿刺点，但髌骨内侧间隙相对较宽，故大多数膝关节穿刺与注射常采用内侧、内上侧和内下侧为穿刺点。

（1）内侧穿刺：患者水平仰卧在治疗台上，将腿伸直完全放松。选取髌骨的中间下方膝关节间隙处水平进针，皮下局麻后针头直接刺入到髌骨下，深度约 1cm 深处可抽到滑液，进针深度过大，在关节液较少时可能会抽不到。抽吸关节液的同时，另一只手可以放于髌上囊上端向下挤压或在关节外侧推压，以配合将积液推到内侧，便于更顺利和更多地抽吸关节液。对有少量膝关节积液或无症状膝关节做病理诊断或晶体检查诊断性穿刺时用这种方法更易成功。若需同时做注射激素治疗可更换注射器完成注射。

（2）内上侧位穿刺：内上侧位穿刺适用于膝关节积液较多，髌上囊袋状肿胀。取膝关节轻度屈曲患者最为舒适的体位。进针时将针从髌骨凸起的最高处侧面向下向中方向进针，进针 1cm 左右会有轻度突破感即为穿刺成功，此时可顺利抽吸到积液。另一只手应该顶住膝关节侧面并且将积液推挤到穿刺侧，也可向下和向前方向推压髌上囊，将更多的关节液抽出。

2. 肩关节穿刺　肩关节旋转受限是典型的肩关节不适症状，对肩关节可以行前面或者后面穿刺。

（1）前面穿刺：患者将前臂放到腹部以使肩关节部分旋转。喙突下侧为穿刺点，由于关节间隙较窄，故常选用 7 号针头穿刺，以此向肩关节垂直进针 0.5～1.0cm 会有穿刺突破感，针头即进入关节腔，积液将从炎症关节定位处抽吸。但是像肩周炎等慢性轻度炎症性肩关节炎，由于积液较少，有时很难抽到关节液。如做注射治疗，进针到正确位置或抽到积液时，即可注射泼尼松 40mg 或其他等效药物。

（2）后面穿刺：定位喙突前方和关节线后方。如果患者放松并且将胳膊旋转侧关节线很容易定位。标记关节线，向喙突的外侧进针。

（3）肩锁关节穿刺：肩锁关节是一个平的关节，所以可以从前面的中间部注射。关节线可通过触诊确定。关节腔非常小仅可以存留 0.5mL 的液体。7 号针头是可以进入的，并且可以用 2mL 针管注射甲泼尼龙 20mg 或者其他等效的药物。

3. 肘关节穿刺　类风湿关节炎或其他类型的炎症关节炎可以累及肘关节，积液通常较早出现，并且大多以鹰嘴为中心放射状肿胀凸起，穿刺会带来困难。穿刺点定位通常让患者将肘关节放置在稳定舒适的一个平台上，屈曲 90°，以肱骨远端外上髁、近端桡骨头外侧隆突和鹰嘴端三者构成的三角中心点为穿刺点，或触摸鹰嘴与肱骨和桡骨之间的关节间隙，将患者手掌向上向下移动，可触及明显的关节间隙。使用 7 号针从定位的穿刺点水平进针约 0.5cm 即可到关节腔，而不是在肱骨和桡骨间隙。如需治疗，可注射泼尼松龙 20mg 或其他等效的药物。

4. 腕关节穿刺　腕关节穿刺点通常通过桡腕关节触诊定位，以舟状骨和月状骨与桡骨末端形成的三角区为穿刺点，也可以尺骨远端中间部位为穿刺点。穿刺时手腕轻度弯曲。用 7 号针垂直刺入关节越 0.5cm 即可到达关节腔，抽吸关节液或局部注射甲泼尼龙 20mg 或其他等效药物，由于关节间隙较小，注射药物时会有阻力感。

5. 第一腕掌关节穿刺　腕掌关节是骨性关节炎最常发生部位之一，也可见于银屑病关节炎。通过腕关节内侧触诊即可定位。注射时可用 7 号针注射 10mg 甲泼尼龙从侧面近外展肌向内注射。此方法通常用于缓解拇指关节的同时缓解其他关节。

6. 掌指关节穿刺　这些小关节通常为了诊治风湿性关节炎或者其他炎性关节炎。如为多关节炎症，通常不需多关节穿刺，应优先考虑全身系统的药物治疗。

手掌轻微弯曲将关节间隙打开，通过边活动边触摸的方式即可定位。关节间隙在掌骨关节头峰 0.5～1cm 处。取关节上侧位，用 5 号或 7 号针向内向掌侧斜行进针，避免刺到血管神经。患者可以感觉到关节在注射 10mg 甲泼尼龙或其他等效药物时有胀感。

7. 距小腿关节穿刺　将足掌平放于治疗台上，足与小腿呈自然屈曲状态，选取胫骨和距骨之间的胫骨前肌肌腱和伸足蹬趾长肌肌腱之间为穿刺点，用 7 号针，垂直进针，准确刺入距骨的间隙处是至关重要的。

8. 第一跖趾关节穿刺　第一跖趾关节是痛风和骨关节炎的好发部位，对痛风和假性痛风的诊断有重要意义，并且关节内药物注射对于治疗急性痛风是快速有效的方法。将患足水平放于操作台上，足趾伸出台子边缘便于足趾活动，左手拇指触摸关节间隙，小指轻度下压第一跖趾，通过边活动边触摸的方式找到关节间隙，选定穿刺点在伸肌腱内侧，用 7 号斜刺入关节间隙，用力抽吸关节液。如果为无症状痛风穿刺诊断，关节液极少的情况下，将用 20mL 空针管回抽，可能会有微量积液收集，足够用于观察晶体。对于关节内药物注射，可用 3mg 甲泼尼龙或者其他等效药物。

9. 髋关节穿刺　一般来说怀疑感染的情况下行髋关节穿刺。关节内注射对于骨关节炎的治疗和一些炎症性关节炎还是比较有用。研究表明，短期内关节注射对于髋关节的骨关节炎有效，但是仅能维持 1~2 个月。

髋关节穿刺患者需仰卧位，将髋关节放松并内旋，触诊确认股动脉和腹股沟韧带，在股动脉外侧腹股沟韧带 2cm 处为穿刺点，严格无菌处理，皮肤和组织行局麻下用穿刺针、外科套管针或者插管针进针。如果针头触及骨骼，则需将针头退回，通过大转子方向确定向股骨颈方向再次进针。另一种方法为尽量在大转子低端水平侧面进针，并且向中间和上方朝向股骨颈方向。进针路径可以调节（比较小的角度）感触穿过囊腔到达滑液膜。超声引导下穿刺对髋关节穿刺是非常重要的。

10. 骶髂关节穿刺　骶髂关节穿刺要影像学辅助，包括 CT 及 MRI 或超声的引导下穿刺。骶髂关节穿刺通常用于怀疑感染穿刺诊断，但也用于注射激素治疗炎症性骶髂关节炎。

总之，对于关节性疾病的诊断和治疗，关节穿刺是非常有价值和安全的方法。关节穿刺在化脓性关节炎和晶体性关节炎的诊断方面中起到了很重要的作用。对炎症性关节炎，大多数的关节内注射长效激素可以迅速缓解症状和减轻炎症。在进行关节内药物注射前明确诊断和向患者及家属交代注意事项和说明操作步骤是十分有必要的。大多的外周关节比较容易操作，但是一些如髋关节、骶髂关节需要影像学的辅助。关节内注射对于治疗感染性关节炎和骨关节炎非常重要，对于局部症状的改善也可以起到很好的作用。

九、滑液分析

关节腔由两个附着的透明软骨的关节骨端及其表面的滑膜共同组成。滑膜没有基底层，但在滑膜上皮细胞衬里与关节表面有丰富的血管网，液体和溶质能够容易而快速地在水其间转运，给滑膜提供活性生理物质。

所有可动关节的关节腔都含有少量积液。Paracelso 命名这些液体为滑膜液，这些积液像蛋清一样呈清亮的或微黄色透明，有一定的黏稠度。滑膜液源自被毛细血管网滤过的血浆，均匀分布在关节腔内并黏附于滑膜上。滑膜也是肌腱腱鞘和滑膜滑囊的衬里层。滑膜和滑液的功能包括无血管的关节软骨营养的运输、关节的润滑和关节的清理和保护作用。正常的膝关节可以抽出 0.5mL 以上的关节积液，无症状的第一跖趾关节也抽出 1~2 小滴关节液可供晶体检测用。当关节有炎症反应时，滑膜积液的量会有不同程度的增多。

1. 关节炎与滑液性状　关节穿刺是关节炎症定性诊断的重要手段，肉眼观察关节液的性状，可对关节炎的性质与严重程度做初步的判定。关节炎症越重，则滑膜积液越多，细胞计数越多，滑液越浑浊，黏性越低。非感染性关节积液细胞数少，关节液相对比较清亮，从玻璃注射器一侧透过关节液可看清对侧的刻度和数字。如用塑料注射器穿刺或不完全透明的注射器穿刺，可把积液放入干净的玻璃器皿或者透明试管中分辨积液的透明度和黏稠度。

如关节液中有脱落的关节滑膜、软骨或纤维组织的小碎屑悬浮，可以在积液中模糊看到，此时的关节液呈不同程度的浑浊。感染性化脓性关节炎、活动性风湿性关节炎、急性晶体滑膜炎的滑液，内含细胞计数很高的炎性细胞，故浑浊度较高，可呈黄绿色脓液状。但有时慢性关节炎也可显示"化脓性关节炎"类似的关节液，浑浊和大量的脓细胞，故应通过临床或细菌培养鉴别两者，这就是为什么显微镜下所见的脓性滑液不具有特异性。轻微的浑浊可以是因为少量红细胞或白细胞导致，应经过显微镜做细胞分型和红细胞形态检查，以区别红细胞来自关节炎本身的陈旧细胞还是穿刺所致的新鲜红细胞。关节液中大量的红细胞或肉眼血性关节液，可能是关节外伤，或类风湿关节炎、晶体性关节炎、化脓性关节炎和骨关节炎等严重侵蚀性关节炎导致；也可能有慢性出血如抗凝、血友病等情况下关节创伤导致，或关节肿瘤（如结节性滑膜炎）所致。血性关节液上层会有一层白黄色脂肪，为软骨下脱落的脂肪所致。

除细胞外，晶体也可影响积液的黏稠度和颜色。高浓度的谷氨酸钠晶体关节液成白色，双水焦磷酸盐晶体（CPPD）和磷酸钙（大多是碳酸盐类替代的羟磷灰石）也可使滑液变浑浊。胆固醇晶体的滑液呈黄色乳脂状；金属人工关节的关节液呈灰色，伴有褐黄色软骨炎的关节液呈"胡椒粉盐"状。

类风湿关节炎和一些感染性关节病，纤维碎片可使关节液严重浑浊，但不代表关节炎症的严重程度，显微镜下观察是最准确的明确病因方式。

2. 细胞计数和分类　关节液内多核细胞的数量和炎症程度成正比，但各患者之间有差异性；病毒性关节炎和早期的风湿性关节炎主要表现为反应性滑膜炎，关节液内仅有单核细胞；关节液内含有嗜酸性粒细胞常见于寄生虫性关节炎、嗜酸性粒细胞增多症或其他引起嗜酸性粒细胞增多的情况；关节液内少见恶性肿瘤细胞，除非有关节肿瘤或转移性肿瘤性关节炎。

3. 滑膜积液和感染　对可疑感染性关节炎，应行关节液涂片染色和培养，提高检测率，确认有无细菌生长，特别是革兰阴性菌。外观高度怀疑感染的关节液，应在细菌培养的同时使用抗生素治疗，待培养结果出来后再依照细菌学和药敏调整抗生素。

4. 晶体分析　滑膜液中或者穿刺痛风结节中检测到单钠尿酸盐晶体（MSU）是诊断痛风的金标准。同样如检测到双水磷酸盐晶体（CPPD）是假性痛风性关节炎的诊断标准。MSU 和 CPPD 晶体可以在急性痛风或者急性假性痛风发作时关节穿刺的积液中检测到，在膝关节和第一跖趾处于炎症缓解期也可以检测到，对诊断有同等的临床意义，尤其对非典型临床表现的晶体性关节炎和未确诊的成年的感染性关节炎的诊断与鉴别诊断具有重要的价值。在抗感染治疗后的临床诊断痛风中，第一跖趾关节穿刺晶体检测的确诊率超过90%。

识别 MUS 和 CPPD 晶体必须是具备旋转载物台和红光补偿器的偏振光生物显微镜。穿刺抽取标本避免被麻醉药稀释，应即刻用新鲜的标本涂片，并做显微镜下观察。如此有利于识别晶体，特别是有没有被炎性细胞吞噬的晶体，以确认痛风和假痛风。

晶体的精确识别，特别是 CPPD 晶体，应按两步进行：首先晶体检测，确定是否有晶体的存在；随后进行晶体识别确认是 MSU 及 CPPD 或者其他晶体。

在红光补偿器偏振光镜下，MSU 晶体显示很强的折射率，呈高亮度，闪烁的白体出现在黑暗的背影中。在有红光补偿器的偏光镜下，MSU 晶体显示比较强的阴性双折射率，在平行于轴线的时候呈亮黄色，垂直于轴线的时候呈亮蓝色；细胞内的 MSU 会有同样颜色显示。相比之下，CPPD 晶体显示弱阳性的折射率，当轴线垂直于补偿器时成黄色，而平行时呈灰色。大量的 CPPD 晶体显示在普通偏振光下无折射率。

积液中有时 CPPD 和 MSU 两种晶体并存，也可有方形或菱形的草酸盐晶体、方片状的胆固醇晶体和不规整的类固醇晶体，从其形态学特征上可以鉴别。

（刘伟伟）

第三节　关节镜检查

关节镜是从膀胱镜演变而来，最初从四肢最大的滑膜关节——膝关节开始应用，逐渐发展到肢体的其他各关节，包括腕关节和指间关节。随着技术的发展，关节镜技术在临床医学领域得以迅速推广。目前，北美地区每年实施的各类关节镜手术已经超过 14 万例次。国内骨科学界于 20 世纪 90 年代开始引进和应用关节镜技术，目前已开始在风湿病专科中开展关节镜诊治技术。关节镜技术使风湿科医生能够在直视下观察软骨和滑膜等结构的病理改变，不仅提高了关节炎的诊断水平，通过进行组织活检分析，也为科研工作奠定了良好的基础，具有很高的临床应用价值。

一、关节镜的基本设备

包括：关节镜及光源系统、摄像系统、灌注系统、刨削打磨系统、镜下手术器械等。其中镜下器械包括：探针、手术剪、切刀、吸力切钳、半月板剪刀、蓝钳、活检钳、等离子和激光手术刀等。

二、关节镜检查的适应证和手术时机

1. 适应证　任何关节内的病变，都有关节镜检查的适应证。除皮肤感染和关节骨性强直外，如果怀疑关节内有病变存在，就可以考虑做关节镜的诊断性检查。在风湿病科临床，关节镜是诊断和治疗各种关节炎，尤其是单关节炎的主要手段之一。

2. 手术时机　关节镜手术时机的选择很重要，通常是在关节炎病因诊断不清或在规范治疗 6 个月效果欠佳时。近年来，由于关节镜器械的改良和手术技术的提高，与手术相关的并发症得到很好控制，关节镜手术安全性大为提高。有不少专家对关节镜检查持积极态度，对诊断不清的关节肿和（或）经药物治疗 2 个月以上无明显好转时，应考虑做诊断性关节镜检查和手术治疗。

三、关节镜检查的禁忌证

1. 关节手术部位局部皮肤感染　关节手术部位局部皮肤感染为关节镜手术的绝对禁忌证。

2. 关节间隙严重狭窄　有关节间隙严重狭窄的患者，关节镜难以进入，镜下手术比较困难。

3. 出血性疾患　有严重出血倾向的患者，要保证在病情控制后才能手术。

四、关节镜检查的并发症

关节镜检查的并发症较少见。包括感染、腘动脉损伤、下肢静脉栓塞和麻醉意外等。下面以膝关节为例，详细介绍关节镜检查的并发症。

1. 麻醉　膝关节常用的麻醉是硬膜外麻醉或腰麻。如果麻醉效果不好，则需全身麻醉。全麻最主要的并发症是呼吸道梗阻；硬膜外麻醉最常见的并发症是血压异常；局麻常易出现的问题是麻药过量中毒；老年人常易出现的麻醉问题是心律失常。因此，即使关节镜手术时间可能很短，也要在麻醉设备齐全的手术室进行。

2. 诊断失误　常常是因为发现了关节内的某一病变而忽略了并存的其他病变。

3. 韧带损伤　在关节镜手术时，为了扩大关节间隙，常需助手做内外翻动作。如用力过大，可发生侧韧带损伤。

4. 止血带麻痹　一般诊断性关节镜不需要给止血带加压，但做滑膜切除时，常需使用止血带。止血带使用时间，一次不能超过 90 分钟。

5. 关节血肿　这是滑膜切除术的常见并发症。术后常规放置引流管，必要时可行关节腔穿刺。

6. 关节软骨面损伤　关节镜检查或手术有可能造成关节软骨面的损伤。如果关节间隙狭窄，进镜位置偏高，则易于损伤股骨髁软骨面。将穿破器刺入关节时，如用力过猛，易造成股骨软骨面的损伤。

7. 血栓性静脉炎　血栓性静脉炎不是关节镜手术的常见并发症，发生率约 0.1%，老年人、肥胖者和使用止血带者会使这种危险性增加。

8. 动脉损伤　常规关节镜检查和手术不会发生腘动脉损伤。当做膝后关节腔手术时，偶可发生此并发症。如在术中怀疑有腘动脉损伤，要立即终止原手术，将患者体位改为俯卧，切开腘窝，暴露出腘动脉进行修复。

9. 感染　关节镜手术发生感染的机会约为 0.8%。

10. 器械破损　避免发生器械损的关键是操作不要用蛮力。如视野突然变暗，除了光源出问题外，要想到关节镜是否损坏。如有器械碎片遗留在关节腔内，要立即停止手术，先将碎片取出，必要时需用 C 形臂 X 线机进行定位后，再在镜下寻找，不要轻易将关节切开。

五、关节镜检查的术前准备和术后处理

1. 以膝关节为例，术前要详细检查压痛点，压痛部位代表病变严重的部位。这也是要重点检查的部位。当关节腔积液较多时，应该抽出关节液之后，再做细致检查，针对病因的药物治疗术前即应进行。对化脓性关节炎术前静脉使用抗生素至少 3 天；滑膜结核应使用抗结核药物治疗至少 1 个月；类风湿关节炎及其他一些关节炎患者术前常服用非甾体消炎药等；血友病性关节炎要补充凝血因子，并在监控出血情况下进行。

2. 术后常规放置负压引流管 48 小时，一般可引出 50~100mL 液体，可以预防由于创面渗血造成的关节血肿。化脓性关节炎可在术后继续进行关节灌洗，每天 2 000~3 000mL 液体，在液体中加敏感抗生素。术后患肢要加压包扎。术后第 1 天即开始股四头肌等长收缩锻炼，第 3 天练习屈伸活动，通常在术后 1 周时，常规行持续关节被动活动康复治疗，关节活动度恢复正常并开始下地步行，术后 2 周拆线。要指导患者做主动屈伸功能锻炼。

六、膝关节解剖

膝关节是人体最大的滑膜关节。由股骨内、外侧髁和胫骨内、外侧髁以及髌骨构成，为人体最大且构造最复杂，损伤机会亦较多的关节。关节囊较薄而松弛，附着于各骨关节软骨的周缘。关节囊的周围有韧带加固。前方的叫髌韧带，是股四头肌肌腱的延续（髌骨为该肌腱内的籽骨），从髌骨下端延伸至胫骨粗隆，在髌韧带的两侧，有髌内、外侧支持带，为股内侧肌和股外侧肌腱膜的下延，并与膝关节囊相编织；后方有腘斜韧带加强，由半膜肌的腱纤维部分编入关节囊所形成；内侧有胫侧副韧带，为扁带状，起自内收肌结节，向下放散编织于关节囊纤维层；外侧为腓侧副韧带，是独立于关节囊外的圆形纤维束，起自股骨外上髁，止于腓骨小头。

关节囊的滑膜层广阔，除关节软骨及半月板的表面无滑膜覆盖外，关节内所有的结构都被覆着一层滑膜。在髌上缘，滑膜向上方呈囊状膨出约 4cm 左右，称为髌上囊。于髌下部的两侧，滑膜形成皱襞，

突入关节腔内，皱襞内充填以脂肪和血管，称为翼状襞。两侧的翼状襞向上方逐渐合成一条带状的皱襞，称为髌滑膜襞，伸至股骨髁间窝的前缘。

在关节内有由纤维软骨构成的半月板。半月板的外缘较厚，与关节囊紧密附着，内缘薄而游离；上面略凹陷，对向股骨髁，下面平坦，朝向胫骨髁。内侧半月板大而较薄，呈"C"形，前端狭窄而后份较宽。前端起于胫骨髁间前窝的前份，位于前交叉韧带的前方，后端附着于髁间后窝，位于外侧半月板与后交叉韧带附着点之间，边缘与关节囊纤维层及胫侧副韧带紧密愈着。外侧半月板较小，呈环形，中部宽阔，前、后部均较狭窄。前端附着于髁间前窝，位于前交叉韧带的后外侧，后端止于髁间后窝，位于内侧半月板后端的前方，外缘附着于关节囊，但不能腓侧副韧带相连。半月板具有一定的弹性，能缓冲重力冲击，起着保护关节面的作用。由于半月板的存在，将膝关节腔分为不完全分隔的上、下两腔，增加了关节运动的灵活性。此外，半月板还具有一定的活动性，屈膝时，半月板向后移，伸膝时则向前移。在强力骤然运动时，易造成损伤，甚至撕裂。当膝关节处于关屈而胫骨固定时，股骨下端由于外力骤然过度旋内、伸直，可导致内侧半月板撕裂；同理，如该时股骨下端骤然外旋、伸直，外侧半月板也可发生破裂。

髌骨是典型籽骨，由股四头肌腱覆盖，具有保持四头肌与髌腱，加强伸膝效应的功能。髌股关节结构异常可导致病理改变和髌部疼痛。髌痛常见原因有髌骨排列不正，髌软骨软化，髌股关节炎及髌内侧滑膜襞综合征等，临床表现相似。

七、膝关节镜的检查和手术方法

膝关节镜检查可以直观膝关节内部病变，还可同时进行膝关节内病变的手术处理。关节镜检查，必须了解膝关节内的解剖结构，以选择正确的入路，否则会遗漏病变或延长手术操作时间，甚至会导致关节内组织结构损伤。

掌握"三角操作技术"是进行关节镜检查最基本的要求，即关节镜由入口进入关节腔，将图像反映在监视器上进行观察，而手术器械由另一入口进入关节内，并在关节镜监视下进行手术操作。关节镜手术必须眼手配合一致，掌握三角操作技术并经过长时间的练习之后才能达到随心所欲。

1. 膝关节镜入路　前外侧入路、前内侧入路、中央入路、髌上入路、膝后外侧入路、膝后内侧入路。在风湿科临床常用的是前外侧入路和前内侧入路。

2. 关节镜检查手术步骤　关节镜检查取侧卧位，屈膝下垂，为避免灌注液体污染手术台和地面，在其关节套入接液袋，在大腿中段扎气囊止血带备用。关节镜、刨削刀和射频、分别放置在左右两侧。在髌骨外上方与股骨外踝交界处行膝关节穿刺。将30°关节镜目镜与摄像头相连，连接关节镜光源系统，将关节镜套筒插入关节内，按一定程序进行、以免遗漏病变。完整而系统的观察是关节镜诊断正确的保证，应按如下常规检查顺序进行观察：髌上囊、髌股关节、髁间窝、内侧间隙、外侧间隙、后外侧间隙、后内侧间隙。此外内、外侧隐窝必须检查。如果通过前外侧入路检查不安全，可是当选择其他入路助诊。探查后使用活检钳取病变组织和滑膜活检。手术时用电动滑膜组织削刨刀对增生滑膜进行削刨（转速为3 200次/分），直至露出滑膜下的脂肪组织；使用双极射频刀松解纤维粘连束带并对削刨后的软组织出血点进行止血。手术过程中对镜下所见病变使用图像采集系统摄取术前和术后图像。关节镜检查结束后，冲洗关节腔，将关节腔血液及组织碎片冲洗干净并缝合伤口，进行加压包扎。如关节腔内出血较多，必要时可放置负压引流管。术后应行冷敷有利于止血、止痛。

八、关节镜检查在肘关节和距小腿关节的应用

随着关节镜技术和手术器械的不断提高、改进，临床医生们发现可以将膝关节镜检查技术应用于其他关节。如肘关节和距小腿关节，都可以用关节镜来进行检查和治疗。

对于肘关节镜检查而言，由于神经血管结构紧靠关节周围行走，因此，对肘关节解剖有透彻的了解尤其重要。熟悉解剖和建立正确入口可以防止损伤神经血管结构。关节镜检查可以看到肘关节的前内室、前外室和后室，不仅可以观察滑膜的形态，同样也可以进行滑膜活检、滑膜切除和游离体摘除等手术操作，对肘关节炎的诊断和治疗提供新的选择。

腕关节是一个很脆弱的关节，炎症、外伤和退行性变化是常见病因。由于其复杂的解剖结构，现有的影像诊断技术往往很难清晰地确定影响关节功能的症状和原因。虽然最近才开始将关节镜手术应用于腕关节，然而其对关节内病理变化的近距离观察，已经使我们对许多影响腕关节的疾病有了更深的理解，这是进行正确诊断和治疗的基础。

在诊断性腕关节镜手术后，需要重视的是皮肤上的 3 个或 5 个穿刺点，它一般在数小时内即可闭合，3~4 天愈合。如果应用了推荐的钝针穿刺技术，则在关节囊上几乎没有不适。术后只需一个软的加压绷带以使患者舒适，吸收少量的出血，并使入口保持无菌，也可选择在绷带内加入一个掌侧夹板以使腕部制动。由于腕关节囊的背侧比较表浅，因此，推荐保留无菌绷带 3~5 天方可洗澡，以减少关节感染的危险性。如无不适，1 周后即可恢复正常活动。

九、关节镜技术在风湿病中的应用

（一）骨关节炎

骨关节炎是临床常见病，主要累及膝、手、髋关节和脊柱。在 65 岁以上人群中，80% 患有骨关节炎。病因包括劳损、创伤、力线不正、肥胖和遗传。病变以关节软骨的损害为主。疾病的严重程度和关节软骨的损害程度相一致。除软骨退变外，常伴有滑膜炎、骨赘形成、半月板损伤、游离体、关节囊挛缩和关节裸露骨面的硬化等镜下改变。骨关节炎临床表现为早期的活动痛和晚期的休息痛，伴随卡感和绞锁，甚至肿胀。关节镜手术的最佳适应证是早期骨关节炎，活动痛伴卡感和绞锁者。这类患者因无法摆脱劳累，而术后康复困难，症状会很快复发，手术应慎重考虑。通过关节镜对关节腔的冲洗，可以去除组胺、5-羟色胺及前列腺素等致痛因子和酶类；并通过对退变半月板的修整和对影响功能的骨赘的切除，改善关节的功能；通过松解髌骨支持带，减少髌股关节的压力。关节镜手术方法包括：去掉游离的骨及软骨碎片，取出将剥脱的软骨瓣，切除撕裂的半月板，刨除卡压的充血滑膜组织，去除影响关节屈伸活动以及有明确压痛和已断裂的骨赘，并用大量的生理盐水冲洗。对无症状的骨刺没有必要处理。

（二）类风湿关节炎

类风湿关节炎（RA）是一种致残性极强的慢性关节炎，RA 的破坏性在疾病早期即可出现，特别是在发病头 1~3 年内病情进展迅速，若得不到及时的治疗，患者可出现不可逆的关节破坏及关节功能丧失。近年来，生物制剂的使用及疗效，为患者带来了福音，但因价格昂贵，广泛使用仍受到限制，因此，风湿病学家一直在寻找一些更为有效的治疗方法来进一步提高 RA 的疗效。RA 的主要病理变化为关节的慢性滑膜炎，在关节镜下表现为大量珊瑚样或棉絮样增生，其间可见明显的滋养血管。这些病变的滑膜产生大量的细胞因子，造成炎症、肿胀、疼痛，导致关节骨破坏。约 90% 的类风湿关节炎患者

病变累及膝关节，双侧膝关节的滑膜总量占人体的 50% 以上。因此，切除膝关节炎性增生滑膜，一方面能直接减轻滑膜炎对膝关节骨的侵蚀，另一方面通过减少炎性细胞因子进入血液循环，从而减轻其他关节的损害。国内报道行关节镜膝关节滑膜切除术，早、中期患者术后疗效满意，但单纯的滑膜切除治疗，随着时间的推移，疗效下降，几乎所有的病例都出现滑膜的再生，滑膜炎 2 年的复发率在 67% 左右。因此，术后进行规范的抗风湿治疗，是防止滑膜炎复发和保证远期疗效的重要保证。在目前检索的有关文献中，RA 的治疗多为单独使用改善病情抗风湿药（DMARDs）或单独使用关节镜下滑膜切除术。2010 年国内发表的一项历时 3 年的前瞻性随访研究显示，关节镜下膝关节滑膜切除术联合改善病情抗风湿药物治疗类风湿关节炎的近期及远期疗效，疗效优于单用药物治疗，且经滑膜切除后患者病情缓解快，从而减少了治疗药物的种类、剂量和不良反应。

（三）色素沉着绒毛结节性滑膜炎

这种病的病因未明，年发病率是 1.8/100 万人口；男女比例约为 5 : 1，多发于男性黑种人。发病年龄可以小到 8 个月龄婴儿。术后 17 年仍有复发的。临床多为慢性病程，Rao 等的 81 例报道的平均病程是 27 个月，多为单关节发病，Flandry 报道 27 例仅有 2 例是双膝；最常累及的关节是膝关节。早期诊断非常困难，实验室检查如血红蛋白、白细胞计数、血细胞沉降率等对诊断没有帮助。关节液多为血型。早期 X 线片常无异常表现。如有骨质侵蚀，X 线平片可见软骨下骨囊性变和关节间隙狭窄；关节造影可显示软组织阴影和滑膜缺损。最易发生骨侵蚀的是髋关节。关节镜检查是本病诊断最有效方法。镜下可见大量葡萄串珠样增生的滑膜，表面见网状滋养血管。治疗应早期行关节镜下滑膜切除术。如有骨质侵蚀和弥漫性者应开放关节行彻底的滑膜切除术，但文献报道复发率仍达 28%~76%。若复发，可加关节内放射治疗。

（四）痛风性关节炎

痛风石由单尿酸钠结晶聚集而成，主要沉积在软骨、滑膜、骨骼、肌腱、韧带、皮下脂肪和皮肤。在偏振光显微镜下观察，晶体呈双折射的棒状。痛风石常发生于手足、胫前、尺骨和鹰嘴及膝关节。在关节镜下，痛风关节炎表现为棉絮样或团块样增生滑膜，期间可见大小不一的亮白色痛风石。Straub 报道了 21 例患者 36 次手术 67 块结石切除的经验，将手术效果归纳为：①恢复关节功能，通过手术使患者能穿衣服和戴手套，恢复功能和稳定关节。②控制引流和感染。③减轻疼痛。④神经减压。⑤容貌修复。⑥代谢，减少身体尿酸总量。关节镜手术的目的，在于清除沉积在关节软骨表面、关节内韧带结构和滑膜表面的痛风结晶，以阻止关节的进一步破坏。

（五）关节镜在单膝关节炎病因诊断中的作用

单膝关节炎在临床上常见，其病因种类繁多，如骨关节炎、代谢相关性关节炎、血清阴性脊柱关节病、感染及肿瘤相关性关节炎、结缔组织病如类风湿关节炎等也可以表现为单膝关节炎。临床上，按目前的分类标准难以作出病因诊断。

关节镜检查可以直视患者关节腔内各种病变，如滑膜形态、增生部位和程度及关节软骨、韧带、半月板等相关结构的损害情况，并通过组织病理活检获取病变组织及关节液，进行实验室检查和病理检查，有助于单膝关节炎病因的诊断。一项报告中对 74 例单膝关节炎患者进行关节镜检查，并结合临床表现、滑膜形态特征、组织病理，对单膝关节炎病因诊断分析显示，关节镜诊断率为 95.9%。其中诊断类风湿关节炎最常见 39 例，血清阴性脊柱关节病 7 例，化脓性关节炎 7 例，RA 并发痛风性关节炎 6 例，痛风性关节炎 5 例，膝关节结核 5 例，色素沉着绒毛结节性滑膜炎 1 例，多中心网状组织细胞增多症1例。该研究显示，经关节镜检查结合滑膜组织活检可显著提高单膝关节炎的病因诊断率，关节镜诊断与病理结果相比有较高的一致性。

（刘伟伟）

第四节　滑膜活检

滑膜活检是关节炎病因辅助诊断的重要方法，特别是对于经其他临床检验方法，如滑液分析等都难以诊断的持续性单关节炎。对滑膜标本的分析可显著增进对RA及脊柱关节病和其他慢性关节疾病致病机制的了解。随着生物制剂在临床上的应用，滑膜活检也被尝试用于判断靶组织对治疗药物的反应。

一、滑膜标本组织处理方法

经关节镜手术获取的滑膜组织都要经甲醛溶液固定及石蜡包埋，再用光学显微镜观察。此外，许多分子标志物用于分析病变的滑膜，包括细胞表面标志物、细胞因子、黏附分子和蛋白酶，要求组织标本在有合适的封片剂如OCT（OCT）复合物的情况下快速冷冻，再用冷冻切片机进行切片。

切片可用特异性单克隆抗体或多克隆抗体、免疫荧光或免疫过氧化物酶等方法进行显色。通常核复染也被用于组织定位，免疫过氧化物酶法使用苏木精进行染色。分子DNA和RNA技术的敏感性和特异性给了解滑膜病变的产生机制带来了极大的帮助。研究显示，微生物DNA及RNA技术对了解反应性关节炎、RA及其他病因不明的慢性滑膜炎的病因及机制起了重要的作用。

二、滑膜病理学

（一）正常滑膜

组织学上，正常滑膜衬里层含1~3层细胞，其组成与巨噬样滑膜细胞（A型）和成纤维样滑膜细胞（B型）密切相关，和真正的上皮相比，其与滑膜下层间没有基底膜相隔。衬里层多个部位有可见的间隙，使得小分子物质较易从细胞外间质扩散到滑液中。巨噬样滑膜细胞起源于骨髓，其具有吞噬细胞的形态特征，表达巨噬细胞表面标记如CD68、CD14和FcγRIIIa。成纤维样滑膜细胞来自间充质，间充质是正常滑液中透明质酸和其他蛋白多糖的主要来源。它们表达CD55（衰变加速因子）、高水平的黏附分子VCAM-1，尿苷二磷酸葡萄糖脱氢酶，该酶与透明质酸合成相关，并且可用细胞化学方法检测到。成纤维样滑膜细胞表达黏附分子11，以及和这些细胞同型聚集相关的特异性黏附分子，它们共同维护了滑膜衬里层的完整性。

正常的滑膜衬里层大多数细胞是B型合成细胞。滑膜下层是紧邻衬里下层的部位，有着丰富的含有孔内皮细胞的毛细血管网，起到维护近软骨区健康和活力的作用。滑膜下层可见大量小动脉和小静脉。滑膜微血管被疏松结缔组织包围，与滑膜淋巴系统共同作用排出组织中多余的水分。完全无症状的患者滑膜中常有少量的T淋巴细胞浸润，T淋巴细胞偶尔聚集在血管周围，而通常无B细胞。

（二）单关节炎的滑膜病理学

滑膜标本的病理分析对单关节炎有极大的临床价值，但滑膜活检标本的病理学描述常常是非诊断性并且缺乏特异性。滑膜组织间质中大量中性粒细胞存在应高度怀疑感染性关节炎，革兰染色可提示组织中存在细菌。淋球菌性关节炎可做滑膜活检以明确诊断。

单核细胞浸润符合慢性炎症表现。肉芽肿组织支持结核性关节炎或结节病的诊断，两者均可导致慢性单关节炎。结核的滑膜肉芽组织可能为干酪样坏死或非干酪样坏死，需要做抗酸染色、细菌培养，分子探针可诊断近 50% 的病例。真菌感染可用类似的方法，但是需要特殊的染色，如 Gomori 染色。排除了结核分枝杆菌和真菌感染的非干酪样坏死的滑膜组织需怀疑结节病性关节炎。

色素沉着绒毛结节性滑膜炎是大关节中单关节炎的常见原因，如膝关节或髋关节。组织病理学检查可确诊该病，可见弥漫性血管增殖性病变，及单核巨噬细胞中的单核细胞、类溶骨细胞的泡沫多核细胞、含铁血黄素沉着。滑膜肉瘤是一种罕见的肿瘤，需要滑膜病理检查才能确诊。

（三）多关节炎的滑膜组织病理学

目前最广泛应用于病理组织学的是 RA 滑膜。RA 滑膜炎的两个特点为衬里层增生和衬里下层单核细胞浸润。衬里层表面常由纤维沉积物覆盖，其由炎性滑液中纤溶系统激活后产生。有时滑膜衬里层完全裸露，取而代之的是致密的纤维蛋白帽。高度炎性的组织中，纤维沉积物可沉积深至衬里下层基质，血管通透性显著增加可致衬里下层基质水肿。

RA 最早的滑膜改变是以微血管异常为特征的，在无症状的 RA 患者关节滑膜中可见到单核细胞浸润。这些特点是非特异性的，在许多其他急性炎性关节炎的滑膜中都可见，包括反应性关节炎和银屑病性关节炎。

RA 滑膜的单核细胞浸润衬里下层可为弥漫性的，但更常见的为聚集在血管周围形成类似淋巴滤泡样结构。有时可形成较大且发育良好的淋巴小结，可识别出真性生发中心。淋巴小结通常位于高大内皮血管附近，被称为"高内皮微静脉"，这些血管专职于修复淋巴细胞。多核巨细胞偶尔可见于 RA 滑膜中，其中一些组织有肉芽肿样改变。根据是否为弥漫性的单核细胞浸润，是否形成有生发中心的集合淋巴结，或是否为肉芽肿性划分为 3 种形态。肉芽肿性滑膜炎与关节外表现关系最密切，如类风湿结节，而弥漫性滑膜炎与血清阴性类风湿关节炎有关。

有人将银屑病性关节炎、强直性脊柱炎和反应性关节炎的滑膜组织病理与 RA 进行比较。所有病例中都有类似的炎性细胞群，但可以观察到许多细微却可能很重要的差别。对照研究显示银屑病关节炎滑膜血管病变比 RA 的更加明显，其滑膜微血管更加弯曲，肉眼及显微镜下都十分明显。相关研究表明，强直性脊柱炎患者外周关节滑膜有大量的淋巴细胞、浆细胞及淋巴细胞聚集物浸润。将反应性关节炎及早期 RA 的滑膜病变进行对比，研究显示，反应性关节炎滑膜中 B 淋巴细胞、浆细胞和巨噬细胞浸润较少。骨关节炎患者滑膜常有淋巴细胞聚集物形成，与 RA 相比，其形态较小且不及 RA 的发育良好。

系统性红斑狼疮患者滑膜可见滑膜增生、炎性浸润、血管增生、水肿及充血，纤维素样坏死，血管内皮纤维增生及表面纤维蛋白沉积，虽然这些改变与 RA 相比较轻微。在早期硬皮病中，滑膜衬里层可见纤维蛋白沉着及间质淋巴细胞和浆细胞，在皮肌炎和多肌炎患者的滑膜中也可以见到同样的改变。

慢性晶体性关节炎患者滑膜中可见大的双折射物质沉积。经刚果红染色，滑膜组织可见淀粉样物质沉积可诊断淀粉样病变关节炎。褐黄病滑膜中含有褐色的软骨碎屑。多中心网状组织细胞增生症可通过病理学进行诊断，其滑膜中可见大泡沫细胞和多核细胞。血色病关节炎中，在衬里层细胞中可见褐色含铁血黄素沉积，并可找到 CPPD 晶体。

三、滑膜免疫组织学

（一）取样及定量分析

免疫组化使用有明确分子靶位的特异性单克隆和多克隆抗体，是一种分析滑膜细胞及分子特性有效的工具。随着该领域的进步，要求免疫组化切片染色的定量数据有可重复性。研究显示，如果选取 6 个及以上的关节不同部位标本进行检查，可减少 T 细胞及活化标志物变异至 10% 以下。研究显示在邻近及远离血管翳软骨交界处的滑膜炎症特征相似，但巨噬细胞的数量除外，在交界区的数目要较多。

获取免疫组化组织切片的定量数据最简单易行且廉价的方法是将组织多个部位染色强度进行半定量评分（如分为 0~3 级），这样可得出整个组织的平均得分。计算机辅助影像分析技术包括从组织标本的多各部位获取图像，再用专门的色彩定量分析软件进行分析。这种方法可生成重复性最好的数据，但是需要昂贵的设备和一定的操作技术水平。

（二）滑膜衬里细胞层

RA 衬里层通常有增生，这是由于由 CD68 和 CD55 染色标志的 A 型及 B 型细胞增多造成的。一些由两种衬里层细胞共同表达的黏附分子家族，可使两种细胞紧密联系并改变他们的活化状态，包括 β1 和 β2 整合素及它们各自的免疫球蛋白超基因家族，特别是 ICAM-1 和 VCAM-1。由成纤维样细胞表达的黏钙蛋白 11 很可能在维护衬里层增生的相互黏附作用中起了关键的作用。

衬里层成纤维样滑膜细胞和其他衬里下层间质细胞之间的相互作用尚不明确。同样的，对衬里层巨噬样细胞和衬里下层巨噬细胞之间关系缺乏完整的认识，两者都广泛表达巨噬细胞标志物如 CD68 和 CD14。

RA 衬里细胞层高度激活表达 HLA-DR，特别是巨噬样细胞，这提示在抗原递呈过程中这些细胞的作用。一些研究显示，RA 中衬里层细胞是软骨降解蛋白酶的主要来源，特别是 MMP-1 和 MIN/IP-3。虽然两种衬里细胞均产生这些蛋白酶，体外滑膜细胞培养研究显示成纤维样滑膜细胞可能是主要来源。巨噬样细胞是前炎症因子产生的主要来源，如肿瘤坏死因子（TNF）-α 和 IL-1，其可刺激蛋白酶产生。

在脊柱关节病中衬里层增生较少，如银屑病性关节炎和反应性关节炎。与 RA 相比，它们的差异很可能是数量上的而不是质量上的，但对这些疾病的衬里层细胞的功能状态所知较少。

（三）滑膜淋巴细胞和浆细胞

RA 和脊柱关节病患者滑膜组织中，CD3+T 细胞优势表达，CD4 与 CD8 比值为 4：1，在淋巴细胞聚集物中比值较高，而在弥漫性浸润部位比值较低。T 细胞表型被进一步描述，且与 CD45Ro+记忆性 T 辅助细胞的优势表达相一致。在淋巴细胞聚集物中 CD4 细胞也表达 CD27，其促进 B 细胞辅助作用。许多注意力都集中于明确 RA 和其他关节病中浸润的 T 细胞主要是 Th1（干扰素-γ 产生）还是 Th2（IL-4 产生），而这方面的数据还存在分歧。直到最近，有研究显示，RA 和银屑病性关节炎中 T 细胞更倾向是 Th1，而反应性关节炎中 T 细胞倾向是 Th2。第 3 种 T 辅助细胞亚型的标志物为 IL-17，且其在慢性炎症性疾病中起到中心作用，这使得有必要修正 T 细胞在滑膜炎中的作用。RA 滑膜中存在 IL-17、IL-β 和 TNF-α 预示有进行性的关节破坏。

B 细胞通过表达 CD19 和 CD20 可进行识别，在有生发中心的大集合淋巴结组织中其数量特别多。在这些聚集物中通常可见 B 细胞与 CD4+T 细胞联系紧密。对 SCID 小鼠进行研究发现，B 细胞在维持滑膜淋巴小结微结构及 T 细胞激活过程中起到重要的作用。

在类风湿关节炎滑膜中，集合淋巴结周围常被成片密集的 CD38+浆细胞浸润。类风湿关节炎和反应性关节炎滑膜中，B 细胞和浆细胞 V 基因片段的变异和重排显示同一集合体中的浆细胞是同源的，这提示它们最终分化是在滑膜微环境中进行的。滑膜浆细胞积极合成免疫球蛋白，其中一部分导致自身抗体的形成，如抗环瓜氨酸肽抗体，其可识别局部环瓜氨酸抗原。

邻近高密度集合淋巴结区域主要由 CD4$^+$T 细胞和 B 细胞组成，被称作"移行细胞带"。这些区域特征为低 CD4/CD8 比值，且似乎免疫特别活跃。移行区含有大量的巨噬细胞和交错树突状细胞，两者均为有效抗原递呈细胞。淋巴母细胞，特别是 CD8$^+$细胞在邻近抗原提呈细胞区域出现。

自然杀伤细胞可通过表面标志物、颗粒酶的表达及功能测试进行识别。一些研究显示，在类风湿关节炎滑膜组织和滑液中存在自然杀伤细胞的亚型扩增。类风湿关节炎滑膜中有大量的肥大细胞，与炎症介质和蛋白酶共同存在与滑膜微环境中。

（四）滑膜衬里下层巨噬细胞和树突状细胞

在类风湿关节炎滑膜的衬里下层基质中有大量的巨噬细胞。当用标志物如 CD68、CD14 对炎症反应严重的组织进行研究时，在衬里下层巨噬细胞群和增生的衬里层巨噬细胞样滑膜细胞间并没有明显的区别。用大量巨噬细胞标志物进行标记的研究表明，血管周围新近迁移的巨噬细胞高表达 CD163，同时也表达 CD68 和 CD14，而在大量淋巴细胞聚集区和衬里层的巨噬细胞却不太可能表达 CD163。这些表型差异之间的功能联系并不清楚。有研究表明，类风湿关节炎滑膜中，巨噬细胞数量与有侵蚀性影像学破坏证据的滑膜炎潜在破坏性有很强的关联。这种关联可以反映出这些细胞的高度激活状态，这些细胞是滑液中 TNF-α 和 IL-1β 的主要来源。大量证据提示，滑膜巨噬细胞群作为破骨细胞前体，在滑膜微环境中发育成熟，直接介导对近骨区域的破坏。

成熟的树突状细胞是最有效的抗原提呈细胞，在与 T 淋巴细胞紧密接触的 RA 滑膜中大量存在。通过免疫组化技术对它们进行识别，为高表达 HLA-DR 和共刺激分子如 CD80 和 CD86 的树突状星状细胞，骨髓树突状细胞也表达 β$_2$ 整合素 CD11c。这些表型特征可用于鉴别未成熟树突状细胞和已暴露于抗原且有效提呈抗原的树突状细胞。有关使用这些标志物和检测使树突状细胞迁移和聚集的趋化因子表达的具体研究表明，滑膜中的相当一部分树突状细胞处于未成熟状态，之后将在富含 T 细胞的滑膜微环境中逐渐成熟。在大量淋巴细胞聚集的生发中心，滤泡树突状细胞表达标志物 CD16、FDC 和 VC-AM-1。

（五）滑膜微血管、内皮细胞、间充质细胞

滑膜炎中间质成分增多常与炎症细胞的浸润程度一致。微血管似乎明显增加，尤其在衬里下层深部，有人推测间质部分增多可能与血管生成的局部刺激有关。形态研究显示，紧邻衬里层的血管数较正常减少。由于组织的代谢需求，血管数的减少造成了一个相对缺血缺氧的环境，可从滑液的生化性质反映出。从免疫组化研究也表明，在 RA 滑膜炎中缺氧的分子效应，尤其是对细胞缺氧反应有关键调解作用的缺氧诱导因子-1α 是增多的。RA 和其他炎性关节病滑膜血管内皮组织在微环境中被促炎症反应介质激活，表达出与炎性募集相关的黏附分子，如 E-选择蛋白、ICAM-1 和 VCAM-1。

RA 滑液标本中可见间充质基质细胞数增加或"间充质瘤样变"增多。这些基质细胞为有大且苍白的细胞核及多个核仁的活化表型。RA 中间充质细胞分化的过程还不完全清楚。虽然正努力研究这些细胞的特征，但由于目前还没有合适的免疫组化标志物来识别这些细胞，阻碍了对这些细胞进一步的了解。滑膜软骨瘤的病理特征为滑膜上软骨细胞岛的发育，据推测其病理学的发现起因于对滑膜间充质干细胞的软骨母细胞的分化的研究。

（六）滑膜-软骨-骨交界处

在慢性关节病中，炎性滑膜与近软骨和骨的交界处是一个特别让人感兴趣的部位，因为许多关节的

破坏发生在这个部位。类风湿关节炎中，这种有破坏性的滑膜组织被称作为血管翳，可覆盖大部分软骨的表面，侵入关节边缘的骨裸区。血管翳标本主要来源于关节置换术，尽管在疾病早期，关节镜研究曾尝试去总结邻近这个部位滑膜标本的特征。免疫组化显示，在血管翳软骨交界处有大量的滑膜巨噬细胞和成纤维细胞，它们高度表达蛋白酶。在血管翳与骨交界处，有相当数量的多核破骨细胞，可通过形态和特异性标志物进行辨认，如降钙素受体、组织蛋白酶 K 及抗酒石酸酸性磷酸酶。RANKL 是破骨细胞中一种重要的细胞因子，在这些部位高表达。

四、小结

经关节镜手术获取的滑液及滑膜组织标本分析提供了有价值的诊断信息。当怀疑是感染性或晶体诱导关节时，滑液分析对诊断有决定意义。对诊断不明的慢性单关节炎，滑膜活检可提供明确的证据，如结核、结节病及色素沉着绒毛结节性滑膜炎。

RA 和其他炎性关节炎滑膜组织的系统分析，特别是免疫组化的使用提供了丰富的有关滑膜病变的细胞和分子机制信息。目前的研究正在探索如何将滑膜活检应用于预测抗风湿治疗的疗效中。

（刘伟伟）

第三章

风湿免疫病常用药物

第一节 非甾体抗炎药

非甾体抗炎药（non-steroidal antiinflammatory drugs，NSAIDs）仍然是目前治疗各种风湿性疾病的最常用的基础药物之一。NSAIDs 种类繁多，结构式各不相同，但基本作用机制均为抑制合成前列腺素所需的环氧合酶（cyclooxygenase，COX），而发挥解热、镇痛、抗炎作用。NSAIDs 广泛用于临床许多疾病，全球范围内其总消耗量仅次于抗生素，而在各种风湿病治疗中，NSAIDs 的处方量位居第一。近年，由于环氧合酶异构体的发现使 NSAIDs 再次成为研究与开发的热点之一。

一、NSAIDs 作用机制

（一）抑制前列腺素合成

NSAIDs 通过抑制 COX 的生成，减少前列腺素的合成而发挥抗炎、镇痛、解热等作用。

1. 花生四烯酸（arachidonic acid，AA）代谢　大多数组织细胞膜的磷脂含有丰富的 AA。在炎症、毒素等刺激下，从在磷脂酶 A_2 作用下释放，并由 COX 及脂氧合酶（lipoxygenase，LOX）转化为炎症介质。

2. 环氧合酶的同工酶　研究证明环氧合酶至少有两种异构体同工酶，即环氧合酶-1（cycloxygenase-1，COX-1）及环氧合酶-2（cycloxygenase-2，COX-2）。两者分子量均为 70KD，有 60% C-DNA 同源性，均能使花生四烯酸代谢生成前列腺素，但两者位于不同基因上，故其功能不尽相同。

COX-1 位于染色体 9，缺乏 TATA 框架及上调转录始点，能持续转录稳定信号，故称"管家基因"（要素酶）。它在胃、小肠、肾脏、血小板中构建，并合成微量的 PG，它具有多种生物活性，维持着机体正常生理功能。

COX-2 位于染色体 1，含有一个 TATA 框架及上调转录始点，组成重要的转录因素（NF-κBA，PEA-3，AP_2，C-AMP 等），合成与炎症反应的 PG 称为诱导基因（诱导酶），它在内皮细胞、巨噬细胞、纤维母细胞等处表达。在炎症、毒素等刺激下诱导产生的COX-2可以数十倍的速度增长，故具有强烈的致炎、致痛作用。

近年，新开发的选择性 COX-2 抑制剂能抑制诱导型 COX-2，而发挥抗炎、镇痛作用，但不抑制 COX-1 的生理作用。

进一步研究发现，COX-1 和 COX-2 两种酶的活性有重叠与互补性，即两者均有生理与病理作用。

如在类风湿关节炎的滑膜中可同时测出 COX-1 和 COX-2；在滑膜细胞培养后的检查中，其巨噬细胞、纤维母细胞中也有两种酶同时表达。COX-2 在胃、肾、脑等组织均有表达，且发挥着生理功能。在炎症组织中 COX-2 呈双向表达，即存在致炎性的 PG（PGE_2、PGF_2）及抗炎性 PG（PGI_2、PGJ_2）的双向效应。后来又发现 COX-2 抑制剂可促进脂蛋白氧化而诱发动脉粥样硬化病变并增加高血压、心肌梗死的患病率与心血管事件的发生率。

（二）抑制 5 脂氧合酶（5-lipoxygenase，5-LOX）

炎症过程中，5-LOX 可合成多种介质。由炎症细胞（单核-巨噬细胞、中性粒细胞、肥大细胞等）生成氢过氧化二十碳四烯酸（5-HPETE）、白三烯、组胺、氧自由基等。NSAIDs 可抑制炎症组织内中性粒细胞黏附，从而改善微循环、舒张血管，解除支气管痉挛与减少黏液分泌等。

（三）其他潜在作用

1. NSAIDs 属亲脂性药物，可与细胞膜脂质结合，故可阻断信号传导有关的蛋白质-蛋白质之间的相互作用。例如，某些 NSAIDs 在体外可抑制刺激-反应偶联，从而阻遏巨噬细胞在炎症部位的募集。

2. NSAIDs 抑制中性粒细胞活动与其趋化作用，减少受刺激的中性粒细胞生成毒性氧自由基，并能清除超氧阴离子。

3. 水杨酸类药物能抑制巨噬细胞磷脂酶活力与抑制花生四烯酸的级联反应。

4. 某些 NSAIDs 可抑制 T-淋巴细胞功能，在体外试验中显示，可抑制类风湿因子的产生。

5. 体外实验显示 NSAIDs 可抑制 NF-κB 依赖性转录，故可抑制诱生型 NO 合成酶的表达，但水杨酸类则需在超药理剂量浓度时方能抑制亚硝酸盐的生成。

6. 诱导肿瘤细胞凋亡，抑制肿瘤的侵袭、转移。

7. 超前镇痛作用：手术前应用 NSAIDs，可在中枢"敏感化"形成之前抑制 COX-2 活性，阻断 PG、白三烯等物质的生物合成，从而起超前镇痛作用。

二、药代动力学

不同的 NSAIDs 化学结构式差异很大，故药物的生物利用度、代谢、半衰期差别极大。但不同 NSAIDs 制剂的基本作用机制和不良反应基本相同。

1. 生物利用度　NSAIDs 口服后吸收一般是完全的，血清蛋白结合率>95%。

炎症局部血管渗透性高，故 NSAIDs 蛋白结合率高、疗效显著。低蛋白血症者或老年人其蛋白结合率较低，故游离的 NSAIDs 浓度升高，使疗效亦降低，不良反应却增多。

肠溶制剂可降低药物吸收率，故对胃刺激性减少，但疗效亦随之降低。

2. 代谢　NSAIDs 主要在肝脏代谢，肾脏排泄。

排泄途径，代谢产物一部分经胆管排泄，另一部位经肾脏排泄（苯异噁丙酸等）。

药物口服后经肝肠循环后排泄，可使半衰期延长，有肝肾功能病变的老年人在用药时需注意（吲哚美辛、舒林酸等）。

代谢产物可再次成活性物质，有肾功能不全者起始剂量应小（双氯芬酸、西乐葆）。

水杨酸是 NSAIDs 药物中蛋白结合率最低的药物，其结合率仅 68%，它按"零级动力学"代谢，当达饱和状态时，再增加剂量可使血循环中药物浓度明显升高，故增加水杨酸剂量时应十分谨慎。

3. 半衰期　不同 NSAIDs 制剂的药物血浆半衰期各不相同，半衰期长的制剂不能在短时间内达到有效血浆浓度，但药物效应是长的；半衰期短者起效迅速，停药后不良反应消失也快，故应按个体化原则选用药物。

三、NSAIDs 分类

不同 NSAIDs 药物的半衰期，使用剂量及适应证，见表 3-1。

表 3-1 不同 NSAIDs 药物的半衰期，使用剂量及适应证

药物	衰期（h）	使用剂量	适应证
羟酸类（Cerboxylic Acids）			
二氟尼酸（Diflunisal）	8~12	0.5~1.0g，2 次/天	RA OA AS ST
阿司匹林（Aspirin）	0.5~2.0	0.5~1.0g，3 次/天 儿童 0.1/（kg·d）	RA OA AS ST
水杨酸（salicylic acid）	2.0	1.5~3.0g，2 次//d	RA OA AS ST
丙酸类（Propionic）			
布洛芬（Ibuprofen）	2~2.5	0.1~0.2g，3 次/天	RA OA JIA
萘普生（Naproxen）	12.5~17	0.25~0.5g，2 次/天	RA OA JIA ST
托美丁（Tolmetin）	5.0	0.4~0.8，2 次/天	RA OA JIA
乙酸衍生物（Acetic Acid Derivatives）			
吲哚美辛（Indomethacin）	4.5	25~50mg，3 次/天	RA OA G AS
双氯芬酸（Diclofenac）	1.1~2.0	75mg，3 次/天	RA OA AS
舒林酸（Sulindac）	16	200mg，2 次/天	RA OA AS ST G
膏酸类（Enolic Ac ids）			
吡罗昔康（Piroxicam）	5.0	10~20mg，1 次/天	RA OA
美洛昔康（Meloxicam）	15~20	7.5~15mg，1 次/天	OA RA
萘基烷酮（Naphthyl ketone）			
萘丁美酮（Nabumetone）	24	500mg，2 次/天	RA OA
COX-2 抑制剂（COX-2 Inhibitors）			
萘来昔布（Celecoxib）	11	100~200mg，2 次/天	RA OA

注：RA：类风湿关节炎；OA：骨关节炎；AS：强直性脊柱炎；JIA：幼年特发性关节炎；G：痛风；ST：软组织损伤。

近年欧美学者根据治疗剂量时，NSAIDs 抑制 COX-1、COX-2 的强度分类命名如下（表 3-2）。

表 3-2 NSAIDs 抑制 COX-1、COX-2 的强度分类命名

美国命名		欧洲命名		NSAIDs
COX-1	特异性	COX-1	选择性	低剂量阿司匹林
COX	非特异性	COX	非选择性	布洛芬、萘普生、吲哚美辛
COX-2	优势性	COX-2	选择性	双氯芬酸、美洛昔康、萘丁美酮
COX-2	特异性	COX-2	高选择性	西乐葆

四、选用 NSAIDs 的注意事项

1. 迄今无证据显示非选择性及选择性 COX 抑制剂在治疗效果上有明显差异。

2. 选择性 COX-2 抑制剂胃肠道毒性作用较轻，故适用于易发生 NSAIDs 胃肠道毒性反应的患者，但选择性 COX-2 抑制剂价格较贵。

3. 严重贫血可加重 NSAIDs 诱发胃肠道出血的危险性。

4. 没有证据支持易发生 NSAIDs 肾功能衰竭者应选用选择性 COX-2 抑制剂，但后者在肾脏表达，故在肾脏局部可生成前列腺素而起调节肾脏血流的作用。

5. NSAIDs 可使血压轻度升高，并减弱降压药的效果，也可加重心力衰竭。

6. 迄今尚不了解可逆性抑制血小板功能的 COX-1 抑制剂是否可取代阿司匹林而同样发挥心血管保护作用。同时应用某些非选择性 NSAIDs（如吲哚美辛等）可减弱阿司匹林抑制血小板的效力，这可能是限制了阿司匹林进入COX-1的乙酰化部位，而选择性 COX-2 抑制剂则无此作用；另一方面，同时使用阿司匹林亦可削弱选择性 COX-2 抑制剂胃肠道不良反应轻的优点。

7. 阿司匹林对血小板的作用是不可逆的，故进行任何手术前应停用 1～2 周；而其他 NSAIDs 则需在手术前停用 5 个半衰期。

8. 所有非选择性 NSAIDs 绝对禁用于阿司匹林过敏患者，选择性 COX-2 抑制剂也同样属禁用之列。

9. NSAIDs 可在血浆蛋白结合部位置换药物，并改变其代谢与药效。

10. 妊娠妇女一般亦禁用 NSAIDs，妊娠末期使用 NSAIDs 可能导致出血或胎儿动脉导管过早闭合，故更属禁用。

11. 某些非处方药（OTC），其中包括布洛芬、阿司匹林等，与正规 NSAIDs 药物合用时，可增加药物的中毒机会。

12. 禁用于儿童的 NSAIDs 有阿西美辛、依托度酸、舒林酸、美洛昔康、酮洛芬、洛索洛芬、二氟尼酸、萘丁美酮及塞来昔布。美国 FDA 批准用于儿童的 NSAIDs 药物有水杨酸、布洛芬、萘普生及托美丁。

五、NSAIDs 的临床应用

本药具有抗炎、镇痛、解热和抗血小板聚集四大主要作用，主要用于下列风湿性疾病。

1. 关节炎　伴有急、慢性关节炎的风湿性疾病是使用 NSAIDs 的主要适应证。如类风湿关节炎、强直性脊柱炎、赖特综合征、反应性关节炎、骨关节炎、银屑病关节炎、儿童特发性关节炎、风湿热等。

2. 软组织病　肌纤维疼痛综合征、颈肩臂综合征、肩周炎、腱鞘炎等。

3. 其他

（1）预防肠道腺瘤发生癌变。

（2）治疗多发性硬化症。

（3）治疗新生儿动脉导管关闭。

（4）用于心、脑血管病的一级与二级预防（阿司匹林）。

（5）可能对囊性纤维化肺炎有治疗作用。

六、NSAIDs 的不良反应

NSAIDs 对机体多种器官具有不良反应，主要是由于抑制了前列腺素生成所致。不良反应的严重程度与所用的药物、用药剂量、患者全身状况及医师的临床经验等因素有关，故用药时需权衡风险/效应比并严密观察药物反应。

（一）胃肠道不良反应

NSAIDs 最常见的不良反应是胃肠道损害，其发生率占各种不良反应的首位。临床常见表现有恶心、呕吐、腹胀、食道炎、胃炎、腹痛等，严重者可发生溃疡、出血、穿孔、甚至危及生命。

1. NSAIDs 诱发胃肠毒性的危险因素

（1）年龄>60 岁。

（2）有胃溃疡病史或消化道出血史，既往服用抗酸药、H_2-阻滞剂。

（3）长期使用 NSAIDs 或用量过大，或同时应用糖皮质激素>10mg/d 抗凝剂。

（4）并存其他慢性疾病：高血压、糖尿病、肝病、肾功能不全等。

（5）嗜酒、嗜烟。

2. 胃肠道不良反应处理原则

（1）严格掌握用药适应证，选用一种而不同时应用两种 NSAIDs，并尽量采用低剂量。

（2）出现胃肠道不良反应时立即停用 NSAIDs。

（3）选用 COX-2 选择性抑制剂或 COX-2/COX-1 比值小的 NSAIDs。

（4）高危患者可用米索前列醇 200mg，每日 2 次，以预防发生胃肠道溃疡，也可并用奥美拉唑、波利特等药物防治十二指肠溃疡。

（5）硫糖铝、H_2-阻滞剂等药物可协助缓解药物诱发的症状。

（二）肾脏不良反应

肾脏是合成前列腺素最活跃的组织之一。肾皮质主要合成 PGI_2、PGE_2 并刺激肾素和醛固酮释放，促进钾的排泄。肾髓质集合管合成 PGE_2、PGF_2 并抑制氯转运与阻断抗利尿激素作用，减少水钠重吸收。肾功能不全或低血容量时，前列腺素发挥重要的维持肾小球血流量和血压作用，它扩张肾动脉增加钠的排泄。而 NSAIDs 则可使肾血管收缩、肾小球滤过率减低、水钠潴留、血钾与肌酐升高，甚至可导致肾乳头坏死。

肾毒性临床表现为间质性肾炎、过敏性肾炎、肾病综合征，重者出现肾功能衰竭。

NSAIDs 诱发肾功能不全的危险因素：

1. 高危因素　血容量不足（脱水、失血）、严重心力衰竭、肝硬化。

2. 低危-中危因素　原有肾脏疾病、糖尿病肾病、高血压肾病在诱导麻醉时，同时应用血管紧张素转换酶抑制剂（ACEI）、利尿剂。年龄>60 岁。

（三）对心血管系统的影响

由于 NSAIDs 抑制前列腺素生成，故可增加血管阻力，使血压升高，并增加冠心病发生率。同时它对肾素-血管紧张素系统的影响与抑制利尿剂的作用可引起水钠潴留，引起症状性水肿，对原有心血管疾患的患者可促发充血性心力衰竭，并增加猝死的危险性。NSAIDs 可拮抗 β-受体阻滞剂、α-受体阻滞剂与 ACEI 的作用，故可使血压升高，老年人高血压未控制者服用本类药物尤需严密监测，并应尽可能不用。

NSAIDs 易促发血栓。特异性 COX-2 抑制剂（昔布类）对 COX-1 无作用，而后者对血栓烷 A_2（TXA_2）是至关重要的，异常血管需要抗血栓的前列腺素 I_2（PGI_2），但昔布类是选择性 COX-2 抑制剂，可使抗栓与致栓之间的天然平衡失调（使促血栓的 TXA_2 占优势），而易促发血栓。

（四）肝毒性

肝毒性的发生机制不明，可引起药物性肝炎、胆汁郁积（舒林酸），急性肝功能衰竭（氟比洛芬）。故肝病、低蛋白血症患者与老年人应慎用或避免使用本类药物。

（五）其他

1. 过敏反应　荨麻疹、红斑、光敏感、Stevens-Johnson 综合征（罕见）。
2. 哮喘　其中最危险的是伴有鼻息肉的哮喘，即阿司匹林诱发的哮喘与鼻息肉（阿司匹林过敏三联症）。
3. 耳鸣　多见于儿童、老年人，可致不可逆性听力丧失，应加警惕。
4. 神经系统　头痛、眩晕、幻觉、忧郁、震颤、无菌性脑膜炎等。
5. 血液系统　粒细胞减少、贫血、Coomb 阳性贫血（萘普生）、再生障碍性贫血（主要是保泰松，故已禁用）、血小板减少、血小板聚集率降低等。

七、小结

自阿司匹林问世直至选择性 COX-2 抑制剂的临床应用，NSAIDs 已经历了 100 余年的临床应用与考验，且其新品种仍在不断发展中。医师们熟知 NSAIDs 因抑制引起炎性的前列腺素，而发挥抗炎、镇痛、解热作用，同时也因抑制生理性前列腺素而起不良反应。胃肠道的不良反应是很常见的。选择性 COX-2 抑制剂既阻断了炎性的前列腺素合成，同时也不影响 COX-1 催化生成的前列腺素物质对胃肠道的保护作用。故选择性 COX-2 抑制剂（昔布类 Coxibs）很快发展，现至少有 5 种昔布类已被美国 FDA 批准用于临床，仅美国就有超过 8 000 万患者在服用中。但 NSAIDs 的临床应用也经历了不少波折，FDA 批准的苯恶洛芬、甲芬那酸、舒洛芬、溴芬酸钠、罗非昔布于 1982、1987、1988、2004 年相继撤出市场。其根本原因是前列腺素在人体的组织分布广泛，且生物效应也极为复杂，故在临床应用中不断出现许多问题。以人群为基础的回顾性方法研究证实选择性 COX-2 抑制剂会增加充血性心力衰竭发生的危险性。在生殖系统及视力等方面的不良反应也逐渐被暴露，故需进一步评估选择性 COX-2 抑制剂的利与弊。COX-3 于 2002 年证实它是 COX-1 的异构体，存在于大脑、心脏中，可引起疼痛、发热并有较强的致炎作用，COX-1、COX-2、COX-3 三种同工酶在生理和病理上均有重叠作用，故开发特异性 COX-3 抑制剂将对广大患者带来新的希望。

为安全合理使用 NSAIDs，广大医师应不断提高临床药理学的知识，严格掌握用药适应证，严密观察其不良反应，以发挥其最大疗效。

（王　革）

第二节　糖皮质激素

1949 年 Hench 等首先应用糖皮质激素（glucocorticosteroid，GC）治疗类风湿关节炎，并获得显著疗效，为此获得了 1950 年诺贝尔医学奖。自此，激素广泛应用于治疗各类风湿性疾病。一方面激素的应用对某些危重患者似发挥了"起死回生"功效；另一方面，长期大剂量应用也可能给一些患者带来严重甚至致命的不良反应，故激素是一把"双刃剑"，临床医师在考虑应用 GC 时，对此应有充分认识。

一、激素生理功能

在基础与应激状态下，激素对维持机体正常的生长发育与内环境的稳定均发挥着重要作用。

激素是下丘脑-垂体-肾上腺（HPA）轴与中枢应激反应系统生成的重要物质之一，除其强力抗炎作用外，它还调节各种代谢与中枢神经系统功能。在基础状态下，激素水平呈时辰节律性波动与变化，早晨分泌量最低，晚间最高；当机体处于应激状态时，中枢应激反应系统受刺激可促进激素大量生成与分泌。

炎症性应激可产生大量细胞因子，诸如肿瘤坏死因子（TNF-α），白介素-1、白介素-6（IL-1，IL-6）等，这些细胞因子在正常情况下，可刺激 HPA 轴生成激素，这一变化转而可反馈性抑制细胞因子的生成与炎症反应。激素生成不足可促使炎症蔓延与组织损伤。

中枢神经系统与末梢炎症通路之间双向性反馈通路的障碍可能是某些风湿性疾病的发病机制。此外，组织对皮质激素效应的抵抗亦可能参与了上述疾病的发生。

虽然激素不能真正治愈任何一种风湿性疾病，但激素却极有可能参与了不少风湿性疾病，尤其是类风湿关节炎的发病过程。

二、激素对细胞与分子的作用

激素的所有作用由其两种受体所介导。即 I 型受体又称盐皮质类固醇受体；II 型受体又称皮质类固醇受体。

I 型受体主要分布在肾脏与中枢神经系统不同部位，它对维持肾上腺皮质活动的昼夜节律性变化至关重要；II 型受体存在于机体所有细胞内，它介导皮质类固醇的抗炎作用与代谢活动。

在无皮质类固醇配体条件下，II 型受体与几种热休克蛋白同时存在。在结合皮质类固醇条件下，热休克蛋白与受体分离，皮质类固醇-受体复合体（物）进入细胞核发挥调节基因表达与其他细胞功能的作用。

皮质类固醇-受体复合物的主要细胞内作用包括使 C-fos-C-jun 复合体与核因子（NF）-κB 活动竞争性失活。NF-κB 的抑制系经抑制因子（IκB）介导而实现的。

C-fos-C-jun 与 NF-κB 是重要的转录激活因子，它的主要效应是促使细胞产生许多促炎症性细胞因子与各种炎症性介质。皮质类固醇激素尚能阻抑位于皮质类固醇受体结合部位的基因启动子-增强子程序，从而改变基因转录。此外，皮质激素尚能促进 CAMP（环腺苷酸）的生成与使某些信使 RNA 变得不稳定。

糖皮质激素的作用机制：糖皮质激素（激素）具有甾环，故容易进入细胞膜。激素与其胞浆中受体（cGR）结合形成复合物进入细胞核为转录过程，分别生成转录后抑制和转录后激活效应。某些 GC-cGR 复合物在特定辅因子的帮助下，抑制转录因子 AP-1 或 NF-κB 等与基因启动子的结合，从而抑制基因的转录，使得炎症因子，如 IL-4、IL-3、IL-10、TGF-β、补体促炎物（C1q、C3、C5）、趋化因子等的表达受限，从而起到抗炎作用。另外一些 GC-cGR 复合物与位于靶基因启动子区的某些特定序列（抑制性糖皮质激素结合序列，nGRE）结合，结合后抑制相应基因的转录，从而抑制炎症因子的产生，这一途径被称为转录抑制途径。还有一些GC-cGR复合物则与靶基因启动子区的糖皮质激素结合序列（GRE）结合，激活转录因子，使得特定基因的转录活化，最终导致代谢增强，这一途径被称为转录激活途径，与其不良反应相关。

Ⅱ型受体有两种交替性剪接型（Spliced form），即α型与β型。α型主要调节皮质类固醇受体的抗炎症性活动；β型可抑制皮质类固醇作用并与α型相互竞争。故可认为细胞的α/β型受体比率调节着皮质类固醇对细胞的作用。如细胞内以β型为主，则该类细胞对皮质类固醇作用将呈"抵抗"。

在细胞水平，皮质类固醇的最基本作用是抑制炎症性与免疫性级联（cascade）反应。与此同时，中性粒细胞、单核细胞向炎症部位迁移、抗原加工、淋巴细胞活动和分化亦均受皮质类固醇抑制，激素对未成熟的T淋巴细胞、激活的T-效应淋巴细胞、自然杀伤细胞与幼稚B细胞的抑制效应特别明显，但对成熟的产生抗体的B细胞抑制作用微弱。

正常情况下，皮质类固醇能强力地抑制各种致炎症性细胞因子与炎症介质的生成，但对抗炎症因子诸如IL-4与IL-10则仅有轻微的抑制作用。因此，皮质激素的应用使机体的免疫反应转向体液免疫（Ⅱ型免疫反应），并抑制巨噬细胞活动与细胞免疫（Ⅰ型免疫反应）。

上述不同的免疫效应可能决定着患者在接受皮质激素治疗后是否有效。例如类风湿关节炎主要由巨噬细胞与Ⅰ型细胞免疫所介导，故皮质激素治疗非常有效；反之，如狼疮性肾小球肾炎，可能主要为Ⅱ型体液免疫机制性疾病，故常需应用超生理浓度的激素治疗抑制疾病进展。

三、激素药效学、药动学与药物相互作用

所有不同激素都与同一激素受体结合，但不同激素的相对效力与其结构和血浆半衰期有关。

（一）激素的药效学与药动学

1. 常用糖皮质激素药效与药动学比较（表3-3）。

表3-3　常用糖皮质激素的药效与药动学比较

药物	等效口服剂量（mg）	血浆半衰期（分钟）	相对抗炎强度	相对的盐皮质激素作用
可的松	20	90	1	1
泼尼松	5	200	4	0.8
甲泼尼松	4	200	5	0.5
氟羟泼尼松龙	4	200	5	0
地塞米松	0.75	300	25	0

2. 不同生物效应期的激素比较（表3-4）。

表3-4　不同生物效应期的激素比较

剂型		抗炎效力	蛋白结合力	贮纳
短效	生物半衰期<12小时			
	氢化可的松	1	100	2
	可的松	0.8	128	2
中效	生物半衰期12~36小时			
	泼尼松	4.0	68	1
	泼尼松龙	4.0	61	1

续 表

剂型		抗炎效力	蛋白结合力	贮纳
	甲泼尼松龙	5.0	74	0
	氟羟泼尼松龙	5.0	0	
长效	生物半衰期>48 小时			
	醋酸帕拉米松	10.0		
	倍他米松	25.0	>100	0
	地塞米松	30~40	>100	0

常用的口服制剂泼尼松，口服后由胃肠道迅速吸收并与血浆蛋白呈可逆性结合。在低浓度或正常血浆浓度时，主要与球蛋白结合，在较高浓度时与白蛋白结合量增加，且伴游离激素水平增加。生物利用度 80%~90%，泼尼松在肝脏中快速代谢，并经尿液排泄。口服后 1.5~3.0 小时激素由血液中消失、半衰期约 1 小时。但在组织中作用维持时间明显为长。

（二）药物相互作用

1. 某些激素与苯巴比妥、苯妥英、异烟肼合用时其代谢速率加快。

2. 阿司匹林与激素合用，因增强水杨酸代谢速率，故可降低血浆水杨酸水平；相反如减少激素剂量可增加血浆水杨酸水平而出现水杨酸过量的症状。儿童炎症性关节炎患者同时接受上述两种药物治疗时容易出现上述药物的相互作用。

3. 激素应用可使接受胰岛素治疗或口服降糖药的糖尿病患者血糖水平变得难以控制。

4. 激素与排钾性利尿剂合用易致低钾血症，而引起严重心律失常等后果。

四、激素治疗风湿性疾病的适应证

1. 主要的　系统性红斑狼疮、皮肌炎、血管炎及其相关疾病、严重风湿性多肌痛与急性风湿性心肌炎等弥漫性结缔组织病。

2. 选择性的　类风湿关节炎、赖特综合征、干燥综合征伴脏器损伤者；硬皮病并嗜酸性筋膜炎，自身免疫性肝炎，Still 病，Tietze 综合征等。

五、激素的剂量与用法

各种风湿性疾病的发病机制、临床表现不同，不同个体对激素的反应也不相同，故使用的激素剂量应根据个体化原则分别制订。

（一）连续口服法

小剂量：泼尼松≤7.5mg/d，可作为病情控制后的维持量使用以防复发。

中剂量：7.5mg<泼尼松剂量≤30mg/d，用于风湿性疾病活动期，但无明显脏器损伤的患者，如SLE（以关节炎、浆膜炎为主要表现者）、血管炎、自身免疫性肝炎等疾病。

大剂量：30mg<泼尼松剂量≤100mg/d，用于风湿性疾病有明显活动且伴脏器损伤，如狼疮肾炎，皮肌炎并间质性肺炎，白塞病并血管炎等患者，以迅速控制病情，一般使用 4~6 周后逐渐递减剂量，直至使用一个固定的维持量。

（二）激素的脉冲疗法

激素脉冲疗法亦称甲泼尼松龙冲击（IVMP）治疗。适用于风湿性疾病伴重要脏器严重损伤且危及生命时，如狼疮脑病，多发性肌炎并呼吸肌麻痹，红斑狼疮并全血细胞减少等患者。这一疗法可使部分患者赢得宝贵时间，以使细胞毒等药物与支持治疗发挥作用，从而协助患者度过危险期。根据病情将脉冲疗法使用的剂量分为：小、中、大剂量3种。使用冲击量后再用大剂量泼尼松维持一段时间。

小剂量：甲泼尼松龙80~250mg/d 静脉滴注，持续5~7天。

中剂量：甲泼尼松龙250~500mg/d 静脉滴注，持续3~5天。

大剂量：甲泼尼松龙500~1 000mg/d 静脉滴注，持续3天。

注意事项：甲泼尼松龙静脉滴注时间不应少于2小时，应警惕诱发低血钾、感染、胃穿孔、高血压、高血糖、脑出血、猝死等不良反应。

Cachcait 于1976年报道用泼尼松龙1g/d 静脉滴注，连续使用3天治疗严重狼疮肾炎7例，其中5例患者获救。这一极大剂量IVMP 治疗未经严格对照试验，即被少数医生广泛甚至盲目滥用于临床，致诱发严重感染和（或）出血、猝死等后果。Edward 曾做随机双盲对照试验，对比了1 000mg 与100mg IVMP 对SLE 的临床疗效，结果两组无区别。近年专家们认为，重症狼疮还是要大剂量的冲击，使用极大剂量类固醇激素治疗风湿性疾病应十分慎重。

（三）激素的使用方法

1. 每日分次给药法　适用于病情活动期，以便较快控制症状。这一给药方法对下丘脑-垂体-肾上腺轴（HPA轴）抑制作用较明显。一般在晨、午、晚3个时段服用（晚间剂量一般是早晨剂量的1/3）。

2. 每晨一次给药法　适用于病情已获控制的稳定期患者，每晨6~8点给药一次，这可减少对体内HPA 轴的抑制作用。

3. 隔日给药法　疾病控制后为防止复发，以最小剂量维持用药，本法药物不良反应轻微，且对HPA 轴的抑制作用最小，故可保持患者HPA 轴的抗炎与免疫抑制的作用。

4. 减量方法　当足量激素持续应用4~8周，病情已获控制后，即可递减药量，常先减少晚间的剂量，每5~7天减量一次，直至用量处于中等剂量时（泼尼松40mg/d）应每15天减1/10量。当剂量接近小剂量（泼尼松≤7.5mg/d）时，可隔日递减一次剂量，最终每隔日早晨服药一次。

5. 撤药综合征（Withdrawal Syndromes）　因突然停用糖皮质激素而出现皮质激素不足表现：典型的是"爱迪生危象"（Addisonian Crisis）表现为发热恶心、呕吐、低血压、低血糖、高血钾、低血钠等，以及原发的炎症疾病突然加重。需注意的是，此时检测患者血液中的皮质素水平可能仍高于"正常"。

有"撤药综合征"患者，需暂时增加糖皮质激素剂量，症状缓解后再按以上减量方法递减药量。

当糖皮质激素减至<20mg/d，尤其是5mg/d 时患者易发生撤药综合征，因剂量改变已是在正常生理范围之内了。如当泼尼松5mg/d 快速地减为2.5mg/d，此时，体内可利用的皮质类固醇已减少了50%，就很容易发生撤药综合征。故根据病情，患者及用药时间在隔日减药时按泼尼松1/4~1/5 片的减药是安全的。

6. 儿童患者的激素应用　激素可导致生长迟缓（抑制线状骨生长与骨骺闭合），尤易发生在泼尼松每日剂量>7.5mg 时。如儿童患者必须使用激素则宜采用隔日一次给药法，此可避免患儿生长发育迟缓。

六、激素的主要不良反应

激素的应用可产生多种多样的不良反应，且大多数不良反应与剂量和疗程呈正相关；剂量越大、疗程越长，出现不良反应的概率越大。例如在激素连续应用 2 个月后，约 13% 患者可出现库欣面容外貌，连续应用≥5 年者，一半患者将表现柯兴外貌，将药物改为每隔日 1 次服用后可减轻其不良反应。

更重要的是激素长期应用可影响糖、蛋白质与电解质代谢。导致胰岛素抵抗、高血糖症、高血压、水钠潴留、血钾丢失与骨骼肌肉蛋白质分解等。

（一）感染

长期激素治疗可使患者易患各种感染，尤其是葡萄球菌、革兰阴性杆菌、结核与利斯特菌属感染，亦较易发生霉菌与某些病毒感染。住院使用激素治疗的风湿性疾病患者可罹患不典型病原菌感染，且症状亦可不明显，激素治疗引起结核病的复燃就是一个例证。但最近的研究显示结核菌素皮肤试验阴性的一组患者使用激素后长期随访并未发现结核病发病率增加。但同时使用多种免疫抑制剂或有易患感染性疾病危险因素的患者在激素使用期间仍应警惕发生结核病等感染的可能性。

（二）溃疡病

使用激素诱发胃、十二指肠溃疡病或使慢性病变活动的报告大多非对照性研究。近年认为，这一不良反应发生率并不很高，但激素应用可加重 NSAIDs 的致溃疡性作用。故两者合用时应特别注意溃疡病的防治。

（三）骨质疏松（OP）

激素主要降低成骨细胞蛋白合成，故可降低骨的形成；抑制降钙素及其他骨代谢所需的细胞因子；增加破骨细胞的数量，促进骨吸收；促进甲状旁腺的分泌，抑制肠和肾对钙的吸收及促进钙、磷排泄，使骨骼矿化不足而导致骨质疏松。用光子吸收仪测定骨的矿物质密度显示使用激素的患者腰椎最易发生骨质丧失，其次为股骨近端，最少的是前臂骨。椎体楔形或粉碎性骨折是应用激素治疗患者的常见并发症，其发生率为 11%～20%，故应予特殊关注。

根据英国一项髋骨骨折的病例对照性研究，激素应用可使髋骨骨折发生率增加 1 倍，但目前并不了解骨折发生与激素用药剂量之间有何关联。有研究发现，泼尼松每日剂量 10mg，在应用 20 周时减量至停药者亦发生骨质丢失；另有报道称，接受泼尼松维持量为≤7.5mg/d，长期治疗者仍可发生骨折。

类风湿关节炎本身即有骨质丧失危险性，使用激素后这一并发症发生率进一步增高。一般而言，泼尼松剂量>7.5mg/d，持续应用>6 个月者，应评估患者发生骨质疏松的各种可矫治性与不可矫治性危险因素，如有一个或一个以上不可矫治性危险因素，应考虑尽早给予双磷酸盐治疗。

（四）动脉粥样硬化

越来越多的报道显示类风湿关节炎、系统性红斑狼疮与其他风湿性疾病患者的心血管死亡率增高。与未接受激素治疗的对照组比较，接受激素治疗组的心血管病死亡率要高 1 倍左右。

七、如何安全合理使用糖皮质激素

1. 必须严格掌握用药适应证，在保证患者充分获得治疗条件下，尽量使用较小剂量、较短疗程。

2. 告知患者与家属有关激素的各种不良反应表现。

3. 用药前筛选有无结核病，行 PDD 试验与摄胸片。

4. 治疗前与治疗中检测血糖，每周查尿糖一次。

5. 定期监测血压变化。

6. 筛选有无白内障与青光眼（治疗前与治疗中）。

7. 防治性腺功能减退。

8. 按病情制订运动方案，避免长期卧床，但禁忌剧烈运动。

9. 尽可能避免做选择性外科手术。

10. 摄食维生素 A 20 000 单位/天×7 天可促进伤口愈合（妊娠期禁用）。

11. 经常注意皮肤，指（趾）甲、口腔、阴道、直肠有无霉菌等感染。

12. 一旦发现并发感染应积极治疗，尤应想到不常见病原体的感染。

13. 尽量避免使用含氢氧化铝抗酸剂，因其与磷酸盐结合可致低磷酸盐性骨软化，而加重激素引起的骨质疏松。

14. 防治溃疡病　激素与食物同服，如需合用 NSAIDs 药物，应考虑预防性使用奥美拉唑 20～40mg/d。

15. 经常测体重、合理营养，避免肥胖。

16. 治疗前，治疗过程中定期做骨密度测定，禁烟、限制酒精摄入。

17. 递减剂量过程中，注意有无肾上腺功能不全表现。

18. 每日补充元素钙 1g，维生素 D_3 400～800IU，监测晨尿使钙浓度<30mg/dl；并用噻嗪利尿剂者监测有无高钙血症，每日补充元素钙 0.5g 已足。

19. 亦可使用双磷酸盐制剂，如阿仑膦酸钠 10mg/d 或每周口服 70mg。

以上建议适用于激素长期治疗者。

八、激素局部注射的临床应用

（一）激素局部注射的剂量、优点与注意事项

优点：迅速改善关节的炎症，消除肿胀，减轻疼痛。慢性期患者可减轻关节粘连、纤维化、改善关节功能，并可减少全身用药量。

用药前必须排除局部治疗的禁忌证：如感染（关节腔或周围化脓）、关节不稳定、既往关节腔注射无效、药物注射不易进入关节腔或有凝血功能障碍等情况。

操作时注意事项：

1. 应保证绝对无菌操作。

2. 用药量　中、小关节甲泼尼松龙 2～20mg/次，间隔 4～6 周。负重关节甲泼尼松龙 20～40mg/次，间隔 6～12 周，注射过频可加速软骨退化、肌腱软化或破裂。

3. 应随访观察局部治疗的效果及不良反应（感染、类固醇晶体性滑膜炎、肌腱断裂等）。

（二）适应证

1. 多关节炎患者某一关节炎症状特别明显（必须先排除感染性）。

2. 复发性渗出性关节炎。

3. 严重腱鞘炎。

4. 抗 NSAIDs 的滑囊炎、腱鞘炎。

5. 非感染性多关节炎。

（三）某一阶段适应证

以下风湿性疾病在病程某一阶段亦可考虑使用局部可的松注射：

1. 类风湿关节炎。

2. 骨关节炎。

3. 晶体沉积性关节炎。

4. 系统性红斑狼疮。

5. 血清阴性脊柱关节病。

6. 急性外伤性关节炎（不合并感染者）。

7. Tietze 综合征。

九、小结

　　糖皮质激素是治疗多种风湿性疾病的主要药物，以治疗类风湿关节炎（RA）为例，10 个随机双盲对照试验中 9 个显示，激素可改善并防止 RA 破坏性进展。激素不仅有抗炎作用，而且有免疫抑制作用，它的合理使用已使无数患者获益，不仅改善了症状而且提高了生活质量。但最近发现有部分患者对激素呈抗药性，专家认为此种抗药性源于激素受体的异构体，即受体有 α 和 β 受体，正常情况激素仅与 α 受体结合而发挥作用，但某些患者 β 受体呈高度表达，此时该受体不仅不和激素结合，反可抑制激素和 α 受体结合，因此虽然激素血浓度高但不能发挥其效能而表现抗药现象，甚至反而出现激素的众多不良反应。

　　激素研究的重要进展之一是正在大力开发新型制剂，此包括：①选择性糖皮质激素受体激动剂（Selective Glucocorticoid Receptor Agonist，SEGRA），即 EK216348。它选择性地作用于特定受体，并发挥强力的转录后抵制作用，减少转录后激活作用。②氮甾体激素，可同时释放少量一氧化氮且抗炎作用强于泼尼松，不良反应亦小，且没有活化破骨细胞的作用。

　　鉴于风湿性疾病的复杂性与多样性，以及皮质类固醇激素作用与不良反应的多向性，故应严格掌握用药的适应证，并遵循个体化原则选择合适的给药方式、剂量与疗程，治疗期间严密观察药物反应与不良作用，以最大限度地发挥激素的疗效并避免不良反应。

（王　革）

第三节　改善病情抗风湿药

　　改善病情抗风湿药物（disease-modifying antirheumatic drugs，DMARDs）包括多种药物，它们的共同特点是可以改善风湿免疫疾病与其他关节病，如银屑病性关节炎等的症状与体征表现。最初 DMARDs 的定义包含着这类药物应具有预防放射线学上关节破坏的效能，但尽管传统上羟氯喹与醋硫葡金（金洛芬）归属于 DMARDs 类药物，但它们并不能延缓关节病变的进展。近年若干种新型生物制剂亦被考虑属于 DMARDs 范畴，因其能改善关节的结构性改变。

　　定义上限定，一种药物至少必须能够改变类风湿关节炎病程 1 年者才能称为 DMARD。亦需符合下列条件之一：关节活动功能持续改善、炎症性滑膜炎好转，关节结构损害进展减慢或预防了它的发生。

传统的 DMARDs 药物治疗后至少需 3~6 个月才能出现显著效果，故亦称为慢作用药物，理解本类药物这一特点并告知患者是非常重要的，以便使患者与医师都能树立信心坚持长期治疗。

由于 RA 患者发病后数月即可出现关节结构破坏，故近年专家主张对该类患者应尽早启动 DMARD 类药物治疗；病情严重者则应施行不同药物的联合治疗。

对使用一种 DMARD 制剂反应不佳或出现不耐受不良反应时可换用另一种 DMARD 类制剂；如一种 DMARD 药临床效果欠佳但尚能耐受则可加用第二种 DMARD 类药物，此可发挥协同作用，提高疗效。

一、柳氮磺吡啶（sulfasalazine，SSA）

柳氮磺吡啶（SSA）早在 20 世纪 40 年代即已用于类风湿关节炎（RA）的治疗。治疗 RA 的药物对照研究表明本药的疗效与金制剂相当。

（一）免疫药理

本药为 5-氨基水杨酸（5-ASA）与磺胺吡啶（SP）的偶氮化合物。

1. 抗炎作用　抑制前列腺素、白三烯、氧自由基等炎症介质的生成。

2. 免疫抑制作用

（1）抑制单核-巨噬细胞分化、增殖，并抑制血管内皮细胞黏附分子（ICAM-1）表达。

（2）抑制有丝分裂原诱导的淋巴细胞转化、增殖（肠道、滑膜）。

3. 抗菌作用　抑制肠道细菌（克雷伯杆菌）。

（二）药代动力学

生物利用度：原形 SSA 生物利用度<15%，经小肠细菌分解后转化为 5-ASA，其生物利用度为 10%~30%；磺胺吡啶生物利用度为 60%。

口服后 SP 血浆峰值出现在 10 小时，SP 代谢后半衰期为 10~15 小时，SP 及其代谢产物在尿中排泄。

（三）临床应用

1. 类风湿关节炎　可减轻关节炎症、缓解晨僵，改善血液学指标，长期应用可减缓病情进展，延缓关节侵蚀进展。

2. 强直性脊柱炎　因抑制其肠道菌群作为基础治疗药，伴有外周关节症状者效果尤为显著。

3. 其他　反应性关节炎、赖特综合征、肠源性关节炎等。

（四）用法与剂量

常用剂量 1.0~2.0g/d 分次口服，起始剂量 0.5g/d，逐步递增至 2.0g/d。

（五）不良反应

1. 消化道　腹胀、腹痛、恶心、呕吐。

2. 皮肤　皮疹（用药初期），罕见 Stevens-Johnson 综合征。

3. 血液系统　白细胞、血小板减少，偶见再生障碍性贫血。

4. 肝脏　可逆性肝转氨酶升高，偶有药物性肝炎。

5. 其他　可逆性精子减少与成熟障碍。

（六）注意事项

1. 用药前后检测血常规、尿常规（治疗头 3 个月，每 3~4 周查一次）。

2. 对磺胺、阿司匹林或 SSA 过敏者禁用。

3. 有 G6PD 缺乏的溶血性贫血禁用。

4. 有哮喘史、嗜酒、肝、肾功能不全者慎用。

二、羟氯喹（hydroxychloroquine，HCQ）

1894 年 Payne 报道首先用奎宁治疗风湿性疾病，1951 年 Page 又报道用抗疟药治疗系统性红斑狼疮取得成功。目前本类药物仍是系统性红斑狼疮等风湿性疾病的主要治疗药物。

（一）免疫药理

羟氯喹呈碱性，可积聚于酸性囊泡（如溶酶体）中，使细胞内 pH 值提高，故而抑制抗原肽-MHC 复合物形成，使 CD4 细胞失活，从而降低了对抗原反应。羟氯喹尚能与 DNA、RNA 结合成复合体，抑制抗体生成。抗疟药、羟氯喹在治疗风湿病的机制仍未完全阐明。

1. 抗炎作用

（1）降低磷脂酶 A_2 的活性，抑制花生四烯酸代谢，使前列腺素合成减少，且可阻断炎症组织所需能量（ATP）的生物合成，故降低炎症反应。

（2）稳定溶酶体膜，减少溶酶体释放，抑制组胺、缓激肽、透明质酸酶、乙酰胆碱等炎性物质产生、释放，降低毛细血管通透性，而减少炎症渗出。

（3）降低血浆纤维蛋白合成使成纤维细胞生成减少，故可阻抑肉芽组织形成。

2. 免疫抑制

（1）抑制植物血凝素诱导的淋巴细胞转化、增殖，抑制细胞免疫。

（2）抑制浆细胞活性，使抗体产生减少。

（3）低浓度羟氯喹可抑制 IL-1、IL-6、IFN、TNF-α 生成。

3. 其他　光滤作用；抗血小板聚集、黏附可预防血栓形成；降低血清胆固醇水平。

（二）药代动力学

口服后吸收迅速而完全，2~3 小时达峰值血浓度。口服后 24 小时血中仍维持较高浓度，50% 与血浆蛋白结合，很快分布在肾、肺、肝、脾脏组织中，在含有色素细胞的组织如虹膜、脉络膜中浓度尤高（可达血浓度 300 倍）。

半衰期 3.5~12 天，尿排出率 55μg/d，停服 77 天后，尿排出率 1μg/d，5 年后（停服最后一天算起）在血浆、红细胞、尿液中仍可检测到羟氯喹。

（三）用法与剂量

口服 0.2~0.4g/d，专家建议身高<152.4cm 者，剂量为 0.2g/d；身高<167.7cm 者剂量为 0.3g/d。

（四）临床应用

1. 盘状狼疮、亚急性皮肤狼疮、狼疮性肾炎及系统性红斑狼疮并发的抗磷脂抗体综合征等。

2. 对于轻型类风湿关节炎，可作为早期联合治疗的基础药物。

3. 其他：血管炎（结节性多动脉炎、皮肤血管炎、白塞病等）干燥综合征、硬皮病（心脏受损者不用）等。

（五）不良反应

1. 胃肠道　恶心、呕吐、腹痛、腹泻。

2. 皮肤　皮疹、瘙痒、毛发、脱发、干枯、变白。

3. 神经系统　头痛、无力、肌痉挛、神经性耳聋、多发性神经病、疲乏、无力、精神症状等。

4. 眼、复视、眼肌麻痹（高剂量）角膜沉积、视网膜病变　连续服用2年以上者，1%~2%患者发生视网膜病变，色视异常，红色光视丧失，视野异常等（氯喹不良反应大于羟氯喹）。

5. 其他　心脏传导阻滞、心肌损伤、白细胞减少，罕见再生障碍性贫血、白血病等，转氨酶升高等。

（六）注意事项

1. 治疗前与治疗期间，每2~6个月检测一次血、尿常规，肝、肾功能。

2. 每6个月眼科检查一次，出现视觉症状或有视网膜病变者应立即停药。

3. 妊娠、哺乳妇女忌服。

三、米诺环素（minocycline）

米诺环素是2002年美国风湿病学会（ACR）在对类风湿关节炎治疗中添加的5种新治疗药物之一。

（一）免疫药理

本药是长效半合成四环素类广谱抗生素。

1. 抗炎作用　抑制脂氧合酶，抑制磷脂酶 A_2，使前列腺素生成减少，中性粒细胞趋化聚集，清除超氧自由基；抑制胶原合成及 NO-II 的表达；抑制金属蛋白酶的活性、抑制骨吸收，可能有修复破坏的骨质作用。

2. 免疫抑制　抑制T淋巴细胞分化、增殖；抑制抗体产生，抑制炎症介质 IL-2、TNF-α 和干扰素-γ（IFN-γ）的分泌，故有抗风湿作用。

3. 抗感染　对 G^+ 和 G^- 球菌、杆菌均有较强的抑制作用，对支原体、衣原体亦有抑制作用。本药的抗感染作用也可能是对类风湿关节炎触发因素的"间接"治疗。

（二）药代动力学

本药吸收迅速，口服米诺环素0.2g后，血药浓度峰值出现在1~4小时，半衰期为15.5小时，血清蛋白结合率76%~83%，易透入机体各组织。

本药大部分由胆汁、尿排泄。

（三）临床应用

1. 类风湿关节炎，早期轻度至中度可改善症状，缓解病情。

2. 其他　赖特综合征，反应性关节炎，骨关节炎等。

（四）用法与剂量

0.1~0.2g/d，分次口服，治疗6个月无效时应停用。

总体而言，本药不良反应少，且较轻微，常见不良反应为消化道症状、头晕和皮疹，但一般均能耐受，本药在国内应用经验较少，有待进一步观察，积累经验。

（五）不良反应

1. 消化道　食欲不振、恶心、呕吐、口腔炎、舌炎、食道溃疡（罕见）。

2. 肝脏　黄疸、血清转氨酶升高、脂肪肝、急性肝坏死（罕见）。

3. 皮肤　斑丘疹、色素沉着、多形红斑、Steven-Johnson 综合征（罕见）。

4. 神经系统　头晕、耳鸣、共济失调（停药后可恢复）。

5. 肾脏　加重肾功能不全。

6. 血液系统　白细胞减少、嗜酸性粒细胞增多。

7. 其他　哮喘、褐色牙。

（六）注意事项

1. 妊娠、哺乳期、妇女禁用。

2. 老人肝、肾功能损伤者慎用或不用。

3. 定期监测血常规、尿常规和肝、肾功能。

4. 长期治疗偶可发生"狼疮样综合征"。

四、沙利度胺（thalidomide）

1956 年沙利度胺（反应停）作为口服镇静剂问世。其后因孕期妇女服用后出现胎儿先天性异常（海豹型畸形），故于 1960 年从市场中撤除。但随后 Sheskin 将其用于麻风病伴有躁狂和结节性红斑的治疗，发现用药后 24～28 小时全身症状迅速缓解，红斑结节消退。本药对特发性发热、皮疹、葡萄膜炎、关节炎、睾丸炎等治疗也有效。近年用于强直性脊柱炎，类风湿关节炎、白塞病等自身免疫病治疗亦获有显著效果。尚用于人类免疫缺陷性病毒感染（HIV）、移植物抗宿主疾病、多发性骨髓瘤、乳腺癌等疾病均显示一定效果。反应停是一种新型强力的免疫调节剂，但不是免疫抑制剂。对它的作用机制及毒性尚需深入研究。

（一）免疫调节

1. 选择性抑制单核细胞和巨噬细胞生成 TNF-α（增加 TNF-α mRNA 的降解）。

2. 改变细胞表面 TNF-α 诱导的整合素表达。

3. 降低白细胞趋化、吞噬，并抑制白细胞进入炎症部位，拮抗炎症介质 PGE_2、组胺等。

4. 是人类 T 细胞生成的强力辅助刺激剂（通过 T 细胞受体复合物的刺激作用），对 $CD8^+T$ 细胞作用强于 $CD4^+T$ 细胞，故调整了 Th_1/Th_2 的比值。

5. 增加单核细胞生成 IL-4、IL-5，抑制 IL-1、IFN-γ 及血管内皮生长因子、成纤维生长因子生成。

6. 抗新血管生成（治疗实体性肿瘤）。

（二）临床应用

白塞病（以血管炎为病理的自身免疫病，临床表现复发性口、生殖器溃疡，皮肤葡萄膜炎），沙利度胺治疗口、生殖器溃疡疗效显著，Saylan 报道，22 例严重完全型白塞病，服用沙利度胺 400mg/d，5 天，以后 200mg/d，15～60 天后，溃疡痊愈。其耐受率 82.6%。

严重特发性口腔、生殖器溃疡，本药治疗后 92% 患者的溃疡痊愈。关节炎、强直性脊柱炎（AS）、难治性类风湿关节炎等用沙利度胺起始剂量 150～200mg/d，病情控制后 50～100mg/d。国内学者用沙利度胺治疗 AS 患者，于 6～12 个月时起最大疗效，并证实沙利度胺能缓解症状，控制病情，延缓放射学的进展，此可能是抑制了 TNF-α 基因的表达。

其他：结节病、硬皮病，皮肤血管炎、坏疽性脓皮病、溃疡性结肠炎、成人斯蒂尔病等。

（三）不良反应

1. 致畸　新生儿短肢畸形（海豹型畸形）、十二指肠狭窄、中线血管瘤等。

2. 多发性神经病变（女性多见）　初起时为对称性上下肢感觉异常，"针刺样"疼痛，立即停药后，可能恢复。神经病变常呈进行性，肢体感觉丧失，肌萎，呈不可逆性。

3. 其他　昏昏欲睡、眩晕、口干、便秘、食欲亢进等。

（四）注意事项

1. 仅适用于其他方法治疗无效的风湿性疾病（白塞病、强直性脊柱炎、皮肤血管炎等）。

2. 应预先制定剂量疗程并进行预后评估。

3. 告知患者使用本药的利与弊，特别是致畸性与神经系统损害的可能性，并签署知情同意书。

4. 确保女性患者用药前未怀孕，并应保证在用药期间与停药后 3 个月有效避孕。

5. 治疗前进行神经生理功能检查，治疗期定期（6 个月）复查。

6. 应控制每次处方的药量，以防患者贮存药物，对不再使用的存余药物应予回收，以确保患者安全。

五、雷公藤多苷（tripterygium glycosides）

我国于 20 世纪 70 年代，首先应用本药治疗类风湿关节炎并取得明显效果。1995 年我国列为基本药物广泛用于治疗各种自身免疫性疾病。

（一）免疫药理

雷公藤含多种成分（生物碱、萜类、糖类、有机酸、无机盐等），具有多种药理作用。如免疫调节，抗炎，抗肿瘤及抗生育等。雷公藤通过激活下丘脑-垂体-肾上腺轴（HPAA）等机制而起抗炎与免疫抑制作用。

1. 抗炎症作用

（1）抑制单核-巨噬细胞合成的前列腺素 E_2（PGE_2）、氧自由基、组胺等。

（2）抑制血管通透性，减少渗出、炎症后期血管内皮增生、纤维增生和肉芽组织形成。

2. 免疫抑制

（1）大剂量雷公藤可抑制巨噬细胞抗原提呈功能。

（2）抑制 T 淋巴细胞的增殖，明显抑制 $CD4^+$ 细胞，故使 $CD4^+/CD8^+$ 比值下降。

（3）直接抑制 B 淋巴细胞增殖，或经抑制 Th 细胞后抑制 B 细胞，故抑制 DNA 和蛋白合成，减少 IgG、IgM 及自身抗体生成。本药作用于细胞周期 G_0-S 期。

（4）抑制巨噬细胞产生 IL_1、T 细胞表达的 IL_2 和 IL_2 受体与抑制关节滑膜表达的 $TNF\alpha$。

3. 剂量　小剂量雷公藤增强 NK 细胞活性；大剂量时抑制 NK 活性。

4. 抗生育作用。

（二）药代动力学

口服吸收不完全，以小肠吸收为主，在肝脏缓慢代谢，分布于肝、肾、肺等器官，半衰期 58.6 小时，未经吸收的药物经粪便排泄。吸收的原药及代谢产物经肾脏排泄。

（三）临床应用

1. 类风湿关节炎　是本药主要适应证，有效率达 90% 以上。用药后能较快控制症状，改善关节功能和实验室指标异常（血沉、C-反应蛋白、IgG、IgM 等），从而提高患者生活质量。雷公藤亦是与其他"改变病情"药联合应用的基础配伍药。

2. 系统性红斑狼疮（伴关节炎、浆膜炎）、皮肤型狼疮、深在性红斑狼疮，尤其是狼疮肾炎（弥漫增殖型、系膜增殖型），与皮质激素、细胞毒药物联合应用时可减少这些药物的剂量，缩短病程并减少药物不良反应。

3. 其他　强直性脊柱炎、幼年型特发性关节炎、硬皮病及血管炎等风湿性疾病。

（四）用法与剂量

口服 40~60mg/d ［1~1.5mg/（kg·d）］分次口服，病情控制后可减量维持。

（五）不良反应

1. 胃肠道　食欲减退、恶心、呕吐、腹胀、罕见消化道出血（应立即停服）。

2. 肝脏　肝酶升高，重者可有黄疸、肝损伤。

3. 血液系统　粒细胞减少、血小板减少。

4. 生殖系统　雷公藤是抗生殖药物，可致月经紊乱、闭经、卵巢功能衰退。男性精子数减少，精子发育异常。

（六）注意事项

1. 有肝炎史、嗜酒者用药前需监测肝功能，如肝功能正常亦应减少剂量。

2. 月经期间、孕妇、哺乳期禁服，服药期应避孕。

3. 老年人、儿童、未婚者慎用。

4. 有严重肝、肾功能损伤或消化道溃疡、未控制的感染者禁用。

六、白芍总苷（total glucosides of paeony，TGP）

白芍总苷（TGP）是我国自行研制并于 1998 年批准上市的抗炎与免疫抑制药物，主要治疗类风湿关节炎，具有镇痛、抗炎与免疫调节作用。本药的药理作用与非甾体抗炎药及细胞毒免疫抑制剂不同。经循证医学研究及临床应用证实本药是一种较安全有效的风湿性疾病治疗药物。

（一）免疫药理

1. 抑制巨噬细胞合成 PGE_2、白三烯（LTB4）等炎症介质。

2. 清除自由基（H_2O_2）、降低脂质过氧化和氮氧化物生成。

3. 抑制巨噬细胞、滑膜细胞、淋巴细胞生成 IL-2、IL-1、TNF-α。

4. 调节下丘脑-垂体-肾上腺轴（HPAA）功能，小剂量 TGP 兴奋、大剂量抑制 HPAA 功能。调整 TH/TS 比值（提高外周血 CD8 值），降低 RF 滴度。

5. 其他　有催眠、抗惊厥、保护肝细胞超微结构等。

（二）临床应用

类风湿关节炎、干燥综合征、狼疮肾炎、多肌炎、自身免疫性肝炎等。

（三）用法与剂量

1.8~2.4g/d，分次口服，疗程 3~9 个月。

（四）不良反应

1. 消化道　食欲差，轻度腹痛，腹泻（较多），大便稀、次数增多，但多能自行缓解。

2. 过敏性皮疹。

3. 一般无肝、肾损害作用，亦无骨髓抑制与致畸作用。

（五）小结

近年随着循证医学研究资料的进一步积累，DMARD 在治疗类风湿关节炎等风湿性疾病中的地位业已牢固确立，DMARDs 品种较多，其生物治疗各不相同，其中 MTX 的临床应用已有丰富经验，其优良的耐受性与长期疗效临床应用十分广泛。

既往，临床医师凭经验使用 DMARDs 治疗 RA，随着对 RA 发病机制的深入研究，已成功研制了多种针对发病机制的某个特异性环节的治疗药物。其中 Etanercept（依那西普）、Infliximab（英利昔单抗）是有很大希望的代表性药物。临床应用经验已显示此新型药物可防止关节破坏与功能残疾的进展。

近年更致力于 DMARDs 联合治疗方案，以更有力地抑制关节炎症及其所致的关节破坏。

七、金制剂（auranofin）

金制剂早在 20 世纪 20 年代起即用于类风湿关节炎治疗，于 80 年代起改用口服金制剂醋硫葡金（金诺芬）替代注射剂型，商品名瑞得，本药至今仍是类风湿关节炎主要的"改变病情"治疗药物之一。

（一）免疫药理

金诺芬通过与激活的中性粒细胞的氰酸盐生成氰化金而抑制细胞内氧化过程起作用。

1. 抗炎作用　抑制炎症多个环节，抑制炎性细胞游走、吞噬，降低血管通透性等。抑制血管内皮细胞增生和新生血管的形成，减少血管翳数量。

2. 免疫抑制　氰化金抑制 T、B 淋巴细胞的 DNA 合成，并降低抗体生成。

（二）临床应用

1. 类风湿关节炎　抑制关节炎症，改善症状，修复破坏的骨质。但服药后平均需 6 个月才出现疗效，一旦生效，应坚持应用 2 年以上。

2. 其他　银屑病关节炎、幼年型类风湿关节炎、反应性关节炎等。

（三）用法与剂量

起始剂量为 3mg/d，以后可递增至 6mg/d，奏效后可减为 3mg/d 作维持治疗。

（四）不良反应

1. 皮肤黏膜　皮炎、瘙痒、口腔炎、溃疡。

2. 亚硝酸盐反应　用药后 15~30 分钟皮肤发红，低血压。

3. 血液系统　中性粒细胞减少、血小板减少，甚至发生再生障碍性贫血（儿童用药应特别注意）。

4. 胃肠道　腹泻。

5. 肾毒性　蛋白尿、少数有膜性肾小球肾炎发生。

八、D-青霉胺（D-penicillamine，D-PEN）

D-PEN 是 2002 年美国风湿病学会（ACR）批准的治疗类风湿关节炎的改变病情药物之一，但本药有较高的不良反应，故应慎用，现临床上已很少应用。

（一）免疫药理

D-PEN 是青霉素的代谢产物，属含巯基的氨基酸。临床使用的是右旋（D）异构体。其基本作用机制是与体内铜离子协同作用产生超氧离子攻击细胞膜，故抑制 T、B 淋巴细胞增殖。

青霉胺治疗风湿性疾病的确切机制仍未完全阐明。

（二）临床应用

1. 类风湿关节炎（起效慢，6 个月后才显效）、伴血管炎或 Felty 综合征等患者。

2. 其他 系统性硬化症、原发性胆汁性肝硬化、胱氨酸尿等。

（三）用法与剂量

起始剂量 125~250mg/d，以后每 3 个月增加 125mg/d 直至剂量达 500~750mg/d，病情控制后可减量维持。

（四）不良反应

1. 胃肠道 食欲不振、恶心、呕吐，口有金属异味。

2. 皮肤 瘙痒、皮疹、重者疱疹性皮炎、黏膜溃疡（应减少用药剂量）。

3. 肾脏 肾损伤发生率约 20%，出现蛋白尿、肾病综合征、肾炎表现者应停药。

4. 肌肉 重症肌无力、多发性肌炎。

5. 血液系统 白细胞、血小板减少，罕见再生障碍性贫血。

6. 自身免疫病 出现抗核抗体阳性的药物性狼疮，阻塞性细支气管炎等。

（王 革）

第四章 风湿热

风湿热是 A 组 β 溶血性链球菌（GAS）感染后发生的一种自身免疫病，可引起全身结缔组织病变，尤其好侵犯关节、心脏、皮肤，偶可累及神经系统、血管、浆膜、肺、肾等内脏。临床上多表现为关节炎、心脏炎、皮下结节、环形红斑、舞蹈病。本病有反复发作倾向。瓣膜炎症的反复发作可导致慢性风湿性心脏病。

第一节 病因和发病机制

一、病因

（一）GAS 咽部感染是诱发风湿热的病因

一般认为风湿热发病与 GAS 的高度抗原性有关。

1. GAS 的结构　由外而内依次为荚膜、细胞壁、细胞膜和细胞质。

（1）荚膜（外囊）：由透明质酸组成，可抵抗白细胞吞噬而起保护作用，与人体滑膜和关节液的透明质酸蛋白之间存在共同抗原性。

（2）细胞壁：共分 3 层，①外层，由蛋白质组成，含 M、T、R 蛋白。M 蛋白与 T 蛋白同为 GAS 的免疫学亚型标记，是决定细菌毒力的主要物质，有保护细胞和抗吞噬的能力。它位于细胞的表面，呈纤毛样突出，通过其上的脂磷壁酸与人体咽部黏膜上皮的纤维结合素起黏附作用而侵入人体。在已确认的 130 多个 M 蛋白血清型中，M1、M3、M5、M6、M14、M18、M19、M24、M27、M29 型被认为与风湿热有关。②中层，由碳水化合物（C 多糖）组成。含组特异性抗原，其抗原性取决于所含的 N 乙酰葡萄糖胺。人类和哺乳动物结缔组织的糖蛋白和黏多糖亦含有 N 乙酰葡萄糖胺。已证明心瓣膜、软骨、角膜的糖蛋白与 GAS 的多糖之间存在共同抗原性。③内层，由黏肽组成。

（3）细胞膜：其抗原性结构是脂蛋白。A 组溶血性链球菌的细胞膜最少含有一种与别组（除 C-G 组外）溶血性链球菌细胞膜不同的特异性抗原。此抗原与哺乳动物的组织如肾基底膜、肌质膜（包括心肌肌膜）、胸腺细胞、脑视丘下部和尾核的神经元有共同的抗原决定簇。

（4）细胞质：为细胞原生质，含 DNA 和 RNA。

2. GAS 的细胞外产物　已知有 20 种以上，包括毒素和酶。链球菌溶血素"O"（ASO）和溶血素"S"有毒性作用，能溶解红细胞和使心肌细胞溶酶体破裂，造成心肌和关节组织损害。蛋白酶可溶解

M 蛋白，静注动物后可引起心肌病变。ASO、链激酶、透明质酸酶、DNase B 和核苷酶等具有抗原性，均可产生抗体。通过对上述抗体的测定有助于确定链球菌感染是否存在。但上述细胞外产物不引起自身免疫反应。

（二）病毒感染和风湿热的关系

Butsh 等提出病毒可能是风湿性心瓣膜病和风湿热的病因，也可能是细菌与病毒协同作用诱发风湿热。但近年未有进一步的研究证明此种观点。

据 WHO 统计，全世界目前至少有 15 600 000 人患 RHD，每年新发病例约 50 万人，其中约有 30 万人发展成为 RHD 患者，每年约有 233 000 人死于急性风湿热或 RHD。虽然 20 世纪后半叶发达国家的风湿热发病率已大幅下降，但大多数发展中国家风湿热和 RHD 的发病一直相当严重，发病率>50/10 万。而澳大利亚中部和北部土著人发病率最高，文献报道为（245~351）/10 万儿童。

二、发病机制

即使在流行期，在众多 GAS 感染中，只有少数（1%~3%）发生风湿热。关于链球菌如何诱发风湿性关节炎和心脏炎，其机制至今尚未彻底明了。

（一）免疫发病机制

GAS 入侵咽部后经 1~6 周潜伏期而发病，被认为是机体对 GAS 的一种迟发型变态反应。早在 20 世纪 60 年代，Zabriskie 及 Freimer 等就发现风湿热和 RHD 患者血清中存在有抗心肌抗体，并证明此抗体能在体外与心肌结合。不少研究发现 GAS 结构成分与哺乳动物机体组织存在有多种交叉抗原，可诱发机体产生相应的抗体。目前认为 GAS 菌体的多种结构成分（如细胞壁、细胞膜或胞质）的分子结构和人体某些组织的分子结构相同或极相似，因而出现交叉免疫反应，此即分子模拟现象。它在风湿热的发病中有重要意义。

GAS 感染人体后，人体产生了大量的自身抗体及活化的自身反应性 T 细胞。内皮细胞也被激活，表达血管细胞黏附分子-1（VCAM-1）。随后 T 细胞（包括 $CD4^+$ 和 CD_8^+ T 细胞）通过内皮细胞渗透进入无血管结构的心瓣膜，形成 Aschoff 小体或内皮下形成包含巨噬细胞和 T 细胞的肉芽肿病灶。最终由于新生血管的形成及病情的进展，心瓣膜变成瘢痕样的慢性病变，导致 RHD。目前内皮细胞被认为是风湿性心脏炎发病机制的焦点。

不少事实也证明在风湿热的发病中有细胞免疫参与：①风湿热时可测出多种细胞免疫激活的标记物，如 TNF-α、IFN-γ、IL-1。②应用 GAS 膜作为刺激物，可使风湿热患者外周血淋巴细胞和心肌细胞促凝血活性增高。

（二）超抗原的作用

超抗原是一组由细菌和病毒合成的独特的糖蛋白，超抗原可激活的 T 细胞数量是普通抗原的 1 000~100 000 倍。大量的 T 细胞被激活后产生多种细胞因子，并使巨噬细胞和其他免疫细胞被激活。超抗原这种强大的刺激效应可能激活体内本来存在的少量的自身反应性 T 细胞，从而诱发某些自身免疫病。链球菌 M 蛋白已经公认为一种超抗原。

（三）遗传易感性

在上呼吸道感染的人群中仅有少数人发生风湿热，且风湿热患者有容易复发的倾向。同一风湿热患者家族成员发病率较无风湿热的家族为高，单卵双胎同时患风湿热者较双卵双胎者高。

古洁若等报道广东籍人群中 HLA-DQA1*0101 和 HLA-DRB1*0301 等位基因对风湿热有遗传易感作用，而 DQA1*0102 有遗传抵抗作用，广东籍 RHD 患者 HLA-A10、A28 和 A33 等抗原出现频率明显高于健康人。

Zabriskie 及其同事发现了非 HLA 抗原 B 细胞标志，称为 883 或 D8/17。D8/17 在急性风湿热或有急性风湿热病史的患者 B 细胞中高度表达，在一级亲缘关系的家庭成员的 B 细胞中有中度表达，提示 D8/17 是遗传易感性的标志。D8/17 在出现舞蹈症或抽搐的患者中表达更高。美国、俄罗斯、墨西哥、智利的研究表明，D8/17 阳性率在 90%~100%，而正常人 D8/17 阳性率在 5%~16%。

（江　涛）

第二节　病理改变

风湿热以侵犯心脏、关节为主，少数情况也可同时侵犯皮肤、脑及其他脏器。根据其病变发展过程可分为三期。

一、变性渗出期

本期病变是从结缔组织的基质改变开始。由于酸性黏多糖增加，胶原纤维首先出现黏液样变性，继之出现胶原纤维肿胀、断裂及纤维素样变性，病灶内可同时有浆液渗出，周围有淋巴细胞和单核细胞浸润。此期持续 1~2 个月，然后恢复或进入第二、第三期。

二、增殖期

此期的特点为 Aschoff 小体的形成。此小体多位于心肌间质的血管周围，是在一期病变的基础上发展的。病灶中央有纤维素样坏死，边缘有淋巴细胞、浆细胞和风湿细胞浸润。风湿细胞体积巨大，可呈圆形或椭圆形，含有丰富的嗜碱性胞质。胞核有明显的核仁，可出现双核或多核。Aschoff 小体为风湿热的病理特征性改变和风湿活动的标志。此期持续 3~4 个月。

三、硬化期

Aschoff 小体中央的变性和坏死物质被吸收，炎症细胞减少，风湿细胞变为成纤维细胞，纤维组织增生，局部形成瘢痕灶。此期持续 2~3 个月。

风湿热常反复发作，每次发作持续 4~6 个月。上述各期病理变化常交错存在，其病理变化对临床症状起决定性作用。如关节和心包的病理变化是以渗出性为主，故临床上不发生关节畸形和缩窄性心包炎。而心肌、心内膜（瓣膜）的病理变化一般均经历上述三期，故常有瘢痕形成，造成永久性损害。

（江　涛）

第三节　临床表现和辅助检查

一、临床表现

（一）前驱症状

在风湿热症状出现前 2~6 周常有咽或扁桃体炎等上呼吸道 GAS 感染的表现，有发热、咽喉痛、颌下淋巴结肿大、咳嗽等症状。也有患者由于症状轻微而遗忘此前驱症状，故临床上仅有 1/3~1/2 患者能主诉近期上呼吸道感染的病史。

（二）常见表现

最常见为发热、关节炎和心脏炎，环形红斑、皮下结节和舞蹈症也偶尔可见。

1. 发热　约半数患者有发热，热型多不规则，高热多见于少年和儿童，成人每呈低中度发热，甚至无发热。发热持续时间 1~2 周，亦可持续数周。

2. 关节炎　典型的关节炎具有下述特点：①游走性。②多发性。③常侵犯大关节（如膝、踝、肘、腕、肩等）。④炎症过后无关节变形遗留。⑤对非甾体消炎药反应甚佳。⑥对天气变化十分敏感。典型风湿性关节炎的游走性特点系指在较短时间内，如 24~48 小时内，有时甚至是数小时内，关节疼痛可以从一个关节部位转移到另一部位。关节炎对非甾体消炎药和水杨酸制剂的治疗非常敏感，常在用药后 24~48 小时内病情得到控制，这是其他关节炎所少有的。不典型的关节炎可表现：①单关节炎或寡关节炎。②小关节炎。③关节炎症状较轻。④对非甾体消炎药反应差，但常保留游走性和关节炎症不遗留变形的特点。

关节炎和关节痛常为风湿热的首发表现，近年统计的发生率分别为 50%~60% 和 70%~80%。

3. 心脏炎　风湿性心脏炎在临床上常有心悸、气短、心前区不适、疲倦、乏力的主诉，间或伴有轻度贫血。心肌炎、瓣膜炎和心包炎三者中以心肌炎最常见，次为瓣膜炎或心肌炎伴瓣膜炎，心包炎通常相对少见，仅见于较急性和病情较重的少数患者。

（1）心肌炎：最早期和常见的表现是窦性心动过速，入睡后心率仍>100 次/分，也可同时伴有期前收缩、心尖第一心音减弱及心脏杂音，最常为心尖区柔和的收缩期及舒张期杂音（由于心脏增大所致的相对关闭不全和狭窄）。病情严重的心肌炎可有充血性心力衰竭的症状，甚至出现肺水肿，这是由于左心室容量超负荷所致。X 线或超声心动图可提示心脏增大。

（2）瓣膜炎：最主要表现为心瓣膜区出现新的杂音，可在心尖区听到高调收缩期吹风样杂音，或心尖区短促低调舒张中期杂音，后者发生机制尚不十分明了，可能是左心室增大或二尖瓣炎或乳头肌受累引起。此舒张期杂音被称为 CareyCoombs 杂音。该杂音与二尖瓣狭窄杂音的区别为前者不存在左心房与左心室之间的明显压力阶差。如心底部主动脉瓣区新出现舒张早期柔和的吹风样杂音，尤其在急性风湿性心脏炎无二尖瓣杂音时，应考虑为主动脉瓣炎所致。在风湿性心瓣膜病的基础上新出现上述杂音，或原有上述杂音出现肯定的性质上的变化，均提示急性心瓣膜炎的存在。

（3）心包炎：可主诉胸痛。听诊出现心音遥远、心包摩擦音，以胸骨左缘第 3、4 肋间最响亮。超声心动图检查可测出少量心包积液，大量心包积液较罕见。心电图可有低电压，胸前各导联 ST 段抬高。X 线可见心影增大，坐立位时心影下部增大呈烧瓶样，平卧时心底部明显增宽、心腰消失。

近年报道心脏炎的发生率约为65%，充血性心力衰竭约为20%。总的来说，20世纪90年代后新发的风湿性心脏炎以轻症及不典型病例逐渐增多，故对于近期有过上呼吸道GAS感染的少年儿童及青年患者，或有风湿热或现患RHD者，近期突然出现无明显原因的进行性心悸、气短逐渐加重时，或进行性心功能减退，应保持警惕性。必要时可行心肌放射性核素灌注显像检查。

4. 环形红斑　临床上少见，国内统计在风湿热中的出现率仅2.3%~5.2%，国外报道最高为15%。典型的环形红斑为粉红至紫红色环状红斑，中央苍白，边缘略微突起。此种皮疹多分布在躯干和近端肢体，不痒、不痛，压之可变白色，时退时现，其大小变化不一，形状多样，有时几个红斑相互融合成不规则环形。环形红斑通常在风湿热发作的早期出现，但是也可数日、数月或数年地反复出现。

5. 皮下结节　皮下结节的发生率，不同国家的报道有很大差异。近年统计其发生率<20%。皮下结节为一圆形、坚硬、活动、无痛的小结，大小为0.5~2.0cm。由于其表面的皮肤无发炎，若不细心触诊，很容易被忽略。皮下结节每发生于骨的隆突部位和伸肌肌腱，以肘、腕、膝、踝和跟腱处最常见。可发生在头皮，尤其是在枕部和脊椎棘突等部位。皮下结节可有1个或多个，但通常是3~4个。持续存在时间为数日至1~2周，罕有>1个月。

6. 舞蹈症　常发生在儿童期，4~7岁儿童较多见，有报道可发生在14岁儿童，以女性多见。国外近年报道舞蹈症的发生率较前增高，为5%~36%。国内约为2.3%。一般出现在初次GAS感染后2个月或以上，由于风湿热炎症侵犯脑基底神经节所致。其临床表现是一种无目的、不自主的躯干或肢体动作。如面部表现为挤眉、眨眼、摇头转颈、努嘴伸舌；肢体表现为伸直和屈曲、内收和外展、旋前和旋后等无节律的交替动作，激动和兴奋时加重，睡眠时消失，情绪常不稳定是其特征之一。由于其多在风湿热后期出现，常不伴有其他明显的风湿热临床表现。近年我们发现有初诊为单纯舞蹈症者，经2年追踪后出现风湿性心瓣膜病，故对单纯舞蹈症仍应严格进行二级预防。

7. 其他表现　有时风湿热的临床表现无特征性，仅有不明原因的进行性疲倦、乏力、轻度贫血、肌痛、盗汗。皮肤的不典型表现为反复发作的结节性红斑、多形红斑和皮下瘀斑。有时可有严重腹痛，甚至酷似急性阑尾炎和急腹症，以至剖腹探查者并非罕见，此可能由于风湿性血管炎所致。若风湿热时发生肾炎，尿镜检可见红细胞和白细胞甚至管型，尿培养结果常阴性，抗生素治疗无效，但激素治疗有效。

（三）临床分型

根据风湿热的疾病过程，可分为5个临床类型。

1. 暴发型　本型多见于儿童，急性起病，病情凶险，常因严重心脏炎、急性心力衰弱于短期内死亡。此型在国内已少见。

2. 一过性发作型　急性风湿热呈一过性发作。绝大多数此型患者均接受过至少3~5年长效青霉素的继发预防。

3. 反复发作型　本型最常见，据统计占44%~70%。第一次风湿热后3~5年内再发的概率最高，有些患者在5年内发作2~3次。在复发时其病情常有重复以往临床表现的特点。

4. 慢性迁延发作型　此型病程持续半年以上，间有持续2~3年。常以心脏炎为主要表现，在疾病过程症状趋向减轻和加剧反复交替出现。此型患者如能坚持继发性预防和充分抗风湿治疗，其预后较好。放弃预防和治疗者预后较差。

5. 亚临床型（隐性风湿热）　本型可无临床表现，或仅有疲倦、乏力、面色苍白、低热等一般症状。间有咽痛或咽部不适史。检验常有血沉加速，C 反应蛋白增高，ASO 或抗 DNA 酶 B 增高，血清循环免疫复合物持续增高，抗心肌抗体阳性，ASP、PCA 试验结果阳性。心电图正常或 P-R 间期延长。持续一段时间后可因风湿热活动性加剧而出现典型的临床表现，或病情自限地完全缓解，间有心脏损害隐匿进行，若干年后出现慢性风湿性心瓣膜病。

二、辅助检查

（一）GAS 感染的检测方法

1. 咽拭子培养　本试验的优点是方法简单可行，但对就诊较晚，就诊前用过抗生素者，其结果常为阴性，近年发现阳性率仅为 20%～25%。

2. 抗 ASO 试验　一般以>500U 为异常。如持续在 800U 以上，其意义较大，预示有可能发生风湿热。本项目优点是方法简便、重复性好、易于标准化、费用较低，但由于近年国内轻症和不典型病例占相当比例，且 ASO 效价受抗生素治疗影响，故 ASO 阳性率仅在 40%左右，远较以往的报道为低。

3. 抗 DNase B 试验　一般认为儿童>240U 或成人>120U 为异常。本试验的优点是其高峰维持时间较长，发病后 2～4 周达高峰，可持续增高数月之久，对就诊较晚或迁延型风湿活动的患者或舞蹈症患者意义更大，其阳性率达 80%以上。若同时测定 ASO 和抗 DNaseB，阳性率可在 90%以上。

（二）急性期反应物的检测

1. 血沉的敏感性　近年来由于轻症和不典型病例增多，风湿热活动期血沉加速者从过去占 80%左右下降至 55%左右，但本试验优点是简便、价廉、结果稳定。

2. 测定 C 反应蛋白最适合的时间　在风湿热过程中 C 反应蛋白常呈一过性增高，起病 1 周内阳性率最高，可达 81.2%，但随着时间推移，4 周后阳性率下降至 10%～30%。最佳的检测时间应在发病 1 周内，愈早愈好。

3. 外周血白细胞数检查　近年流行的急性风湿热中约有 44%患者可被测出有外周血白细胞数增高。由于各种干扰因素太多，较难仅凭此项检查结果作出活动性的判断。

4. 血清糖蛋白或黏蛋白的意义　急性风湿热的病理变化是胶原纤维变性和炎症细胞的渗出、增生。由于糖蛋白是结缔组织胶原基质的化学成分，也是细胞膜的重要成分，故在急性风湿热时有血清糖蛋白和黏蛋白水平的增高。糖蛋白水平不受激素治疗和心功能不全影响，其结果较之血沉、C 反应蛋白、外周血白细胞数三项检查更能反映炎症过程，阳性率约 77%。

值得注意的是，上述各项检查方法都属于急性期反应物的检测，对风湿热的判断无特异性意义，只有在无并发症的情况下，对风湿热活动性的判断才有价值。因为在其他多种情况如感染、肿瘤、血液、免疫性疾病时，均可能出现阳性结果。

（三）免疫学的检查

1. 非特异性免疫试验　风湿热时免疫球蛋白、补体 C3c 和循环免疫复合物（CIC）均可升高，IgM、IgG 和 IgA 阳性率分别为 53%、59%和 46.3%，补体 C3c 升高的阳性率为 63.4%，CIC 阳性率达 66%，其增高程度与病情严重程度相平衡。应用单克隆抗体分析急性风湿热患者外周血 T 细胞及其亚群，可测出 CD4$^+$细胞增多，CD$_8^+$细胞减少，CD4$^+$/CD$_8^+$比例增高。近年国内外均有文章报道急性风湿热时有 sIL-2R 增高，其增高水平随病情的活动程度及心脏受累的严重程度而异，阳性率达 83.3%～88.6%。

总的来说，上述各项非特异性免疫试验在反映风湿热活动性、病情严重程度、指导治疗、判断疗效等方面有不同程度的参考意义，但在临床应用时需排除其他原因所致。

2. 特异性免疫试验

（1）抗心肌抗体（HRA）的测定：自 20 世纪 80 年代以来，血清 HRA 检测陆续在国内外作为临床上检查项目开展（ELISA 法），在急性风湿性心肌炎时阳性率为 70.8%。

通过系列研究证明：①HRA 不但能反映风湿性心脏炎病情的活动性，还具有心肌受累的定位诊断意义。②HRA 可用于监测病情，判断疗效。③在疾病鉴别诊断上有一定参考意义。但在与病毒性心肌炎、心肌病及有心脏受累的其他疾病鉴别时，应作出排除性诊断。

（2）HRA 吸附试验：本方法亦根据 GAS 膜抗原与心肌组织具有交叉抗原性的原理，GAS 诱生的 HRA 具有与心肌抗原、GAS 菌膜抗原结合的双重特性而设计，故可通过 HRA 阳性血清经 GAS 菌膜抗原吸附前后的变化来判断被检者 HRA 是否由 GAS 感染所诱发。

吸附试验研究结果显示，风湿性心脏炎阳性率为 73.9%，原发性心肌病为 18.2%，病毒性心肌炎为 11.1%，冠心病、其他心脏病和结缔组织病的阳性率均为 0。可见，风湿性心脏炎以外的其他疾病极少被链球菌菌膜抗原结合，故本试验比单纯 HRA 测定更具有特异性。

（3）抗 GAS 胞壁多糖抗体（ASP）的测定：本试验系根据链球菌胞壁多糖与人心脏瓣膜糖蛋白有共同抗原性原理设计。20 世纪 80 年代以来，我们在过去研究的基础上采用 GAS 最具生物活性部分多糖为抗原，用 ELISA 法测定风湿性心脏炎患者血清中的多糖抗体（ASP-IgG 及 IgM），由于抗原是经过多种方法纯化，提高了试验的精确度和准确性，经过近 10 年在千例以上患者的临床应用，证明本试验对诊断风湿热具有较好的敏感性和特异性，敏感性为 73.7%，特异性为 76.7%。

（4）抗 GAS 胞壁 M 蛋白抗体测定：近年国外有研究用重组 M 蛋白 C 区作包被抗原，用 ELISA 法测定患者血清中抗 M 蛋白 C 区抗体，结果显示风湿热患者的抗体高达 43μg/mL，而健康对照组仅 1.5μg/mL，说明在风湿热患者体内存在较高的抗 M 蛋白 C 区抗体。由于抗原制备较复杂，国外极少单位用于临床研究。

（5）外周血淋巴细胞促凝血活性试验（PCA）：本试验系根据已致敏的淋巴细胞再次接触相同抗原时其表面可出现凝血酶样物质，可促进凝血的原理设计。有学者应用 GAS 胞膜作为抗原，刺激患者外周血淋巴细胞，发现其凝血活性增高。其增高程度较其他疾病为显著，经过系列的临床研究结果显示，PCA 在诊断风湿性心脏炎时灵敏度为 82.98%，特异度为 88.3%。PCA 在反映风湿活动性方面较血沉、C 反应蛋白敏感，在反映免疫状态时较 CIC、HRA 阳性率高，在反映链球菌感染及链球菌免疫反应方面较 ASO 优异。应该注意的是，由于本试验所用的刺激物是链球菌抗原，这一抗原仅与人心肌之间存在共同抗原性，故对急性风湿性关节炎来说，其 PCA 值与健康人、其他疾病组无差异。

其次是在多次链球菌感染时有可能出现一过性 PCA 升高。要鉴别这一情况，可于 1~2 周后复查其 PCA 变化，如 PCA 阴转，即可能为假阳性。

上述 5 项特异性试验虽然均具有较好的敏感性和特异性，但各有优势和缺点。现代免疫学、细胞生物学和分子生物学的迅猛发展，完全有可能突破 100 多年来的传统观念，解决长期以来认为风湿热无特异性试验诊断的大难题。

（四）其他辅助检查

1. 心电图检查　风湿热伴心脏炎患者约有半数有心电图异常，典型变化为房室传导阻滞（P-R 间期延长）、房性及室性期前收缩，亦可有 ST-T 改变，心房颤动也偶可发生。心包炎患者也可有相应心电图的变化。过去认为 P-R 间期延长较常见，甚至可高达 70%~80%，但近年仅见于 1/3 左右病例。

2. 超声心动图检查 20 世纪 90 年代以来，应用二维超声心动图和多普勒超声心动图检查风湿热和风湿性心脏炎的研究有较大进展。目前认为最具有诊断意义的超声改变为：①瓣膜增厚，可呈弥漫性瓣叶增厚或局灶性结节增厚。有报道前者出现率可高达 40%，后者可高达 22%~27%，均以二尖瓣多见。②二尖瓣脱垂，二尖瓣前叶多见（51%~82%）。③瓣膜反流，为最常见的瓣膜改变，二尖瓣反流远较主动脉瓣、三尖瓣反流常见。④心包积液，多属小量积液，发生于初发风湿热占 7%，复发性风湿热占 29%。

3. 胸部 X 线检查 大多数风湿性心脏炎的心脏增大是轻度的，如不做胸部 X 线检查难以发现，有时还需通过治疗后心影的缩小来证实原有心脏炎的存在。

（江 涛）

第四节 诊断和鉴别诊断

一、诊断

（一）Jones 标准（1992 年修订）

主要表现：①心脏炎。②多关节炎。③舞蹈症。④环形红斑。⑤皮下结节。次要表现：①关节痛。②发热。③急性期反应物（血沉、CRP）增高。④心电图 P-R 间期延长。有前驱的链球菌感染证据：①咽拭子培养或快速链球菌抗原试验阳性。②链球菌抗体效价升高。

如有前驱的链球菌感染证据，并有 2 项主要表现或 1 项主要表现加 2 项次要表现者高度提示可能为急性风湿热。

由于此修订标准主要是针对急性风湿热，故又对下列情况作了特殊说明：①舞蹈症者。②隐匿发病或缓慢出现的心脏炎。③有风湿性疾病史或现患 RHD，当再感染 GAS 时，有风湿热复发的高度危险性者，不必严格执行该修订标准。

过去的临床实践证明，应用上述的修订标准对诊断典型的初发急性风湿热有较高的敏感性和特异性，诊断符合率达到 74.1%~77.3%；但对不典型病例，尤其是不典型的复发风湿热，其符合率仅为 25.8%~47.8%。可见，有半数以上病例漏诊，说明该标准存在较大的局限性。

（二）2003 年 WHO 修订标准

本标准最大的特点是对风湿热分类提出诊断标准，有关主要和次要临床表现沿用过去标准的内容，但对链球菌感染的前驱期作了 45 天的明确规定，并增加了猩红热作为链球菌感染证据之一（表 4-1）。

表 4-1 WHO 诊断标准（2003 年）

诊断分类	标准
初发风湿热*	2 项主要表现*或 1 项主要和 2 项次要表现加上前驱的 A 组链球菌感染证据
复发性风湿热不患有 RHD**	2 项主要表现或 1 项主要和 2 项次要表现加上前驱的 A 组链球菌感染证据
复发性风湿热患有 RHD	2 项次要表现加上前驱的 A 组链球菌感染证据…

诊断分类	标准
风湿性舞蹈症、隐匿发病的风湿性心脏炎***	其他主要表现或 A 组链球菌感染证据，可不需要
慢性风湿性心瓣膜病［患者第一时间表现为单纯二尖瓣狭窄或复合性二尖瓣病和（或）主动脉瓣病］****	不需要其他任何标准即可诊断 RHD

注：*，患者可能有多关节炎（或仅有多关节痛或单关节炎）以及有数项（3 个或 3 个以上）次要表现，联合有近期 A 组链球菌感染证据。其中有些病例后来发展为风湿热，一旦其他诊断被排除，应慎重地把这些病例视作"可能风湿热"，建议进行继发预防。这些患者需予以密切追踪和定期检查其心脏情况。这尤其适用于高发地区和易患年龄患者。**，感染性心内膜炎必须被排除；***，有些复发性病例可能不满足这些标准；****，先天性心脏病应予排除。

与 1992 年修订的 Jones 标准比较，2003 年 WHO 标准由于对风湿热作了分类诊断，有如下改变：①对伴有 RHD 的复发性风湿热的诊断明显放宽，只需具有 2 项次要表现及前驱链球菌感染证据即可确立诊断。②对隐匿发病的风湿性心脏炎和舞蹈症的诊断也放宽，不需要有其他主要表现，即使前驱链球菌感染证据缺如也可诊断。③对多关节炎、多关节痛或单关节炎可能发展为风湿热给予重视，以避免误诊及漏诊。

（三）对不典型风湿热诊断的建议

近年风湿热临床表现趋向轻症和不典型，漏诊率可达 41.7%～76.9%。采用下述步骤有助于做出正确的诊断。

1. 最少有 1 项主要表现或 2 项次要表现作为初筛依据。

2. 积极寻找近期链球菌感染的证据　联合测定 ASO 和抗 DNase B，阳性率可高达 90% 以上。

3. 特异性和非特异性炎症指标的检测　可测定促凝活性、抗多糖抗体、抗心肌抗体等特异性指标，以确定有无风湿热免疫性炎症存在；如条件不具备，也可测定血沉、C 反应蛋白、血清糖蛋白等。

4. 寻找影像学证据　应用心电图、X 线、心脏超声及心肌核素灌注显像，以确定有无新出现的心脏炎。

5. 排除其他疑似疾病　特别是其他结缔组织病、结核病、感染性心内膜炎、其他心肌炎、心肌病、其他关节炎和关节病。

二、鉴别诊断

1. SLE　鉴别要点：①有无 SLE 常见症状如蝶形红斑和盘状红斑、口腔溃疡、光过敏。②有无其他内脏损害如出现蛋白尿、管型尿、红细胞尿；有无全血细胞减少、白细胞或血小板减少、溶血性贫血；有无神经、精神系统症状或外周神经炎表现。③实验室检查有无 ANA、抗 Sm 抗体、抗 dsDNA 抗体阳性和补体 C3 或 C4 下降。

2. RA　本病特点是有晨僵，多呈对称性腕关节、掌指或近端指间关节炎，有类风湿因子效价升高和抗 RA33、抗角蛋白抗体、抗核周因子、抗 Sa、抗 CCP 抗体等阳性，病情发展至一定程度还可有 X 线改变。

3. Still 病　本病以发热、关节炎或关节痛、皮疹为主要临床表现。皮疹常与高热伴随出现，热退疹退；高热常持续 1 周以上。白细胞增高明显，$>10\times10^9/L$，中性粒细胞>0.8，常伴淋巴结和（或）肝脾肿大。

4. 结核感染变态反应性关节炎（Poncet 病）　本病系由结核感染后引起机体产生的一种变态反应。主要表现为发热，伴有多发性关节炎或关节痛，常由小关节开始，逐渐波及大关节。体内可有活动性结核病灶，胸片可发现肺结核，结核菌素试验阳性，非甾体消炎药治疗无效，而抗结核治疗有效。

5. 链球菌感染后状态　本病是否是一个独立疾病尚有争论。临床表现是在上呼吸道炎或扁桃体炎后出现血沉加速、低热、关节痛，有时还可有心悸、心电图出现 ST-T 改变。但青霉素和小剂量激素治疗后症状很快消失，也不再复发。

6. 感染性心内膜炎　有进行性贫血，黏膜或皮肤瘀斑，脾肿大，皮肤或内脏栓塞表现；血培养细菌阳性是最可靠的诊断依据，白细胞总数可明显增多，中性多形核白细胞比例也增高；心脏彩色多普勒超声可发现心瓣膜上赘生物。

7. 病毒性心肌炎　本病以鼻塞、喷嚏、流涕伴眼结膜充血、流泪等卡他性炎症为前驱症状，实验室检查有病毒血清学改变，如中和试验的抗体效价在 3～4 周内升高 4 倍以上。病毒性心肌炎常有较明显的胸痛、心悸和顽固性心律失常。其心律失常呈较复杂的变化，如期前收缩呈多源性、多发性，较为持续存在。常需用抗心律失常药才能控制。

8. 血液病　儿童期和青年期急性淋巴细胞白血病早期较容易与风湿热混淆，前者还具有以下特点：出血症状较明显，除皮肤、黏膜外可有其他器官如肾脏（血尿）、消化道和中枢神经系统出血；全身淋巴结、肝、脾肿大；骨髓检查可发现异常幼稚细胞增多，这是该病的重要诊断依据。

（杨新新）

第五节　治疗

一、治疗原则

治疗原则是：①去除病因，消灭链球菌和清除感染病灶。②积极抗风湿治疗，迅速控制临床症状。③治疗并发症，改善疾病的预后。④根据不同情况，实施个别化处理原则。

二、基本治疗措施

1. 一般治疗　应注意保暖、防寒、防潮。发作风湿热有心脏受累时应卧床休息，待体温、血沉正常，心动过速控制或明显的心电图变化改善后，继续卧床 2～3 周（总卧床时间 ≥4 周），然后逐步恢复活动。急性关节炎患者早期亦应卧床休息。舞蹈症患者应注意安置在较安静的环境，避免神经系统受到刺激。

2. 抗生素的应用　目的是消除咽部链球菌感染，避免风湿热反复发作。迄今为止，青霉素仍被公认为杀灭链球菌最有效的药物。如青霉素过敏，可改用红霉素族，最常用为罗红霉素，亦有主张用阿奇霉素和头孢呋辛。在上述药物治疗的基础上，应坚持继发预防。

3. 抗风湿治疗　目的是控制发热、关节炎/关节痛、心脏炎的症状，对能否减少以后心脏瓣膜病变的发生尚缺乏肯定性结论。关于选择水杨酸制剂或激素作为首选药物的问题，近年的观点是：风湿性关节炎的首选药物为阿司匹林（乙酰水杨酸），开始剂量成人为 3～4g/d，小儿为 80～100mg/（kg·d），分 3～4 次口服。近年 Uzid Y 等报道应用萘普生 10～20mg/（kg·d）治疗，也有较好疗效。在应用阿司匹林和非甾体消炎药时要注意其不良反应，最常见为恶心、呕吐、厌食、上腹不适或疼痛，严重者可有胃肠道溃疡、出血和肝肾损害，少数可发生耳鸣等神经系统症状，有特异质者可发生皮疹、哮喘等。加服胃黏膜保护剂如质子泵抑制剂可减轻或缓解上述消化道不良反应。对原患有较明显胃炎或溃疡病患者，可采用中药治疗，如正清风痛宁或帕夫林，对关节炎的治疗可收到较好疗效。

风湿热伴明显心脏炎时一般首选糖皮质激素治疗，常用泼尼松，开始剂量为成人 30~40mg/d，小儿为 1.0~1.5mg/（kg·d），分 3~4 次口服。病情控制后逐渐减量至 10~15mg/d 维持量治疗。为防止停用激素时出现反跳现象，可于激素停用前 2 周或更长一些时间加用阿司匹林，待激素停用 2~3 周后停用阿司匹林。病情严重，如出现心包炎、心肌炎并急性心力衰竭，可静滴甲泼尼龙 1.5~2mg/（kg·d）或氢化可的松 200mg/d，亦可用地塞米松 5~10mg/d 静脉注射，至病情改善后改口服泼尼松治疗。对一时未能确定有无心脏炎的病例，可根据杂音、心率、心律情况作出判断。一般来说心尖区或主动脉瓣区有 II 级以上收缩期杂音或新近出现舒张期杂音，或有持续性窦性心动过速，或心律失常而无其他原因解释者，应按心脏炎处理，采用激素治疗。有部分患者对药物的耐受性较差，为减少激素和阿司匹林的不良反应，可采用两者联合治疗方案，各取其单独治疗用量的 1/3~1/2 联合应用，可减少各自的不良反应。激素最常见的不良反应为水肿、血压增高、消化道出血、感染等。

在抗风湿疗程方面，单纯关节炎的疗程为 6~8 周，心脏炎疗程最少不短于 12 周。如病情迁延，应根据临床表现和实验室结果，延长其治疗时间至半年到 1 年或更长时间。

以上是传统的抗风湿治疗方法。近年国外有尝试用甲泼尼龙冲击治疗风湿性心脏炎的报道，但文献对其疗效报道很不一致。

4. 丙种球蛋白的应用　近年陆续有应用丙种球蛋白治疗风湿热的报道，一般多选择性地用于严重急性风湿性心脏炎，尤其是伴心力衰竭者。多数报道认为对急性期有效，至于远期疗效，则与安慰剂无显著性差异。

5. 舞蹈症的治疗　绝大多数舞蹈症是属于轻症和良性经过，能自限而无须治疗，罕有病程持续 2~3 年。只有病情为中至重度患者，才需用特殊药物治疗。目前认为可选用丙戊酸、卡马西平或氟哌啶醇等药物，但上述药物不可同时并用。激素治疗是否采用，取决于有无风湿热活动的存在。过去曾认为舞蹈症常发生在风湿热的恢复期或静止期，无须抗风湿治疗，近年有些报道提出了舞蹈症亦可能在风湿热急性期出现，文献上曾报道 1 例舞蹈症 1 年后死于心脏炎。可见，对于舞蹈症患者的继发预防问题，应予充分重视。

三、并发症的治疗

最常见的并发症为治疗过程出现的消化道反应、电解质紊乱和代谢紊乱、呼吸道感染，其次是心脏炎时出现的心律失常、心功能不全、感染性心内膜炎等，有针对性地进行处理，可改善疾病预后。

1. 心功能不全或充血性心力衰竭　这是严重心脏炎最常见的并发症，也是急性风湿热死亡的最主要原因。应针对心功能不全采用利尿、强心处理，加用小剂量洋地黄制剂，以静注毛花苷 C 或口服地高辛为宜。有肺水肿时应兼用吸氧、氨茶碱、吗啡等药物，激素如地塞米松静注也是重要的应急措施。

2. 心律失常　最常发生的心律失常为窦性心动过速、室性或室上性期前收缩、传导阻滞，多数患者在抗风湿治疗后心律失常能改善，甚至进一步缓解，但部分心动过速患者需加用抗心律失常药如美托洛尔（倍他乐克）或胺碘酮等治疗。

3. 呼吸道感染　应针对具体情况做痰液检查，及时、足量地选用有效抗生素控制呼吸道感染。

4. 亚急性感染性心内膜炎 这是 RHD 常见的并发症，而临床上往往容易注意到风湿热发作而忽视心内膜炎并存的可能性。对 RHD 风湿活动的患者，经抗风湿及实施有效的继发预防后，心脏情况无明显改善时，必须排除亚急性感染性心内膜炎同时并存的可能性，应做血培养并密切观察，早期作出诊断，选用有效、足量、足疗程的杀菌剂治疗。

5. 消化道并发症 由于激素和阿司匹林的应用，消化道不良反应包括胃痛、胃胀，溃疡病、胃肠道出血的症状常有发生。对原患有慢性消化道疾病者，应在抗风湿治疗的同时加用胃黏膜保护剂，可选用复方氢氧化铝、雷尼替丁、法莫替丁、美索前列醇或质子泵抑制剂。

6. 电解质及代谢紊乱 应定期做电解质、血糖、血脂、血尿酸和血压的检查，以尽早诊断及进行相应处理。

四、其他疗法

如经上述治疗，风湿热仍反复发作，链球菌感染无法控制，应细致分析患者的具体情况，是否存在特殊的环境因素或个体免疫力的差异，可试用下列措施。

1. 易地治疗 目的是去除链球菌反复感染和其他诱发风湿热发作的各种外界因素，这对长期处于潮湿、寒冷、空气高度污染、通风环境恶劣的患者，不失为有效的治疗措施。

2. 提高机体免疫力 可进行一些有效的健身锻炼，进行适度的有氧运动，包括太极拳、气功、户外散步，亦可使用提高机体免疫力的药物和食物，如灵芝、冬虫夏草、蜂王浆，对提高机体免疫力、对抗链球菌感染可起到一定疗效。

（杨新新）

第六节 预防和预后

一、预防

关键是要预防和控制上呼吸道链球菌感染，提高患者的机体免疫力。

（一）一般性预防

注意环境卫生，居室宜通风通气良好，防潮、保暖，避免受寒及淋雨。加强体育锻炼，提高抗病能力。对未患过风湿热，或曾患风湿热但无心脏损害遗留者，其运动量不必严格限制。如已患过风湿热，有心脏瓣膜损害遗留者，其运动强度和运动量应适当控制。对流行期咽部感染应积极控制。

（二）风湿热的预防

1. 初发的预防（一级预防） 所谓初发预防，是指儿童、青年、成人有发热、咽喉痛症状，拟诊上呼吸道链球菌感染者，为避免其诱发风湿热，即给予青霉素或其他有效抗生素治疗。目前公认初发预防以单一剂量苄星青霉素肌内注射为首选药物。应用剂量：体重<27kg，可用 60 万 U；体重≥27kg，可用 120 万 U。其次，可选用口服青霉素 V 或阿莫西林。青霉素 V，儿童剂量为 250mg，每日 2~3 次；青年及成年人 250mg，每日 3~4 次，或 500mg，每日 2 次口服，疗程为 10 天。阿莫西林，儿童剂量为 25~50mg/（kg·d），分 3 次口服；成人为 750~1 500mg/d，分 3 次口服。近年美国有推荐用高剂量（成人 2g/d）阿莫西林一次疗法，认为较青霉素 V 更有效。对青霉素过敏者，可选用第一代头孢菌素

（如头孢氨苄）或罗红霉素。但应注意近年有报道链球菌对红霉素族有耐药情况。此外，还可用阿奇霉素 5 日疗程，儿童 10mg/（kg·d），每日 1 次；成人第 1 日 250mg/次，用 2 次，第 2～5 日 250mg/d。亦可用头孢呋辛酯，儿童 20～30mg/（kg·d），分 2～3 次口服；成人 250mg，每日 2 次，疗程亦为 5 天。

2. 再发（继发）的预防（二级预防） 再发预防是指对已发生过风湿热或已患 RHD 者持续应用特效的抗生素，以避免 GAS 侵入，发生上呼吸道感染，并诱发风湿热再发作，防止心脏损害的加重。

目前仍公认青霉素为继发预防的首选药物，不少研究证明苄星青霉素每 3 周肌内注射 1 次能最有效地维持足够的血浆浓度，防止风湿热的复发。每次所用剂量仍主张成人为 120 万 U，儿童（<27kg）为 60 万 U。由于每 4 周定期注射，有时会出现预防失败；对高危地区、高危人群主张每 3 周 1 次；对非流行区及低危患者（包括上述经 3 周定期注射一段时期后，上呼吸道链球菌感染较少发生者）可考虑每 4 周间隔注射。对青霉素过敏者可考虑用磺胺类药物如磺胺嘧啶或磺胺二甲基异噁啶预防，成人或儿童体重≥30kg，剂量为 1g/d，体重<30kg 的儿童为 500mg/d。应予注意的是：妊娠期，青霉素可继续预防注射，但磺胺药是禁忌的。如青霉素和磺胺药均过敏，可选择用红霉素预防，剂量为口服 250mg，每日 2 次；如无青霉素过敏，也可选用青霉素 V 250mg，每日 2 次口服。

关于继发预防的时间，应根据：①患者的年龄，年龄越轻，预防时间要越长。②是否患 RHD。③发作的次数多少。④居住环境及工作场所拥挤程度。⑤有无风湿热或 RHD 家族史。建议按以下分类处理（表 4-2）。

表 4-2 继发预防的时间

患者分类	预防时限
无心脏炎	末次发作后 5 年或至 18 岁（可选择较长的时限）
患有心脏炎（仅为轻微二尖瓣关闭不全或已治愈的心脏炎）	末次发作后 10 年或至 25 岁（可选择较长的时限）
较严重的心瓣膜病	终身
瓣膜手术后	终身

在参照上述建议时应根据患者的具体情况，适当进行个体化的处理。

二、预后

1. 早期诊断和早期预防，预后良好 有人追踪 20 例初发风湿热，并使用苄星青霉素预防的患者，经 10～40 年观察，无 1 例发生 RHD。所有上述患者心功能良好，一直能正常工作。

2. 二级预防的实施可大大降低病死率 近年初发风湿热死亡已经很少发生，只有在诊断延误时才会出现。关于累计病死率，各家报道不同。Carapetis JR 报道 10 年病死率为 6.3%；KamarR 报道 15 年病死率为 12%～20%。病死率显著降低是有效的二级预防的结果。

3. 并发症是影响预后的重要因素之一 在一项有 74 例患者死亡的分析中，发现所有患者均患有 RHD 并心力衰竭，可见 RHD 并发心力衰竭是非常重要的死亡原因。此外，血栓性栓塞、感染性心内膜炎、冠心病、糖尿病、高血压、青霉素过敏性休克也可造成死亡等。由此可见，并发症的早期预防和及时处理对进一步改善疾病的预后十分重要。

（杨新新）

第五章

痛风

第一节　病理和发病机制

痛风是由关节内尿酸晶体所引发的一种炎性关节炎。急性痛风是以间歇发作为特征的，是人类最疼痛的疾病之一。慢性痛风石性痛风通常在急性间歇性痛风数年后发生。该病同胰岛素抵抗综合征、高血压、肾病、酗酒及细胞转化增加等均相关。

痛风主要发生在男性及绝经后女性中。该病很少发生在青春期前的男性及绝经前的女性身上。痛风的患病率随着年龄增长而增高，在 80 岁以上的老年男性中达 9%，女性达 6%，男性血清尿酸浓度较女性平均增高约 1mg/dl，但绝经后女性血清尿酸水平与男性接近。两性尿酸水平的差异可能源自雌激素对肾小管处理尿酸能力的影响；绝经前女性的雌激素水平可使肾对尿酸的清除更为有效。由于主要在中年富有男性身上发病，所以痛风曾被认为是富裕病，一度被称为"贵族病"。然而，新近的流行病学资料显示，在低收入家庭中痛风的患病率更高，这或许反映了社会经济低的阶层有更多痛风危险因素，如肥胖、高血压和带有大量红肉的西式饮食结构。

原发性痛风是指痛风的发生无明确原因者（例如 Lesch-Nyhan 综合征或者使用利尿剂）。在过去二十年中，原发性痛风在两性中的发病率均增加了一倍。肥胖者增多，代谢综合征、高血压、器官移植患者增多及某些药物使用的增加（如低剂量水杨酸盐及利尿剂）也许能解释痛风发病率的上升。

一、高尿酸血症和痛风的发病机制

人类是目前已知的唯一能自发罹患痛风的哺乳动物，其原因可能是高尿酸血症仅常见于人类。在大多数鱼、两栖动物及非灵长类哺乳动物体内，嘌呤代谢产生的尿酸经过尿酸氧化酶的氧化代谢，生成可溶性更好的尿囊素。在人体中，两种引入终止密码提前的基因突变使得尿酸氧化酶基因严重受损。尿酸氧化酶的缺乏，以及滤过尿酸的广泛重吸收，导致人体血浆中的尿酸水平约为其他大多数哺乳动物（0.5~1.0mg/dl）的 10 倍。尿酸作为人血液内的主要抗氧化剂，是人类进化的产物。

（一）尿酸的溶解度

尿酸是一种弱酸（pKa=5.8），其在生理 pH 时，主要以尿酸盐这一离子化形式存在。总体来说，尿酸过饱和以及晶体形成的风险与体液中尿酸盐的浓度相平行。群体研究显示血清尿酸水平与痛风的发病风险有直接的关系。相反，尿酸水平的降低与痛风复发风险的降低相关，证实了尿酸水平与痛风性关节炎之间的因果联系。尿酸在关节滑液中的溶解度也受其他因素的影响，包括温度、pH、阳离子浓度、关节内的水合状态及存在尿酸晶体可在其周围融合的成核因子（例如，非聚集的蛋白多糖、不可溶的胶原和硫酸软骨素）。

上述因素的变化可导致在特定尿酸水平下痛风发作风险的不同。而且，这些危险因素或许能解释痛风一些有趣的临床表现：①好发于第一跖趾关节，即所谓的足痛风（由于人体外周体温较低所致）。②倾向于发生在有骨关节炎的关节内（因为这些关节内存在成核碎片）。③常在夜间发作（可能是关节内脱水发生于夜间的结果）。

（二）尿酸的代谢

体内尿酸的数量有赖于饮食摄入、尿酸合成与尿酸排泄之间的平衡。高尿酸血症可由尿酸产生过多（占10%）、尿酸排泄减少（占90%）或者二者兼有所致。嘌呤前体物可分为外源性的（饮食）或者内源代谢性的（合成和细胞转化）。

饮食中嘌呤的摄入是血尿酸的重要来源。例如，数天完全无嘌呤饮食能够使正常人的尿酸从平均5.0mg/dl降至3.0mg/dl。食物内尿酸的生物利用率取决于其细胞构成以及细胞内容物的转录和代谢活性。然而，目前绝大多数食物中嘌呤的准确含量及性质还知之甚少，尤其是经过烹饪或加工后。摄入的嘌呤前体物的消化需经过以下步骤：①核酸被胰核酸酶分解成核苷酸。②寡核苷酸在磷酸二酯酶的作用下分解为单核苷酸。③胰腺及黏膜上的酶去除核苷酸上的糖基及磷酸盐。将含嘌呤饮食添加到无嘌呤饮食中能够使血尿酸得到不同程度的增高，增高的程度取决于嘌呤的含量及成分。例如，RNA对尿酸浓度的影响大于等量的DNA；核糖单核苷酸的影响比核苷酸大；腺嘌呤比鸟嘌呤影响大。

一项大型的前瞻性研究显示，食用肉类量占前1/5的男性发生痛风的风险要比食用肉类量占后1/5的男性高41%；食用海产品量占前1/5的男性发生痛风的风险要比食用海产品量占后1/5的男性高51%。美国男性和女性为代表样本的研究显示，更多的食用肉类及海产品与更高的血清尿酸水平相关。痛风的风险随富含嘌呤的食物的不同而变化，这可用所含嘌呤的类型、含量及嘌呤代谢生成尿酸的生物利用率的不同来解释。实际上，这些数据显示对痛风或者高尿酸血症的患者采用限制嘌呤摄入的饮食时，仅对于限制动物源性嘌呤有效，但是对于富含蛋白质、纤维素、维生素及矿物质的高嘌呤蔬菜来说却不适用。

同样，除鱼类摄入外，对痛风或高尿酸血症患者饮食建议的研究结果的内涵与新的健康饮食金字塔大体一致（图5-1）。可考虑使用植物源性Ω-3脂酸或二十碳五烯酸与二十二碳六烯酸补充剂代替鱼类，以提供这类脂肪酸的益处而不增加痛风风险。

（三）尿酸生成的途径和先天性代谢缺陷

在高尿酸血症及痛风的发病机制中发挥重要作用的尿酸生成途径的步骤见图5-2。绝大多数内源性尿酸盐生成过多的患者系代偿性嘌呤升高，在增殖性和炎症性疾病（例如：血液恶性肿瘤及银屑病）中是由于细胞转化增快所致；药物可引起尿酸生成过多或者组织缺氧。只有少数（10%）尿酸产生过多的患者存在先天性代谢病，如PRPP合成酶活性过强或者次黄嘌呤-鸟嘌呤磷酸核糖转移酶（HPRT）不足（图5-2）。

图5-1 饮食对痛风风险的影响及其在健康饮食金字塔上的含义。饮食与痛风风险之间关系的数据主要来自近期的"健康人员随访研究"。向上的实心箭头代表痛风风险升高，向下的实心箭头代表风险降低，水平箭头代表对痛风风险无影响。虚线箭头代表对痛风风险可能有影响，但缺乏客观证据

图5-2 参与高尿酸血症和痛风发病机制的尿酸盐生成途径

PRPP 合成酶的基因突变造成该通路的过度活化。过度活化的 PRPP 合成酶使得 PRPP、嘌呤核苷

酸、尿酸生成速度增快，从而导致痛风及尿石症。编码 HPRT 的基因突变与从单纯的高尿酸血症到高尿酸血症并发广泛的神经系统和行为失常（Lesch-Nyhan 综合征）等一系列疾病谱相关。没有 HPRT，次黄嘌呤是不能够被再利用的，只能被降解成为尿酸盐。PRPP 的利用不足及次黄嘌呤核苷酸与鸟嘌呤核苷酸含量在补救途径中的下降均可通过反馈抑制嘌呤的从头合成从而导致高尿酸血症。由于这两种酶缺陷均具有 X 连锁特质，因此男性纯合子会受影响。以外，绝经后痛风及尿路结石可见于女性携带者中。青春期前男孩的高尿酸血症常提示上述酶中某个酶的缺陷。

（四）饮酒和痛风

与净腺苷三磷酸降解相关的疾病可导致腺苷二磷酸和腺苷-磷酸的积聚，并迅速降解为尿酸，从而造成高尿酸血症。酒精摄入通过净 ATP 降解为 AMP 也会增加尿酸生成。与脱水及代谢性酸中毒相关的尿液尿酸排泄减少也可能在饮酒相关高尿酸血症中起作用。一项前瞻性研究证实了酒精摄入、尿酸水平与痛风的风险之间存在剂量-效应关系。该项研究还发现痛风的风险随含酒精饮料种类的不同而变化：啤酒的风险大于白酒，但是适度的饮用红酒不增加痛风风险。这些发现提示在酒精饮料中的某些非酒精成分也在尿酸代谢中扮演重要角色。啤酒中所含的嘌呤对血尿酸产生的影响足够增加酒精本身对高尿酸血症的影响，故发生痛风的风险要大于白酒和红酒。

（五）肥胖、胰岛素抵抗和高尿酸血症

逐渐增加的肥胖及胰岛素抵抗综合征均与高尿酸血症联系紧密。身体质量指数、腰臀比、体重增加均与男性痛风有关，体重减轻与尿酸水平下降及痛风风险降低有关。体重的下降导致嘌呤的从头合成减少和血清尿酸水平降低。不论对健康人还是高血压患者来说，外源性胰岛素均能够降低肾对尿酸的清除，这给肥胖、胰岛素抵抗、2 型糖尿病与痛风提供了额外的联系。

胰岛素能够通过刺激尿酸-阴离子交换器 URAT1 和（或）肾近曲小管刷状缘上 Na^+ 依赖的阴离子协同转运体来促进肾尿酸的重吸收。一些研究者认为瘦素及增高的腺苷水平可能导致高尿酸血症。肥胖及胰岛素抵抗综合征的流行给预防和控制痛风带来了挑战。

（六）尿酸盐的肾转运

肾尿酸盐转运需要经过 1 个包含 4 个步骤的模型：①肾小球滤过。②滤过的尿酸盐几乎被完全重吸收。③再分泌。④在余下的近曲小管再进行分泌后重吸收。促尿酸排泄药的靶分子近来已被确定，是肾近曲小管负责重吸收滤过的尿酸盐的阴离子交换器。作者利用人类基因组数据库，搜索有机阴离子转运分子（OAT）基因家族新的基因序列，并确认了 URAT1（SLC22A12），这是在近肾单位刷状缘顶端表达的一种新的运载体。尿酸-阴离子交换活动与 URAT1 相似，最初发现于能重吸收尿酸盐的物种如大鼠和狗的刷状缘膜囊（BBMV）上，其后在人类肾中也证实了它的存在。注射了 URAT1 编码的 RNA 的非洲爪蟾属卵母细胞可转运尿酸盐，而且呈现出的药理学特性与人 BBMV 资料相一致。上述以及其他实验均表明促尿酸排泄药（如丙磺舒、苯溴马隆、磺吡酮及氯沙坦）能够直接抑制肾小管细胞顶端边缘的 URAT1（即顺式抑制）。与此相反，抗尿酸排泄的物质（如吡嗪酰胺、炯酸盐、乳酸盐、丙酮酸盐，β-羟基丁酸盐及乙酰乙酸）可作为细胞内的阴离子，从而刺激阴离子交换和尿酸盐的重吸收（即反式刺激）（表5-1）。

尿酸盐运载体-1 对尿酸盐的内稳态起着至关重要的作用：少数肾性低尿酸血症患者是由于编码 URAT1 的 SLC22A12 基因发生功能丧失性基因突变所致，表明该交换器对近曲小管的重吸收极为重要。此外，吡嗪酰胺、苯溴马隆和丙磺舒不影响 SLC22A12 功能丧失性基因突变纯合子个体的尿酸盐清除，

这进一步说明了 URAT1 无论是对抗尿酸排泄药物还是促尿酸排泄药物作用的发挥都是必要的。

抗尿酸排泄药物通过刺激肾的重吸收而不是抑制肾小管的分泌来发挥作用。其机制涉及肾尿酸盐重吸收的启动，主要是通过近曲小管上皮细胞上 Na$^+$ 依赖的具有反式刺激尿酸盐重吸收的阴离子。近曲小管刷状缘上的运载体可以调节吡嗪酰胺、烟酸盐、乳酸盐、丙酮酸盐、β-羟基丁酸盐及乙酰乙酸的 Na$^+$ 依赖的重吸收作用。上述物质均为单价阴离子，都可作为 URAT1 的底物。血浆中这些抗尿酸排泄阴离子浓度的增高导致其肾小球滤过增加以及近曲小管重吸收增多。反过来，上皮细胞内增高的阴离子浓度可以通过促进 URAT-1 依赖的阴离子交换而促进滤过尿酸盐的重吸收（反式刺激）。

尿酸盐在近曲小管的重吸收表现为继发 Na$^+$ 依赖的方式，致使近曲小管细胞的 Na$^+$ 依赖的运载体刺激刷状缘尿酸盐的交换。尿酸盐本身不是 Na$^+$-阴离子运载体的底物。相关的 Na$^+$ 依赖的阴离子协同运载体的分子定性还不明确。然而，目前认为，最可能的候选基因是 SLC5A8，该基因编码 Na$^+$ 依赖的乳酸盐和丁酸盐协同转运体。SLC5A8 编码蛋白也可能同时转运吡嗪酰胺和烟酸盐，这使得其可能在非洲爪蟾属卵母细胞内和 URAT1 一同表达来运输尿酸。

抗尿酸排泄机制能够解释长久以来临床的观察结果，高尿酸血症分别由糖尿病酮酸中毒时的 β-羟基丁酸盐及乙酰乙酸、酒精中毒时的乳酸、烟酸和吡嗪酰胺治疗中的烟酸盐及吡嗪酸盐浓度增高的所致（表 12B-1）。尿酸盐的沉积也可以是由于细胞外液量减少及血管紧张素Ⅱ、胰岛素及甲状腺激素分泌过多所致。URAT1 和 Na$^+$ 依赖的阴离子协同转运蛋白可能是这些刺激的靶点。

某些阴离子能够与 URAT1 相互作用，通过反式刺激或者顺式抑制近曲小管顶端的尿酸交换，增加或者减少肾尿酸盐排泄，从而具有双重作用。例如，低浓度的吡嗪酸盐能够通过反式刺激增加尿酸盐的重吸收。相反，更高浓度者却能够通过 URAT1 的细胞外反式抑制而减少尿酸盐的重吸收。对尿酸排泄的双向作用，即低剂量时抗尿酸排泄而高剂量时促尿酸排泄，亦见于水杨酸盐。水杨酸盐顺式抑制 URAT1，可解释高剂量时的促尿酸排泄作用；低剂量时的抗尿酸排泄表明细胞内水杨酸盐作为 Na$^+$-吡嗪酸盐运载体的底物可反式刺激 URAT1。

二、痛风的病理学

中性粒细胞滑膜炎是急性痛风发作的标志。急性痛风关节炎表现为滑膜浅层及血管周围弥漫性多形核白细胞浸润，渗出液中含多形核嗜中性粒细胞及附着于滑膜表面的纤维素。在急性痛风滑膜炎中还能观察到滑膜细胞的增殖，以及淋巴细胞、巨噬细胞的浸润，偶见浆细胞。

痛风石是痛风最典型的损害，既能在关节滑膜中发现，也能在其他部位发现。在关节滑膜及其他部位的痛风石内的晶体是针状的，通常呈放射状排列成簇。痛风石的组织病理学显示为由单核和多核巨噬细胞、成纤维细胞及淋巴细胞围绕无定型团块或单尿酸钠盐（MSU）晶体组成的异物肉芽肿。其他组成痛风石的成分包括脂类、黏多糖和血浆蛋白。有些病例在首次痛风发作时即可在关节滑膜中观察到痛风石。这些滑膜中的痛风石通常位于近关节表面，且包裹痛风石的壳非常脆弱，以至于轻微外伤或者晶体平衡的改变均可导致尿酸盐晶体释放入关节中引起痛风发作。

三、尿酸盐晶体引发的炎症

痛风急性发作时关节液内的尿酸盐晶体可能是来自关节滑膜内原有沉积的破裂或者新生沉积的产生。然而，在无症状关节的滑液中发现晶体这一现象说明除晶体外的其他因素在调节炎症反应中起了重要作用。

通过刺激体液及细胞介质的合成和释放，尿酸盐晶体启动、扩大，并维持炎性发作的强度。尿酸盐晶体通过两种广泛的机制来与吞噬细胞相互作用。首先，它们通过调理作用和被吞噬颗粒激活细胞，诱发典型的溶酶体溶解，呼吸爆发，释放炎症介质等吞噬细胞反应。其他的作用机制涉及尿酸晶体的特性，通过对吞噬细胞细胞膜的干扰和膜糖蛋白的交联直接作用于膜脂质和蛋白。这种作用导致了几种信号传导通路的活化包括 G 蛋白质、磷脂酶 C 和磷脂酶 D、Src 酪氨酸激酶、分裂素活化的蛋白激酶 ERK1/ERK2、9c-Jun N 端激酶和 p38 分裂素活化蛋白激酶。上述步骤对单核细胞中晶体引起的 IL-8 的表达起了重要作用，后者在中性粒细胞的积聚上发挥关键作用。近来，固有免疫反应包括 Toll 样受体（TLR）2 和 4 被证实参与软骨细胞及巨噬细胞信号传导。此外，骨髓细胞触发受体 1（TREM-1）的诱导表达被认为是参与急性痛风炎症加重的早期、诱导固有免疫反应的另一个潜在机制。

痛风的动物模型表明单核细胞与肥大细胞参与炎症早期阶段，中性粒细胞的浸润发生较晚。来自无炎症的关节内的巨噬细胞可含有尿酸盐晶体。单核吞噬细胞的分化情况决定了是否晶体会触发炎症反应。在吞噬尿酸盐晶体后，未分化的单核细胞可诱导促炎因子（肿瘤坏死因子 α、IL-1β、IL-6、IL-8 及环氧化酶 2）的产生和内皮细胞的活化。而分化良好的巨噬细胞不能够诱导这些因子或者活化内皮细胞。这些发现说明单核细胞在刺激痛风急性发作上扮演了核心角色。相反，分化了的巨噬细胞则扮演了抗炎角色，有助于终止痛风发作并使其回归到无症状状态。此外，痛风的动物模型证实肥大细胞参与了晶体诱导的炎症的早期阶段。通过 C3a、C5a 及 IL-1 的作用，肥大细胞释放组胺及其他炎性介质。血管舒张、血管通透性增加和痛风典型的疼痛也受激肽类、补体分裂肽及其他血管活性前列腺素的调节。

中性粒细胞-内皮细胞的相互作用导致中性粒细胞涌入，是痛风炎症反应的核心事件，也是秋水仙碱发挥药理学作用的基础。中性粒细胞涌入被认为是由 IL-1、肿瘤坏死因子 α、IL-8、中性粒细胞趋化蛋白 1（MCP-1）及其他细胞因子与趋化因子所触发的，内皮细胞-中性粒细胞黏附所促进的。中性粒细胞的移行涉及中性粒细胞-内皮细胞相互作用，是由细胞因子诱导的簇集于内皮细胞上的 E 选择素所调节的。秋水仙碱通过改变内皮细胞和中性粒细胞上的选择素的数目和分布来干扰两者间的相互作用。

一旦进入滑液组织中，中性粒细胞顺着化学趋化物如 C5a，白细胞三烯 B4，血小板活化因子，IL-1，IL-8 的浓度梯度流动。在这些因子中，IL-8 及生长相关的基因趋化因子对中性粒细胞的侵入发挥了核心作用。例如，在尿酸晶体引发的人单核细胞反应中，仅 IL-8 就与约 90% 的中性粒细胞趋化活性相关。因此，中和 IL-8 或其受体为痛风的治疗提供了可能的靶位。其他的中性粒细胞趋化因子，包括钙粒蛋白家族成员 S100A8 及 S100A9，也参与了尿酸晶体诱导的中性粒细胞移行。

数个途径参与了急性痛风的自限特征的形成。在体外，分化了的巨噬细胞对尿酸晶体的清除作用被认为与白细胞和内皮活化的抑制相关。中性粒细胞的凋亡及其他凋亡细胞的清除代表了急性炎症缓解的基本机制。转化生长因子 β 大量出现在急性痛风的关节滑液内，可抑制 IL-1 受体的表达及 IL-1 源性细胞炎性反应。此外，尿酸盐晶体能够诱导过氧化物酶体增殖活化受体-γ 受体（PPAR-γ）在人单核细胞中表达，促进中性粒细胞及巨噬细胞凋亡。与之相似，IL-10 的上调表达可限制实验性尿酸盐诱导的炎症，可能起到痛风炎症天然抑制剂的功能。蛋白水解分裂使炎症介质失活、趋化因子受体的交叉脱敏作用、脂氧素类的释放、IL-1 受体拮抗剂及其他的抗炎介质均有助于缓解急性痛风。由于血管通透性增高，大分子物质如载脂蛋白 B、E 及其他血浆蛋白进入滑液囊也有利于痛风的自发缓解。

慢性痛风性关节炎通常发生在痛风发作数年后。参与尿酸盐诱导的急性炎症反应的细胞因子、趋化因子、蛋白酶类及氧化剂也参与了慢性炎症，导致慢性滑膜炎、软骨丢失和骨侵蚀。即使在痛风发作的缓解期，由于白细胞在关节内吞噬晶体，轻度滑膜炎仍可能在受累关节持续存在。尽管高尿酸血症和急性痛风发作都得到了充分的治疗，但是关节镜下所见到的位于软骨表面的痛风石仍可能导致软骨溶解。此外，晶体-软骨细胞膜间的相互作用能够触发软骨细胞活化、IL-1β 和诱导型一氧化氮合成酶基因的表达，一氧化氮释放和基质金属蛋白酶，导致软骨破坏。晶体还能够抑制 1，25-二羟胆钙化醇诱导的碱性磷酸酶及骨钙素活性。因此，晶体能够通过减少成骨细胞的合成作用而改变其表型，从而导致近关节处的骨破坏。

（赵陶然）

第二节　临床表现

痛风是一种与高尿酸血症相关的临床疾病，由单钠尿酸盐结晶在关节内或者关节周围组织沉积所致。晶体沉积相关症状包括急性关节炎发作、慢性破坏性关节病，以及软组织内单钠尿酸盐结晶的聚积。痛风的非关节（软组织）的临床表现包括痛风石形成（图 5-3）及晶体在肾集合管中沉积，从而导致尿石症。

图 5-3　晚期痛风患者所有手指及右侧第五掌指关节及双腕可见巨大的痛风石

一、典型痛风的分期

典型痛风的病程分为三个不同的阶段：无症状高尿酸血症、急性间歇性痛风期和晚期痛风（图 5-4）。从无症状高尿酸血症进展为晚期痛风的速度因人而异，有赖于众多的内在及外在因素。

（一）无症状高尿酸血症

高尿酸血症是一种基于流行病学或生理学角度的常见生化异常。在细胞外液中，pH 为 7.4 时，98% 的尿酸以尿酸盐的形式存在。在临床实验室检测中，高尿酸血症的定义是：血清尿酸水平高于年龄性别相匹配的健康人群的均值加两个标准差。依据该标准，正常血清尿酸的上限值多为 8.0~8.5mg/dl。然而，从生理学角度来说，血清尿酸大于 6.8mg/dl 即为高尿酸血症，因为该浓度已超过体液中单钠尿酸盐的溶解度。儿童期血清尿酸盐水平相对较低（2.0~4.0mg/dl）。在男性中，这一数值从青春期开始大幅上涨、达峰，并维持整个成年期。在女性中，血清尿酸的水平在成年早期逐渐上升，直到绝经期后达峰。这种血清尿酸水平升高的时差，是导致痛风好发于男性的主要原因。

图 5-4　经典痛风的疾病发展的三个阶段

痛风的发病率随着年龄的增长及高尿酸血症的程度而增加。一项标准化年龄的研究显示，在尿酸水平为 7.0~8.0mg/dl 的受试者中，痛风性关节炎的累计发病率为 3%；而在尿酸水平 9.0mg/dl 及以上的受试者中，痛风性关节炎的 5 年累计发病率为 22%。当然，绝大多数高尿酸血症患者并不会出现尿酸过多的相关症状，如痛风性关节炎、痛风石或肾结石。

（二）急性间歇性痛风期

急性痛风的首次发作常见于无症状高尿酸血症数十年后。17 世纪，著名医生 Thomas Sydenham 记录了其本人的痛风经历，生动地描述了急性痛风发作最初数小时的情形。

患者上床入睡时感觉良好。凌晨两点光景，他被痛醒；疼痛可发生于拇趾、足跟、小腿或踝关节。疼痛犹如骨头脱臼，受累部位好似冷水泼过一般；表现颤抖、冷战继而发热。疼痛初起尚和缓，随后愈演愈烈，至深夜达到顶峰，转向跗骨和跖骨的骨骼及韧带。时而是韧带的剧烈牵拉撕裂痛，时而是噬咬般疼痛，时而是压迫感。与此同时，患处的感觉变得极为敏锐，以至于不能承受被子的重量和人在房间走动时的震动。

这段经典的描述刻画了急性痛风性关节炎时的剧痛，提起痛风常常会想起这段临床描述。

对男性而言，痛风的首次发作时间多在 40~60 之间。而在女性，痛风发作的年龄相对更晚，且与数个因素相关，包括绝经年龄及噻嗪类利尿剂的使用。痛风发作前驱表现为受累关节快速进展的发热、肿胀、红斑以及疼痛。经历 8~12 小时后，疼痛从最初微小的刺痛直至剧痛。初次发作通常为单关节，且半数患者发生于第一跖趾关节。第一跖趾关节的累及率在痛风患者中可高达 90%，即所谓足痛风（源于希腊语中的"足陷阱"；图 5-3）。痛风初次发作常累及的其他关节包括足中段、踝关节、足跟、膝关节，其次为腕关节、指关节及肘关节。疼痛通常很剧烈，但可因人而异。就像 Sydenham 所观察到那样，当累及下肢关节时患者行走困难，甚至无法行走。

在痛风急性发作的早期约 30% 的患者可出现高于 38℃ 的发热。痛风发作所致的皮肤红斑可越过受累关节范围，呈现出类似细菌性蜂窝织炎的表现（图 5-5）。

未经治疗的急性痛风的自然病程不尽相同，从数小时即缓解的轻微疼痛（"小发作"）到持续 1~2 周的严重发作。在急性间歇性痛风的早期，急性关节炎不常发作，发作之间的间隔有时可长达数年。随着时间的推移，痛风发作的频率增高、持续时间延长、累及关节数增多。

图5-5　急性痛风关节炎累及第一跖趾关节

急性间歇性痛风的间歇期与其急性发作一样有特征性。既往受累关节已无症状。尽管如此，其关节滑液检查却常可见尿酸盐晶体。一项研究显示，在既往曾有发作的 37 个膝关节滑液检查中，有 36 个存在尿酸盐晶体。关节滑液发现尿酸盐晶体者，其关节滑液的细胞计数均值亦高于无尿酸盐晶体者（$449/mm^3$ vs $64/mm^3$）。这些精细的差异显示存在亚临床炎症。

（三）晚期痛风

尽管有以痛风石为首发临床表现的病例报道，但通常认为晚期痛风（有时被认为是慢性痛风石痛风）常需经历 10 年甚至更长时间的急性间歇性痛风期。间歇期不再有无痛期是急性间歇性痛风进展为慢性痛风石痛风的标志。受累关节呈现持续性不适及肿胀，但程度比急性发作时要轻得多。在慢性疼痛基础上可有痛风发作，如不治疗，痛风甚至会每隔几周就发作一次。如果不采取正确的干预措施，这些慢性疼痛会随着时间的推移而逐步加重（图5-4）。这一阶段初数年的痛风患者查体时不一定都可发现痛风石。但是，MRI 发现的关节周围痛风石以及通过关节镜发现的"微小痛风石"在该阶段早期肯定已经存在了，实际上它们在急性间歇性痛风期的早期可能已经存在了。这一时期多关节受累更为常见。由于手足小关节常弥散性对称性受累，故慢性痛风石痛风易与类风湿关节炎的对称性多关节炎相混淆。

单钠尿酸盐形成痛风石的进展情况取决于高尿酸血症的持续时间及严重程度。Hench 发现未经治疗的痛风患者，从首次急性痛风发作到出现痛风石平均需要 11.7 年。一项纳入了 1 165 例原发性痛风患者的研究显示，无痛风石的患者血清尿酸水平为 $10.3\pm1.3mg/dl$，而有广泛痛风石沉积者的血清尿酸水平为 $11.0\pm2.0mg/dl$。其他与痛风石形成相关的因素包括：早年起病的痛风、长期活动且未经治疗的痛风、平均每年发作 4 次，以及有明显的上肢及多关节受累的趋向者。在未经治疗的患者中，从痛风初次发作到晚期关节炎或形成肉眼可见的痛风石之间的间隔时间差异较大，范围为 3～42 年，平均为 11.6 年。

皮下痛风石是晚期痛风最具特征性的损伤（图5-5）。痛风石可发生在身体的任何部位，但最常见于手指、腕关节、耳郭、膝关节、鹰嘴囊，以及受压部位，如前臂尺侧和跟腱。对结节性骨关节炎患者而言，更易于在赫伯登结节中形成痛风石。痛风石亦可见于其他部位的结缔组织中，如肾锥体、心脏瓣膜及巩膜。类似结节亦可见于其他风湿病，如类风湿关节炎、多中心网状组织细胞增生症。在降尿酸药物问世之前，50%的痛风患者最终出现临床上或影像学可见的痛风石。而自别嘌醇及排尿酸药物应用以来，痛风石性痛风的发生率已经下降。

许多有关成熟的、多发分叶状痛风石形成过程的认识均来自 Sokoloff 及 Schumacher 的经典病理组织学的描述，以及 Palmer 及其同事近期的免疫组化研究。图5-6 展示了假设的痛风石形成过程：无晶体的细胞团（巨噬细胞腺泡）经过晶体沉积、花冠状细胞肥大，以及最后晶体融合和细胞萎缩等阶段，最终形成临床上所见到的痛风石。巨噬细胞腺泡（图5-6A）是痛风石形成过程中光学显微镜下可观察到的最早期结构形态。该腺泡具有非晶体、无定型物的核心，环绕以单核吞噬细胞，形成玫瑰花样外观。中心的无定形物被认为是单核细胞的碎片，而这些单核细胞的聚集是由于对某些刺激的反应所致。

在腺泡形成后的某些时候，在单核细胞来源的无定形物核心内会形成小的、偏心性的、放射状排列的单钠尿酸盐结晶（图5-6B）。巨噬细胞并不吞噬单钠尿酸盐晶体，但随着晶体团块逐渐膨胀，与周围细胞相接触。该核心外壳会从 1~2 个细胞的厚度增殖为 8~10 个细胞厚的环（图5-6C）。随着痛风石的成熟，细胞环消失并且被纤维间隔所取代（图5-6D），其内含成纤维细胞，偶见多核巨细胞。邻近的晶体沉淀融合形成直径 1~10cm 的多发分叶状痛风石（图5-6E），其内交织着纤维丝，纤维丝含少许细胞，外被薄厚不一的纤维组织。通过 MRI 能够清晰地鉴别痛风石内的细胞及晶体成分（图5-7）。

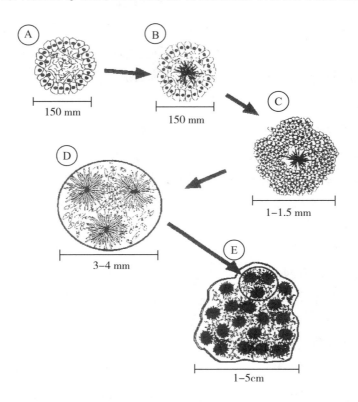

图5-6　痛风石形成的阶段。**A.** 无晶体的巨噬细胞腺泡是痛风石最早的结构形态。**B.** 在腺泡的无晶体中心出现尿酸盐晶体。**C.** 随着晶体团块的增大，其周边环绕的巨噬细胞冠也随之肥大。**D.** 晶体进一步形成，致使细胞冠变薄，直到纤维隔将晶体化了的胞窝彼此分开。**E.** 完全成熟的痛风石

图5-7 （左）中线矢状位MRI：痛风石导致手指关节畸形。（右）采用自旋回声技术加钆增强的T1加权像显示了深层软组织的解剖结构。近端趾间关节和远端趾关节背侧的结构不均匀的痛风石清晰可见。中心的晶体沉积仍为低信号强度，但周围组织信号增加

二、罕见临床表现

（一）早发痛风

3%～6%的痛风患者在25岁前发病。早发痛风是一类特殊的亚型：通常有遗传因素、疾病进展更快的特点，需要更加积极的降尿酸治疗。在典型痛风的大规模流行病学研究中，有25%～30%的患者有痛风和（或）肾结石的家族史。在早发痛风的患者中，有家族史者约占80%。在这群年轻患者中，覆盖几代人的详尽问诊将为了解该病的遗传形式提供足够的信息（X连锁或常染色体显性或隐性遗传）。

和典型痛风一样，早发痛风也可能是由于尿酸盐产生过度或者肾尿酸清除率下降所致。可导致儿童和青年人尿酸盐产生过多的疾病包括嘌呤代谢酶缺陷、糖原贮积症，以及血液病，如血红蛋白病和白血病。次黄嘌呤-鸟嘌呤磷酸核糖转移酶（HGPRT）完全缺失是一种X连锁遗传的先天性嘌呤代谢缺陷病，其典型的临床表现为Lesch-Nyhan综合征。如早期未予别嘌醇治疗，这些有严重神经系统异常的男孩在十余岁时就将罹患痛风及肾结石。HGPRT部分缺失（Kelley-Seegmiller综合征）可导致早发痛风或尿酸性肾结石，也同样具有X连锁特质。该综合征患者有轻微的或无神经系统异常。

糖原贮积症中的Ⅰ型、Ⅲ型、Ⅴ型及Ⅶ型是常染色体隐性遗传病，均与早发痛风相关。在镰状细胞贫血、β地中海贫血及非淋巴细胞白血病的年轻患者中可并发痛风性关节炎。

导致年轻患者尿酸排泄减少的疾病包括一种特异性肾小管异常，即家族性幼年高尿酸血症肾病。这种常染色体显性遗传病使患者从很年轻时起即存在高尿酸血症，而且是在发现肾功能不全之前。至40岁，可导致进行性肾衰竭和终末期肾病。其他早发痛风相关的肾病包括多囊肾、慢性铅中毒、肾髓质囊性病、局灶性小管间质疾病。

（二）器官移植患者的痛风

在常规服用环孢素防止排异反应的心脏移植患者中，高尿酸血症的发病率为75%～80%。而在肾移植和肝移植患者中其发病率相对低些（约50%），推测可能是由于此类患者使用的环孢素剂量较低。在普通人群中，无症状高尿酸血症发展为痛风的概率是1/30；而环孢素导致的高尿酸血症进展为痛风的

概率高达 1/6。环孢素 A 导致的痛风与原发性痛风之间的其他不同包括：无症状高尿酸血症期和急性间歇性痛风期显著缩短，痛风石迅速出现。无症状高尿酸血症期在典型痛风中常持续 20~30 年，但在环孢素 A 导致者仅持续 6 个月~4 年。同样，急性间歇性痛风期在移植患者中只持续 1~4 年，但在典型痛风中持续 8~15 年。

由于器官移植患者常需服用其他药物，如糖皮质激素及硫唑嘌呤，故其痛风症状相对于典型痛风而言，更不典型，很少有戏剧性变化。

（三）女性痛风

和其他大多数风湿性疾病不同的是，痛风在女性中比男性中少见。大多数大型综述显示，在痛风患者中，女性占比不足 5%。90% 女性患者的首次痛风发作是在绝经后。除首次痛风发作的时间在女性中比男性晚以外，绝经后痛风的临床表现及病程与经典痛风相似。与男性痛风患者相比，绝经后女性痛风更多的与以下情况相关：使用利尿剂（95%）、高血压（73%）、肾功能不全（50%）和曾患关节疾患，如骨关节炎。

绝经前痛风有很强的遗传倾向。大多数在绝经前发生痛风的女性有高血压及肾功能不全。对于那些罕见的肾功能正常的绝经前女性痛风患者，应该警惕常染色体遗传的家族性幼年高尿酸血症肾病或者更加罕见的非 X 连锁先天性嘌呤代谢缺陷病。

（四）血尿酸正常的痛风

对于血尿酸水平正常者发作痛风的常见解释是：①痛风的诊断不正确，②患者实际上存在慢性高尿酸血症，只是在检测时血尿酸水平是正常的。

一些关节疾患跟痛风极为相似，包括脱水焦磷酸钙（假性痛风）、碱性钙（磷灰石）及液态脂类引起的晶体性关节病。其他可导致急性单关节病变的原因也应纳入考虑范围，如感染、结节病和外伤。临床上疑似痛风者需进行关节滑液的晶体检查以确诊。如果无关节滑液分析结果，则诊断仍有疑问。

对于高尿酸血症定义的错误理解可导致误诊为血尿酸正常的痛风。血清尿酸持续高于 7.0mg/dl 为尿酸盐晶体形成提供条件，但有急性和慢性痛风患者的尿酸水平可低于该生化定义规定的高尿酸血症。事实上，约 1/3 急性痛风患者在剧痛时的血清尿酸水平低于 7.0mg/dl。产生此种现象的可能原因是疼痛刺激引起的促肾上腺皮质激素释放及肾上腺素分泌促进了尿中尿酸排泄。急性痛风发作时血尿酸正常的现象在酗酒者中比非酗酒者更常见。除别嘌醇、丙磺舒、磺吡酮等常规降尿酸药物外，大剂量水杨酸、血管紧张素 Ⅱ 受体拮抗剂、非诺贝特、糖皮质激素、华法林、愈创甘油醚及 X 线造影剂也可降低尿痛风患者的血尿酸水平，从而误认是尿酸水平正常的痛风。

Yu 报道，2 145 例痛风患者在停用别嘌醇或者促尿酸排泄药后，1.6% 的患者血尿酸水平可持续保持正常达数月。尽管有些痛风症状很轻的患者的血尿酸在一段时间内继续保持正常，但大多数这些患者会最终恢复高尿酸血症。

三、急性发作的诱因

对于有些高尿酸血症患者会出现晶体聚积而另一些却没有的原因尚不明。当关节滑液的尿酸浓度处于稳态时，痛风患者的关节滑液比骨关节炎或类风湿关节炎患者的关节滑液更易形成结晶。许多滑液蛋白已被报道与促进或者抑制晶体核的形成相关。已知的重要的生理性成核剂还较少，代表性的有 Ⅰ 型胶原和 γ 球蛋白亚片段。

高尿酸血症的严重程度与痛风的发生呈正相关。但是关节滑液内尿酸浓度的急剧上升或者下降与急性痛风发作的关系更为紧密。血清尿酸水平的快速波动是外伤、酒精摄入及药物相关痛风的一个触发机制。

外伤常被报道是引发痛风急性发作的一个诱因。外伤可小到仅为一次长途行走，途中可无疼痛，但可引发关节内肿胀。一旦关节开始休息，关节滑液中的游离水分很快流失，其结果是导致关节滑液内尿酸水平突然升高，从而引起尿酸盐结晶聚积及痛风发作。这一机制可解释为何痛风发作常在夜间。

乙醇摄入可通过数种机制导致痛风。饮用铅污染的走私酒可造成慢性肾小管损伤导致继发性高尿酸血症及铅痛风（铅中毒在这里是指铅或与铅相关的，该词来自古代的观点，认为这种金属构成了土星）。任何形式的乙醇摄入均可通过增加细胞内腺苷三磷酸的分解从而导致尿酸的增加。饮用啤酒对痛风有额外的影响，因为啤酒内含有大量的可代谢为尿酸的鸟嘌呤核苷。

药物可通过快速升高或者降低尿酸水平而引发痛风。噻嗪类利尿剂能选择性影响近曲小管的尿酸盐分泌。低剂量阿司匹林（每天低于 2g）也能提高血尿酸盐水平，但更大剂量的阿司匹林却有促尿酸排泄作用，可降低血尿酸浓度。过快的增高或者降低血尿酸水平均可诱发痛风发作；别嘌醇就是此类情况的代表。这种矛盾现象的机制可能是当关节滑液内尿酸水平急剧改变时，滑液内的微小痛风石失稳态所致。当微小痛风石断裂的时候，晶体脱落入关节滑液，从而导致痛风发作。

四、临床相关疾病

（一）肾病

高尿酸血症造成的唯一持续性损伤的内脏是肾。高尿酸血症导致的肾病共三种：①慢性尿酸盐肾病。②急性尿酸肾病。③尿酸肾结石。

慢性尿酸盐肾病是由单钠尿酸盐晶体在肾髓质及肾锥体沉积所致，伴有轻度蛋白尿。尽管慢性高尿酸血症被认为是尿酸盐肾病的病因，但是此类肾病基本上不发生在没有痛风性关节炎的患者身上。进行性肾衰竭在痛风患者中较常见，但由于痛风患者常伴发多种疾病，因此很难确定肾衰竭与慢性尿酸盐肾病之间的关系。正如以下所述，常与痛风伴发的疾病，如高血压、糖尿病、肥胖以及缺血性心脏病也是肾功能不全的危险因素。在很大程度上，高尿酸血症作为慢性肾实质疾病的独立危险因素这一说法仍然存在争议。高尿酸血症对肾的其他慢性影响可能不是晶体沉积所致，而是由于可溶性尿酸分子对肾小球入球小动脉的直接作用。

急性肾衰竭可由急性肿瘤溶解综合征时的高尿酸血症所致。该综合征可在快速增殖的淋巴瘤及白血病患者接受化疗时产生。由于细胞溶解时释放大量嘌呤，致使尿酸在远曲小管及肾集合管内沉积。

急性尿酸肾病可引起尿少或无尿。通过随机尿或者 24 小时尿中尿酸与肌酐比值大于 1.0 可以将此种急性肾衰竭与其他形式的肾衰竭区分开来。

有 10%～25% 的痛风患者患有尿酸肾结石。其发病率与血清尿酸水平强相关，当血清尿酸在 13mg/dl 以上时发生肾结石的可能性达 50%。40% 的患者肾结石的症状先于痛风发作。含钙的肾结石在痛风患者身上的发生率比普通人高 10 倍。

（二）高血压

25%～50% 的痛风患者患有高血压，同时 2%～14% 的高血压患者患有痛风。由于血清尿酸浓度与周围及肾动脉阻力直接相关，而肾血流量减少可以解释高尿酸血症与高血压的联系。肥胖及男性等因素也使高血压和高尿酸血症相关联。

（三）肥胖

不论男女，高尿酸血症及痛风均与体重十分相关，同普通人相比痛风患者经常是超重的。肥胖可能是高尿酸血症、高血压、高脂血症和动脉粥样硬化之间的联系因素。

（四）高脂血症

血清三酰甘油增高占痛风患者的 80%。尽管在痛风患者中高密度脂蛋白水平通常要低些，但高尿酸血症和血清胆固醇之间的关系仍然存在争议。血清脂类的这些异常通常不是由于遗传，而是由于生活放纵所致。

五、辅助检查

（一）影像学特点

在疾病的早期，痛风的影像学改变不显著。在急性痛风性关节炎时，影像学可仅见受累关节周围软组织肿胀。在大多数情况下，关节和骨的异常发生在病史多年者，提示存在尿酸盐晶体沉积。最常见的异常多呈不对称性，且多见于足、手、腕、肘及膝。

痛风骨侵蚀的影像学与其他炎性关节病的骨侵蚀改变截然不同。痛风所致的骨侵蚀通常稍偏离关节，而典型的类风湿骨侵蚀紧邻关节表面（图 5-8）。典型痛风骨侵蚀的特征是既有萎缩又有肥大，从而导致有垂悬边缘的侵蚀。痛风患者能保持其关节间隙直到疾病晚期。近关节处骨量减少这种类风湿关节炎常见的早期改变在痛风中罕见或者极轻微。

图 5-8　晚期痛风的影像学改变包括有垂悬边缘的典型痛风侵蚀（细箭头）及痛风石导致的软组织肿胀（粗箭头）

（二）实验室检查及诊断

很久以来，增高的血尿酸水平被认为是痛风诊断的基石。事实上，这项实验室检查对痛风的诊断意义有限。大多数高尿酸血症的人并不会发展为痛风，而痛风发作期间其血清尿酸水平可正常。大多数患者痛风的确诊有赖于临床三联征：单关节炎、高尿酸血症以及治疗后关节症状显著缓解。根据这些参数做出诊断仅仅是一种推测，但是医生应该对其他的可能保持警惕。

药物（如非甾体消炎药或者糖皮质激素）治疗的临床反应尚可见于其他类型的关节炎，包括焦磷酸钙假性痛风及碱性磷酸钙（羟基磷灰石）肌腱炎。血清尿酸测定对随访抗高尿酸血症治疗的疗效是有帮助的并且是必要的。

确诊痛风只能通过抽取关节滑液并检查滑液或痛风石物质，证实有特征性的单钠尿酸盐晶体（图5-9）。这些晶体通常为针状或者杆状。在补偿偏振光显微镜下，呈现明亮的双折光晶体：当与慢轴平行时呈现黄色（一级补偿）；而与慢轴垂直时则呈现蓝色。在痛风急性发作时晶体存在于细胞内，但是小的、粉碎状，细胞外晶体常见于发作减轻和间歇期。

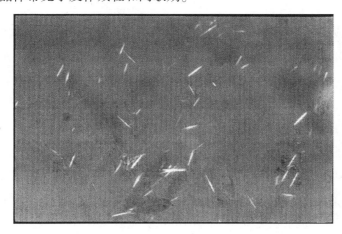

图5-9 偏振光显微镜下可见急性炎性关节滑液中典型的针状单钠尿酸晶体

节滑液检查结果与中至重度炎性相一致。白细胞计数常波动在 $5\,000\sim8\,000/mm^3$，平均为 $15\,000\sim20\,000/mm^3$。这些细胞主要是中性粒细胞。关节滑液需行细菌培养，因为细菌感染可与痛风晶体同时存在。

24 小时尿液尿酸测定不是所有痛风患者所必需的。正常饮食下，24 小时尿尿酸排泄量超过 800mg 提示尿酸生成过多。在儿童及年轻人中，这种尿酸生成过多可以是酶缺陷所致。在老年患者中，这一尿酸水平说明存在与细胞快速转化相关的疾病，如骨髓或者淋巴增殖性疾病。某些药物、造影剂和乙醇可干扰尿液尿酸的检测。因此，在检测前几天应予以避免。

（赵陶然）

第三节　治疗

痛风的处理包括两个主要方面：①治疗和预防关节及关节囊的急性炎症。②降低血清尿酸水平，目的在于避免痛性炎症复发，抑制关节损伤的进展，防止尿石症的发生。时常，痛风性关节炎的治疗和尿酸水平的降低的采取策略多基于医生的个人偏好，而非循证医学。

一、非甾体消炎药和其他止痛药

急性痛风治疗的主要目的是快速、安全的缓解疼痛及恢复功能。由于急性痛风发作具有自限性，因此有关该病的临床试验结果值得斟酌。NSAIDs 通常能够在 24 小时内缓解大部分症状。如无禁忌证，NSAIDs 被认为是急性痛风的一线治疗。在治疗痛风时，没有哪种 NSAIDs 是明确优于其他 NSAIDs 的。例如足量布洛芬（如 800mg，每天 4 次）与吲哚美辛（50mg，每天 3 次）的疗效相当。不幸的是，NSAIDs 的胃肠道和肾毒性是许多患者用药时的主要顾虑。有关急性痛风的头对头试验证实依托考昔的疗效与吲哚美辛相似，提示选择性环氧化酶-2（COX-2）抑制剂可作为非选择性 COX-2 抑制剂禁忌时的替代方法。然而，对于选择性 COX-2 抑制剂的心血管安全性尚存在争议。在早期急性痛风治疗中阿片类也可作为辅助的镇痛剂，但是目前缺少对照临床试验对其进行评估。

二、糖皮质激素及促肾上腺皮质激素

糖皮质激素（全身或局部）及促肾上腺皮质激素（ACTH）是治疗急性痛风确切有效的二线药物。此类药物的使用也因其潜在毒性而受限，尤其是可加剧高血糖。为有效地治疗急性痛风，常需全身使用相对大剂量的糖皮质激素，尤其是多关节炎时或者累及如膝关节等大关节时。在这种情况下典型的方案是泼尼松，初始剂量每天 30～60mg（可分开服用），在 10～14 天逐步减停。

对急性寡关节和多关节痛风而言，合成的 ACTH 可以在数小时内起效，而且一项对照临床试验显示合成的 ACTH 治疗急性痛风的效果优于吲哚美辛。一项针对急性痛风患者的对照研究显示，全身使用抗炎剂量的糖皮质激素所取得的疗效与 ACTH 相似。ACTH 的外周抗炎作用是由黑色素受体 3 活化调节的，发生在诱导肾上腺糖皮质激素释放之前，这可解释急性痛风中 ACTH 能够迅速起效的原因。然而，ACTH 相对来说较昂贵，也不能够广泛获得。使用全身皮质激素或 ACTH 初治急性痛风时仍面临关节炎反跳性发作。因此，在使用全身糖皮质激素或 ACTH 的同时，预防性使用小剂量秋水仙碱是有效的辅助治疗。

三、秋水仙碱

秋水仙碱口服或者静脉注射给药曾经是急性痛风的标准治疗方法。然而，由于口服秋水仙碱抑制发作所需的时间过长、治疗窗过窄以及静脉秋水仙碱潜在的严重毒性反应，现在已不再推荐用于急性痛风发作。对几乎全部急性痛风患者而言，NSAIDs、糖皮质激素或者 ACTH 提供了很好的可选择药物。但秋水仙碱在预防痛风发作上仍然发挥着重要的作用。

四、急性痛风性关节炎的预防治疗

低剂量秋水仙碱（如：0.5mg 或 0.6mg，口服每天 1～2 次）是十分适合用来预防急性痛风复发的。尽管秋水仙碱并非强力抗炎药，但是该药对预防痛风及脱水焦磷酸钙沉积病（CPPD）等晶体诱导的炎症十分有效。即使是低浓度的秋水仙碱也能调控中性粒细胞与内皮细胞的黏附。高浓度的秋水仙碱能够抑制尿酸晶体诱导的 NALP3 炎症体的活化。低剂量 NSAIDs 预防痛风发作的疗效是否可靠尚不清楚。

在降尿酸治疗的最初数月，痛风性关节炎是很常见的。标准的临床实践是抗高尿酸血症治疗的前 6 个月每天口服秋水仙碱（肾功能正常的患者 0.6mg，口服，每天 2 次）。当肾功能不全或者年龄超过 70

岁时，应进一步减少预防性低剂量秋水仙碱的剂量。即便如此，在使用低剂量秋水仙碱的时候也应当保持警惕，注意可能产生的严重毒副作用，包括神经肌病和骨髓抑制。合并使用红霉素、他汀类药、吉非贝齐和环孢素时可减少秋水仙碱的清除，从而增加秋水仙碱的毒性。由于透析不能清除秋水仙碱，因此在依靠透析维持的肾衰竭患者中不可使用秋水仙碱。

五、降低尿酸的方法

在决定开始行降尿酸治疗痛风前需要进行全面的考虑，因为降尿酸药物具有多重潜在的药物间相互作用和毒性。不行降尿酸治疗痛风也并非总是进展，有些患者通过改变生活方式可使血清尿酸水平恢复正常。生活方式的改变可影响尿酸水平，如停止酗酒、降低体重、停用噻嗪利尿剂转用其他的抗高血压药。常规的限制嘌呤的饮食并不可口，且其降低血清尿酸的效果一般。根据患者情况制定的可口的、低热量的、低糖的饮食能够提升胰岛素的敏感度，减少高尿酸血症发生率达 15%~20%。其他的饮食控制措施，如限制啤酒的摄入、增加低脂奶制品的摄入尚需进一步的验证。

六、抗高尿酸血症治疗的药理学

痛风患者采用缓慢降尿酸治疗的两个主要指征是肉眼可见的皮下痛风石和痛风性关节炎频繁发作（如每年 3 次或以上）。标准做法是在急性痛风的炎症阶段缓解之后方开始降尿酸治疗。这种做法出于担心降尿酸治疗可使尿酸晶体从重塑的微小及巨大痛风石中移出，从而加重急性痛风。通过这种机制促发急性痛风发作是开始降尿酸治疗最初数月的常见副反应。

目前常用的降尿酸药物包括：①别嘌醇，这是一种黄嘌呤氧化酶抑制剂，能够降低尿酸的生成。②促尿酸排泄药物（以丙磺舒为例），能够增加肾尿酸盐排泄。丙磺舒和其他促尿酸排泄药通过抑制近曲小管的有机阴离子交换器 URAT1，从而抑制尿酸盐的重吸收。

在痛风传统评估中，依据 24 小时尿液尿酸排泄量将患者分成两组：尿酸产生过多者和尿酸排泄减少者。尿酸产生过多者是指每天尿液尿酸排泄量超过 800mg 的痛风患者，绝大多数的痛风患者都属于该类型。然而，收集 24 小时尿液常给患者带来不便，容易不准确，并且无法辨别尿酸产生过多和尿酸排泄减少二者并存的情况。而且，当肌酐清除率 <60mL/min 时，24 小时尿液尿酸定量将不能可靠地辨别尿酸是否产生过多。测定随机尿液中的尿酸不能可靠的将尿酸产生过多与排泄减少相区分开。因此，在临床上，无论 24 小时尿液尿酸排泄测定结果如何，一旦决定需要行降尿酸治疗时常用的治疗方法是别嘌醇。在无明显引起高尿酸血症的原因时，24 小时尿液尿酸测定可用于筛查尿酸是否产生过多。可引起高尿酸血症的原因包括肾衰竭、使用利尿剂或者骨髓增殖性疾病。该检查对于 30 岁前罹患痛风者或痛风并发尿石症者更为有用。降尿酸治疗的最佳目标是保持血清尿酸低于 6.0mg/dl，该浓度比尿酸盐在体外生理溶液中的溶解度低了约 1mg/dl。标准的临床方案是在治疗的最初数月，逐渐增加降尿酸药物的剂量使血清尿酸达到这一水平。然而，即便是血清尿酸未降低至 6.0mg/dl 以下，多数患者至少是部分临床有效。当血清尿酸降低至相似水平时，别嘌醇和促尿酸排泄药促进痛风石缩小的速率相同。

别嘌醇是医生最常用的抗高尿酸血症药物，因为其每日一次服用方便，以及不论痛风患者高尿酸血症的原因如何，该药都可获得预期疗效。对大多数患者而言，别嘌醇的初始剂量应为每天 100mg（对肾功能不全患者应减量，对肾功能健全的年轻患者可增加剂量）。根据血清尿酸水平，在数周内逐渐增加剂量。每天 300mg 甚至更高剂量也可使用。限制别嘌醇有效使用的普遍原因是患者的依从性差，因此教育患者更好的按照长期目标进行降尿酸治疗是医生面临的挑战。

别嘌醇的副作用包括轻微过敏反应，如瘙痒和皮炎，发生于约2%的患者。在小样本开放研究中，约半数有此轻微反应的患者成功脱敏。但是，别嘌醇的毒性，包括肝损伤及严重过敏反应，可以变得很严重。重症别嘌醇过敏综合征具有剂量依赖性，死亡率约达20%。其典型表现为重症皮炎，伴血管炎、发热、嗜酸性粒细胞增多、肝功能损伤及肾功能不全。肾功能不全及合用噻嗪类利尿剂可能是重症别嘌醇过敏综合征的易患因素。在中国汉族人中，人白细胞抗原（HLA）－B5801与重症别嘌醇过敏综合征强烈相关。幸运的是，重症别嘌醇过敏综合征并不常见，并且普遍认为按照肌酐清除率调整别嘌醇初始剂量能够降低发生药物毒性的风险。由于别嘌醇具有剂量依赖性毒副作用，因此在晚期肾功能不全的患者中，过于激进地使用别嘌醇将血清尿酸降至6.0mg/dl以下是极具风险的。

当需要使用促尿酸排泄药物的时候（例如别嘌醇过敏时），丙磺舒是常用的选择。丙磺舒能够增加肾尿酸清除，并且可用于肾尿酸排泄减低但肌酐清除率≥60mL/min的患者。为保证有效，促尿酸排泄药的使用要求肾功能良好。丙磺舒的起始剂量是500mg每天两次，根据尿酸水平逐渐加量至最大剂量1g每天两次（或直到达到目标血清尿酸水平）。服用丙磺舒的患者发生尿酸性尿石症的风险增高，故患者应有依从性，确保每天至少饮水2L以减少尿石症风险。低剂量的阿司匹林能够减少肾尿酸排泄，但不会显著阻断丙磺舒的抗高尿酸血症的活性。其他强效促尿酸排泄药物有磺吡酮和苯溴马隆，但是这些药物由于毒性而受到限制，而且不能普遍获得。更弱的促进尿酸排泄的药物有血管紧张素1（AT$_1$）受体拮抗药（氯沙坦）、降脂药（阿托伐他汀和非诺贝特）。在这几个药中，非诺贝特的降尿酸能力最强。氯沙坦的促尿酸排泄效果持续性有限。使用氯沙坦、阿托伐他汀和非诺贝特作为降尿酸的主要用药还是辅助用药视所选择的患者而定。通常选择中等程度高尿酸血症患者，伴有痛风和其他并存疾患如高血压、代谢综合征和高脂血症。然而，此类药物在治疗中的地位尚未建立，而且与其他促尿酸排泄药一样，有发生尿酸性尿石症的风险。

七、对于痛风的并发症和无症状高尿酸血症的考虑

痛风患者医学管理的含义是指认识和合理治疗那些与痛风相关的可影响尿酸水平和寿命的疾病。这些疾病包括代谢综合征、高脂血症、高血压、酗酒、肾病及骨髓增殖性疾病。无症状高尿酸血症本身不会引发临床上显著的肾疾病。然而，高尿酸血症既是动脉粥样硬化的独立危险因素，又是缺血性心脏病不良事件的预测因子。血清尿酸与儿童血压成正相关，有关啮齿类动物的大量研究表明高尿酸血症可对动脉内皮细胞和平滑肌细胞产生直接的、有毒的和致动脉粥样硬化的作用，同样会对肾小球血管系统、肾功能及全身的血压带来毒性作用。目前尚无证据支持对无症状高尿酸血症进行治疗。

八、器官移植患者的痛风

难治性痛风显著的例子常来自主要器官移植患者。对这些患者，环孢素或者他克莫司是异体移植成功的关键。在这种情况下，环孢素或者他克莫司引起的肾部病变和肾尿酸转运的改变可导致显著的高尿酸血症和显著加速的痛风石形成。因此，移植相关痛风一旦诊断几乎总是需要进行抗尿酸治疗的。对于主要器官移植受体来说，采用低剂量环孢素微乳剂以及发展非环孢素的免疫抑制剂能够降低此类医源性疾病的范围及广度。

九、难治性痛风患者的治疗：目前观点和药物新进展

降尿酸治疗受限常成为患者的主要临床问题。最常见的问题是对别嘌醇不耐受、肾功能不全或者尿

石症（使促尿酸排泄药失效或者禁忌）以及广泛痛风石。以下将讨论一些新的具有潜在治疗痛风的药物，如奥昔嘌醇、非布索坦、尿酸氧化酶。

别嘌醇的局限性不只限于过敏反应及其他形式的药物不耐受。别嘌醇的主要代谢产物奥昔嘌醇以极高的亲和力跟还原型黄嘌呤氧化酶结合，但是不能有效地结合和抑制氧化型黄嘌呤氧化酶。这或许是一些患者即使在别嘌醇剂量高达每天 300mg 时仍然缺乏有效性的原因。一些别嘌醇过敏患者能够耐受奥昔嘌醇，但是奥昔嘌醇的口服吸收性比别嘌醇差，因此可能需要花更长的时间来调节奥昔嘌醇的用量，以取得满意的降尿酸效果。与别嘌醇的交叉反应以及依赖良好肾功能去有效清除奥昔嘌醇，使得奥昔嘌醇在治疗别嘌醇不耐受的难治性痛风时的使用受到了进一步的限制。

非布索坦能够通过不同于别嘌醇与奥昔嘌醇的机制来抑制黄嘌呤氧化酶，通过占据进入酶活性中心的通路来阻止底物与黄嘌呤氧化酶结合。这使得它对黄嘌呤氧化酶的氧化型和还原型均有抑制作用，但是对于其他参与嘌呤与嘧啶代谢的酶的影响很小。此外，和目前使用的黄嘌呤氧化酶抑制剂不同，非布索坦代谢主要通过在肝中形成葡萄糖醛酸苷、氧化，并且在粪便与尿液中大致等量的排泄。一项以血清尿酸水平 < 6.0mg/dl 的患者所占百分比为主要终点的 III 期临床研究显示，对于起始血清尿酸水平 > 8.0mg/dl 的痛风患者，非布索坦（每天 80~120mg）降低尿酸的疗效优于别嘌醇每天 300mg 的疗效。然而，治疗 1 年后，痛风复发率的降低和痛风石体积的缩小情况在所有治疗组中结果相似。

肝尿酸氧化酶，在人体中缺乏表达，可氧化相对不溶性的尿酸成为高溶解度的尿囊素，同时产生氧化剂过氧化氢及尿酸氧化的活性中间体。尿酸氧化酶能够显著地降低血清尿酸水平，加速痛风石溶解（主体消除）。重组未修饰黄曲霉尿酸氧化酶（拉布立酶）是美国 FDA 批准的治疗高尿酸血症介导的肿瘤溶解综合征的药物。但是，这种尿酸氧化酶有很高的免疫原性，能够触发包括过敏反应在内的严重的甚至是致命的副作用。受过敏反应和产生尿酸氧化酶中和抗体的限制，未修饰尿酸氧化酶仅能够单次、短程使用。通过尿酸氧化酶上特异氨基酸的突变和重组酶的聚乙二醇修饰，降低尿酸氧化酶的抗原性，延长半衰期，从而实现尿酸氧化酶活性最佳化。研究表明，PEG 修饰的尿酸氧化酶对痛风患者可能有较好的前景。就免疫原性而言，静脉注射可能好于皮下注射。然而，尿酸氧化酶引起的注射或输液反应以及氧化还原应激反应让人担忧。在此种情况下，尿酸氧化酶能够引起溶血现象及高铁血红蛋白症，其中大多数是可以预测的，患者多有葡萄糖-6-磷酸脱氢酶（G6PD）缺陷。因此，在治疗痛风时，修饰的尿酸氧化酶仅适用于那些经过慎重选择的、对其他抗高尿酸血症治疗不耐受或者无效的，且短期需要溶石的患者。

（赵陶然）

系统性红斑狼疮

  与器官特异性自身免疫性疾病如甲状腺炎、糖尿病和重症肌无力等不同，系统性红斑狼疮（SLE）是同属于一种疾病的多种症状和体征的集合。SLE 临床表现的多样性，随时间推移临床表现不断累积和病程的波动性对临床医师是极大的挑战。除极个别外，实验室检查均发现抗核抗体（ANA）存在。鉴于 SLE 病情的复杂性、与多种疾病鉴别的必要性以及更特异性治疗的需要，美国风湿病学会（ACR）制定了 11 条诊断标准，包括 SLE 的主要临床表现（皮肤黏膜、关节、浆膜、肾、神经系统）和相关实验室检查（血液检查和免疫学检查）。诊断需符合 4 条或 4 条以上标准，但并不要求这些表现同期存在，某一项标准如关节炎或血小板减少可早于其他症状数月或数年出现。尽管风湿病学者就该标准是否需要在临床工作中严格应用、或仅用于正式学术研究的问题上尚未达成一致，但这些标准为患者的评估提供了一种方法。

  一项加拿大的大规模队列研究表明 SLE 不仅可以累及几乎全身的任何部位，而且同一脏器不同结构受累频率也各不相同。SLE 的非特异性全身症状包括疲乏、发热和体重下降等，有时是主要的临床表现。人口学特点如女性多见（女：男 ≈ 9：1）、育龄期女性发病有助于诊断。诱发或加重因素包括日光照射、精神紧张、感染、药物（如磺胺）和手术等。

  目前 SLE 患者诊断后的 2 年存活率已经从 30 年前的 50% 提高到了 90%，10 年存活率为 80%～90%。SLE 患者的死亡率曲线呈双峰模式：诊断后 5 年内死亡的患者多为病情活动需大剂量皮质类固醇和免疫抑制剂治疗，同时并发感染；后期死因多为心血管疾病，这已经引起了临床和科研的高度重视。尽管 SLE 不能治愈，但部分患者可长期处于缓解状态，无病情活动的临床表现，甚至 ANA 也可以转阴。

  系统性红斑狼疮是自身免疫性疾病的原型，临床表现多样，并存在抗细胞核成分的自身抗体。SLE 以年轻女性多见，发病高峰为 15～40 岁，女：男为（6～10）：1；儿童和老人也可受累，此时女：男为 2：1。在普通门诊人群中，SLE 发病率为 1/2 000，因人种、地域和社会经济水平不同而有差异。

  与其他自身免疫性疾病类似，SLE 可呈现家族聚集倾向，在患者的一级亲属中发病率较高。SLE 同卵双胎同患病率为 25%～50%，异卵双胎为 5%。此外，SLE 可并发其他自身免疫性疾病如溶血性贫血、甲状腺炎和特发性血小板减少性紫癜等。尽管与遗传因素有关，但大部分 SLE 为散发病例。

第一节 病理和发病机制

一、免疫病理学

SLE 的病理改变见于全身多个脏器，表现为炎症、血管异常（轻微血管病至血管炎不等）以及免疫复合物沉积。以肾病理改变最为典型，包括系膜细胞和系膜基质增生、炎症、细胞增殖、基底膜异常和免疫复合物沉积。沉积物由 IgM、IgG、IgA 和补体等组成，电镜下可见其分布于系膜区、内皮下以及肾小球基底膜的上皮下。肾的两种病理分型为临床分期提供了依据。不同患者狼疮性肾炎的严重程度和病理类型各异，具有显著的多变性。

SLE 患者皮肤病理改变表现为表皮与真皮交界处的炎症和退行性变，主要损伤部位为基底层或生发层，免疫荧光显微镜下可见 IgG 和补体颗粒状沉积条带。坏死性血管炎也可引起皮肤损害。SLE 其他器官病理改变通常为非特异性炎症或血管异常，但有时病变轻微。例如，无论中枢神经系统（CNS）受累的严重程度，其病理改变通常仅表现为皮质微梗死灶和轻微血管病伴退行性或增殖性改变，而血管炎的炎症和坏死表现罕见。

心脏的病理表现为出现心包、心肌和心内膜非特异性炎症病灶，但并不一定引起临床症状。疣状心内膜炎，即 Libman-Sacks 心内膜炎，是 SLE 的典型病理改变，表现为瓣膜赘生物，好发于二尖瓣，由免疫复合物、炎性细胞、纤维蛋白和坏死物质聚积形成。

闭塞性血管病伴动静脉血栓形成是 SLE 的常见病理表现。除了炎症可引起血液高凝状态，自身抗体也参与触发血栓事件，包括抗磷脂抗体、抗心磷脂抗体和狼疮抗凝物。除了部分与脂质抗原结合，其他抗体与血清蛋白 β_2GP1 结合。β_2GP1 可以与脂质形成复合物。内皮细胞黏附性增加也可造成 SLE 的血管病变，其机制与革兰氏阴性细菌触发的 Schwartzman 反应类似。

SLE 的其他病理表现与炎症关系并不明确。即便是在不伴有常见心血管疾病危险因素的女性 SLE 患者中，其动脉粥样硬化的过程也是加速的，并且患者发生脑卒中和心肌梗死风险增高。目前尚未明确这些现象是否与皮质类固醇导致的免疫紊乱以及高血压或慢性炎症引起的血管病变有关。同样，慢性重症 SLE 患者的骨坏死和神经退行性变可能与血管病变、药物不良反应或长期免疫系统功能紊乱有关。

二、ANA 致病的免疫病理机制

SLE 最主要的免疫系统功能紊乱是出现自身抗体。这些抗体的靶点是细胞核、细胞质或细胞表面的自身分子。此外，SLE 血清中还存在抗 IgG 和凝血因子等可溶性分子的自身抗体。由于抗原靶点众多，因此 SLE 是一种系统性的自身免疫性疾病。

在患者血清里检测到的自身抗体中，以抗细胞核成分的抗体（ANA）最具代表性，见于 95 以上的患者。这些抗体可与 DNA、RNA、核蛋白以及蛋白/核酸复合物结合。ANA 所结合的靶分子在不同种属之间高度保守，具有重要的细胞功能，并作为复合物（如核小体）的一部分存在于细胞内。此外，这些分子可在特定存在状态下（例如在免疫复合物中），通过 Toll 样受体（TLR）刺激固有免疫系统的介导，表现出内在免疫活性。TLRs 可识别多种自身和外源性分子，DNA、单链 RNA 和双链 RNA 都属于 TLR 配体。

针对某些核抗原（如 DNA 和组蛋白）的抗体常同时出现，这被称为连锁现象。连锁现象表明自身反应的靶点和驱动抗原是复合物，而并非单个抗原组分。就 ANA 在 SLE 中的特异性而言，有两种较为特殊，抗双链（ds）DNA 抗体和抗 Sm 抗体基本上只见于 SLE 患者，并被纳入 SLE 的血清学分类标准。尽管两者均为标志性抗体，但在表达形式和临床意义上各不相同。抗 DNA 水平可随时间出现显著波动，而抗 Sm 抗体的水平则较为恒定。此外，两者靶抗原也不相同。Sm 抗原是 snRNP（小核糖核蛋白），由富含尿嘧啶的 RNA 分子和蛋白复合物组成。抗 Sm 抗体以 snRNP 蛋白为靶点，而不是 RNA，而抗 dsDNA 抗体结合的是核酸决定簇。

抗 DNA 抗体最主要的特点是与 SLE 的免疫病理过程有关，特别是肾小球肾炎，这已经在多项观察中得到了证实：血清抗 DNA 抗体水平与病情活动度相关；活动性肾炎患者的肾小球洗脱液中含有高浓度的抗 DNA 抗体；将抗 DNA 抗体注入正常动物体内可诱发肾炎。抗 DNA 抗体的水平和肾病变活动性之间的关系并不固定：部分活动性肾炎患者抗 DNA 抗体阴性，而部分患者具有高滴度抗 DNA 抗体但临床症状轻微，未见肾炎临床表现。

其致病性自身抗体（如抗 Ro 或抗 Sm）可能与抗 DNA 抗体阴性的肾炎类型有关。部分患者血清学活动而临床表现稳定，表明仅有部分抗 DNA 抗体可诱发肾小球肾炎。具有该特性的抗体被称为致病性或致肾炎性抗体。抗体的致病性可能与抗体的类型、电荷、结合补体的能力以及与肾小球组织结合的能力有关。抗 DNA 抗体是可以与核小体结合的致病性抗体的一个亚群。DNA 存在于循环以及免疫沉积物中，只有对抗核小体抗体的全部类型进行测定，才不会遗漏致肾炎性抗体。

除了在肾炎中起直接作用，抗 DNA 抗体还可引起免疫系统功能紊乱从而增强肾局部和全身的炎症反应。含 DNA 的免疫复合物可以促进浆细胞样树突状细胞表达干扰素 α（IFN-α）。这需要在免疫复合物中同时存在抗体和 DNA，还需要 Fc 受体的参与。该反应机制尚未明确，可能与参与内化核酸应答的 TLRs 和其他非 TLR 信号系统有关。针对其他核抗原（包括 RNP 复合物）的抗体也可刺激该反应，表明免疫复合物除了造成脏器损害，在患者全身免疫系统功能紊乱中也起到了一定作用。

除了抗 DNA 抗体，其他自身抗体也可以造成器官特异性损害。例如，抗核糖体 P 蛋白（抗 P）抗体与神经精神症状和肝炎相关，抗 Ro 抗体与新生儿狼疮和亚急性皮肤型红斑狼疮相关，抗磷脂抗体与栓塞、血小板减少性紫癜以及反复自然流产相关，抗血细胞抗体则与血细胞减少相关。

抗体并不能直接作用于细胞内的靶抗原，难以解释 ANAs 与 SLE 的临床表现相关。事实上，抗原的位置并不固定，部分抗原在发育或凋亡过程中移位于细胞膜，从而受到抗体攻击。心脏发育过程中，心肌细胞表面表达可以被抗 Ro 抗体结合的分子，在补体存在的情况下，造成局部炎症和传导系统损害。

由于肾病变影响患病率和病死率，在 SLE 发病机制的研究中，有关肾炎的研究最多。活动性肾炎的抗 DNA 抗体水平升高伴补体降低，表明 SLE 肾病变是由含抗 DNA 抗体的免疫复合物沉积造成的。抗 DNA 抗体主要沉积于肾，提示 DNA/抗 DNA 抗体免疫复合物是主要的致病因素。免疫复合物中的 DNA 多以核小体的形式存在，因此抗核小体其他成分的抗体也可能参与免疫复合物的形成。

尽管免疫复合物可以诱发肾损害，但其在血清中含量有限。这表明免疫复合物可能于原位形成，而不是通过循环到达肾。根据这个机制，免疫复合物是在黏附于肾小球基底膜的 DNA 或其他核小体组分上形成的。狼疮性肾炎的另一个发病机制是肾小球抗原与自身抗体的直接反应。许多抗 DNA 抗体具有多特异性，可以与除了 DNA 之外的其他分子相互作用。抗 DNA 抗体与这些分子结合可以激活补体系统并诱发炎症反应。

目前对于 SLE 其他临床表现的病理机制了解较少，但一般认为与免疫复合物在相关组织中的沉积有关。补体下降和血管炎表现与 SLE 病情活动的密切关系提示免疫复合物是启动或加重器官损害的重要因素。细胞介导的细胞毒反应或抗体对靶组织的直接攻击也可能参与组织损伤。根据以上机制，具有交叉反应性的抗 N-甲基-D-天冬氨酸（NMDA）受体的抗体可能是通过诱导兴奋毒损伤而造成中枢神经系统的病变。

三、疾病易感性的决定因素

对患者的研究显示 SLE 由遗传决定的免疫系统功能紊乱所致，该免疫系统功能紊乱可被外源或内源性因子所触发。虽然疾病的易感性是遗传的，但它可能是多基因性，且不同个体中有不同的基因参与。关于遗传易感性的研究主要致力于寻找 SLE 患者中出现频率更高的基因多态性，以及对 SLE 患者的同胞或多发家系进行全基因组扫描。尽管该方法能够明确含有与发病可能相关的基因的染色体区域，但尚无法明确识别这些基因。此外，疾病相关位点可因人种和地域不同而有所差异。

与自身免疫性相关的基因中，主要组织相容性复合物（MHC）在 SLE 中的作用已有广泛研究。在基于人群的研究中通过多种 MHC 基因标记发现，与其他自身免疫性疾病一样，SLE 的易感性与Ⅱ类基因多态性有关。已经发现人类白细胞抗原（HLA）-DR2 和 HLA-DR3（及多种亚型）与 SLE 相关。这些等位基因引起疾病的相对危险度为 2~50 由于 HLA 扩展单倍型中Ⅱ类基因与其他可能导致遗传易感性的基因之间存在连锁不平衡现象，使得 MHC 基因相关性的分析较为复杂。MHC 中含有许多与免疫系统有关的基因，因此，Ⅱ类基因标志物与疾病的相关性并不表明它们具有特定的、致发病的功能异常。

在 MHC 的其他基因系统中，遗传性补体缺陷与疾病易感性有关。与Ⅰ类和Ⅱ类分子一样，补体特别是 C4a 和 C4b 存在显著的基因多态性。C4a 分子（无效等位基因）缺失在人群中较常见。不同种族 SLE 患者中 80% 以上存在无效等位基因，纯合子 C4a 缺失是 SLE 的高危因素。C4a 无效等位基因属于以 HLA-B8 和 HLA-DR3 为标志的 HLA 扩展单倍型的一部分，这些Ⅰ类和Ⅱ类等位基因对遗传易感性的影响可能反映了与补体缺失之间的连锁不平衡现象。此外，SLE 还与遗传性 C1q、C1r/s 和 C2 缺失有关。

SLE 与遗传性补体缺失相关性似乎出人意料，因为疾病过程中有显著的免疫复合物沉积和补体消耗。补体活性下降可能造成外源性抗原和凋亡细胞清除功能缺失，从而影响疾病易感性。凋亡即程序性细胞死亡，包括 DNA 降解、细胞内成分重组并释放 DNA 和 RNA 进入外环境。这些分子可以单独或在免疫复合物中通过 TLRs 激活免疫系统。

凋亡细胞的清除，即胞葬作用，涉及包括补体系统在内的多个细胞和体液途径。C1q 可以与凋亡细胞结合，启动补体在清除凋亡细胞过程中的作用。如果没有补体参与，凋亡细胞将持续存在并刺激免疫反应。补体缺失在自身免疫性疾病中的重要性已经在去除 C1q 基因的小鼠中得到证实。C1q 缺失小鼠抗DNA 抗体水平升高，出现肾炎的临床表现，组织中凋亡细胞增多。清除系统中其他环节受损（如 IgM 和 DNase）同样也可以引起免疫系统异常，死亡细胞和失活细胞及其成分可以刺激干扰素分泌。

四、鼠科动物系统性红斑狼疮的基因学

数个近亲交配的小鼠株系表现为遗传性狼疮样疾病，被作为研究人类疾病的动物模型。这些小鼠在 ANA 合成、免疫复合物性肾小球肾炎、淋巴结肿大以及 B 细胞和 T 细胞功能异常等方面与人类 SLE 患者相似。不同株系之间在血清学指标和临床表现（如抗 Sm、溶血性贫血和关节炎）以及患病的性别比例方面各有差异。在不同的狼疮株系中（NZB、NZB/NZW、MRL-lpr/lpr、BXSB 和 C3H-gl/lgld），出

现完全型的狼疮综合征需要多个非连锁基因参与。

通过分子基因技术已经建立了多种 SLE 的新模型。通过基因敲除技术去除或通过转基因技术增强特定基因表达，可以建立基因异常表达的小鼠模型。对小鼠模型的研究发现，多种基因异常与自身免疫性反应有关，调节免疫细胞存活期或信号阈的基因可引起自身抗体合成。这些基因的缺失可影响免疫耐受的建立或造成自身反应性细胞的持续存在。

五、免疫细胞紊乱

SLE 中免疫细胞如 B 细胞、T 细胞和单核细胞等普遍异常可导致自身抗体的产生。免疫细胞紊乱造成 B 细胞过度活化，引起高球蛋白血症、合成抗体的细胞数目增加以及对多种外源和自身抗原的反应性增强等。B 细胞和 T 细胞功能紊乱的另一个结果是免疫耐受异常。在健康人中，合成抗 DNA 抗体的前体细胞可通过无能或消除形成耐受，但 SLE 患者和动物模型中仍存在这些前体细胞，可产生高亲和力的自身抗体。

免疫细胞功能紊乱可影响多种细胞类型和细胞系，在患者外周血细胞中出现干扰素标记现象是一个显著特征。微阵列及相关分子技术表明，SLE 患者外周血细胞的基因表达方式符合 IFN-α 刺激的表现。此外，该标记现象与抗 DNA 或抗 RNP 等抗原的抗体有关，这与免疫复合物中核酸组分通过 Toll 样受体（TLR）或其他受体刺激干扰素分泌的表现相符合。由于 I 型干扰素对免疫系统作用广泛，其高水平表达可引起多种非特异性免疫系统功能异常。

尽管非特异性免疫活化可诱发 ANA 合成，但这并不是引起致病性自身抗体特别是抗 DNA 抗体产生的主要机制。这些抗体的水平远远超出高球蛋白血症的程度。此外，体细胞基因中可变区突变可增加抗 DNA 抗体的 DNA 亲和力以及对 dsDNA 的特异性，提示存在受体驱动机制介导的体内抗原选择。免疫前各组分和前体细胞可在自身抗原驱动下出现突变，从而影响抗体合成反应。

此外，抗 DNA 抗体的一些特征提示体内存在受体驱动的抗原选择机制。这些特征包括能增加 DNA 的亲和力以及对 dsDNA 的特异性的可变区的体细胞基因突变。这些反应的产生也受免疫前免疫库的组成和可在自身抗原驱动下出现突变的前体细胞的影响。

SLE 患者的 DNA 可诱导自身抗体合成，但将哺乳动物 DNA 注入正常动物时，免疫原性较弱。这表明 SLE 患者可能存在对 DNA 的特殊反应能力，或存在高免疫原性的 DNA 形式（如凋亡细胞表面小泡或核小体）。尽管 SLE 患者以及 SLE 小鼠模型的血清学特点表明核小体是驱动抗原，但细菌或病毒 DNA 也可能诱导抗体合成。细菌 DNA 具有特征性序列基序，可以直接刺激 TLR，具有强大的佐剂特性。因此，细菌性 DNA 具有免疫原性，可在具有遗传易感性的个体中诱导抗 DNA 抗体合成。

ANA 抗核蛋白的特异性表明抗体合成反应是由抗原驱动的，因为这些抗体可以与核蛋白上不同位点的多个独立决定簇相结合。ANA 的结合方式不支持分子模拟是 SLE 自身免疫性疾病的唯一发病机制。交叉反应与多种免疫性疾病相关，也被认为参与了 SLE 的病理过程，因为某些核抗原与病毒蛋白和细菌蛋白之间存在序列相似性。但如果 SLE 的自身抗体是通过分子模拟机制产生，它们与自身抗原的结合将仅限于与外源性抗原同源的位点，而不是与整个分子结合。因此，对于外源性抗原的交叉反应启动了抗体产生，自身抗原则持续刺激 ANA 合成。感染在 SLE 发病过程中起到了一定作用，SLE 患者感染 EB 病毒较对照组人群多见。

关于 SLE 基因学和 ANA 合成方式的研究都强烈提示 T 细胞在疾病发生过程中具有重要作用。在狼疮鼠模型中，应用单克隆抗体清除 T 辅助细胞可阻断自身抗体合成和临床症状的出现。由于抗原的自身特点，T 细胞在自身抗体合成过程的辅助作用与传统形式有所不同。绝大多数 SLE 抗原以复合物如核小体的形式存在，含有多种蛋白和核酸类型。由于这些抗原可通过多价键结合诱导 B 细胞活化，参与自身免疫反应的 T 细胞经非特异性激活被清除，这样，反应性 T 细胞只能与抗原复合物中一种蛋白相结合，从而使得单一 T 辅助细胞与 B 细胞的抗原决定簇相互作用。

由于这些抗原可通过多价键结合诱导 B 细胞活化，T 细胞可通过非特异性激活参与自身免疫反应。或者 T 细胞被抗原复合物中一种蛋白激发而活化，从而使得单一 T 细胞辅助 B 细胞与抗原决定簇作用。

六、触发事件

尽管遗传因素和激素水平可影响 SLE 易感性，但疾病的发生和严重程度随时间的变化与环境及其他外在因素有关。例如，微生物可以通过分子模拟机制诱发特异性反应并导致免疫调节紊乱，精神压力可以引起神经内分泌改变从而影响免疫细胞的功能，饮食可影响炎症性介质的合成，毒物（包括药物）可以改变细胞反应性和自身抗原的免疫原性，物理因素如日光可以造成炎症和组织损伤等。这些因素对不同易感个体的影响差异很大，进一步解释了疾病的异质性以及病情复发与缓解交替现象。

很多 SLE 患者在临床表现出现前数年即存在血清学异常。因此，从发病机制角度而言，疾病的发展是按顺序进行的，先有自身抗体表达，继而出现临床表现。第二次触发事件可能导致自身抗原释放并形成免疫复合物，从而驱动细胞因子产生。将自身抗体表达与临床表现进行阶段性区别可以解释部分狼疮患者血清学活动但临床表现稳定，以及病情复发后再缓解的现象。

（王　梅）

第二节　诊断和鉴别诊断

一、常见受累器官

（一）皮肤黏膜

皮肤是最常见的受累器官之一，见于 80%～90% 患者。正如 SLE 本身的症状和体征具有多样性，皮肤黏膜损害亦有多种表现。11 条标准中有 4 条与皮肤黏膜表现相关。根据皮损特点和病程的不同，SLE 特异性皮肤表现可分为慢性、亚急性和急性三类，这与皮肤外表现或实验室检查无关。

最常见的慢性皮肤表现是盘状红斑狼疮（DLE），可作为系统性红斑狼疮的一部分，或者独立存在并且不伴有自身抗体（2%～10% 将发展为 SLE）。DLE 皮损为境界清楚的红斑，表面覆有黏着性鳞屑。剥离鳞屑，其下可见扩张的毛囊口，最常分布于颜面、头皮、耳郭、耳后和颈部，非阳光暴露部位亦可受累，皮损可出现扩大，边缘为新发的红色硬斑，中央萎缩性瘢痕较为特异，毛囊破坏可造成非可逆性脱发。DLE 病程早期真皮中大量黏蛋白聚集可造成皮损的水肿性改变，但较为罕见。狼疮性脂膜炎亦称深部狼疮，是慢性皮肤表现中较少见的类型，表现为累及深部真皮和皮下脂肪的硬结，无表皮层和表面皮肤受累，随病情进展，表面皮肤可因皮下结节粘连牵拉而出现凹陷性改变。

亚急性皮肤型红斑狼疮（SCLE）见于 7%～27% 患者，好发于白种女性。典型表现为广泛的对称性浅表皮损，多见于日光照射部位如肩部、上肢伸侧、胸上部、背上部和颈部，初为较小的鳞屑性红斑，可进展为丘疹鳞屑型（银屑病型）或环状多环型皮损，后者常融合成片伴中央色素脱失，通常两者均不遗留瘢痕。SCLE 患者抗 SSA/Ro 核糖核蛋白抗体多呈阳性。

颧部红斑或蝶形红斑是 SLE 最典型的皮肤表现，属于急性皮疹的范畴，见于 30% ~60% 患者。这种水肿性红斑形似蝴蝶，它的身体跨在鼻的基地部，两个翅膀伸展到颧突。皮疹还可见于前额和下颌，但通常不累及鼻唇沟。它不表现为散在的丘疹和脓疱疹，可由此与酒糟鼻相鉴别。皮疹常急性出现，可持续数日。炎症后改变常见，特别是在色素性皮肤的患者。蝶形红斑可因日光照射诱发或加重，患者身体其他部位也可出现光过敏性红斑但没有蝶形红斑。光过敏和蝶形红斑是相互独立的诊断标准，虽然在大部分患者中两者同时存在。由国际知名 SLE 专家组成的系统性红斑狼疮国际协作组（SLICC）正致力于修订 ACR 分类标准，单纯依据病史判定的光过敏可能并不敏感。此外，SLE 急性皮肤表现的另一种类型是广泛的麻疹样或发疹性皮疹。

SLE 患者的脱发可呈弥漫性或斑片状的，可逆性或永久性的，后者由头皮盘状红斑而致。鬓角处头发易于断裂，即"狼疮发"。

黏膜病变是 SLE 病谱的一部分，可累及口腔（最常见）、鼻腔和肛门生殖器部。口腔黏膜病变可见于颊黏膜和舌面，但以上腭溃疡最为典型。通常为无痛性，也可因溃疡中央凹陷而出现疼痛。

血管炎是 SLE 皮肤病变的又一种类型，表现为荨麻疹、紫癜、甲襞或指趾溃疡、指腹和手掌红斑以及片状出血等。

由于 SLE 皮肤病变是病情活动的重要标志，查体时应对易于忽视的部位如头皮、耳郭、耳后、上腭、指尖和手掌等进行仔细检查。

（二）骨骼肌肉系统

关节痛是 SLE 最常见的首发症状，发生率高达 76% ~100%。部分患者仅有关节痛而无炎症表现，有些患者则表现为典型的关节炎，包括关节红、肿、热、痛和活动受限。值得注意的是，患者关节疼痛程度与查体时滑膜炎的程度并不一定成比例。关节炎可累及任意关节，但以对称性双手小关节（近端指间关节和掌指关节）、腕、膝关节受累最为常见，脊柱多无受累。关节炎可呈一过性表现，于 24 小时内缓解，或较为持续。这些特点是部分患者初期被考虑有早期 RA 的原因。与 RA 不同的是，SLE 的关节炎为非侵蚀性，通常不会导致畸形。若有关节变形如尺侧偏斜、过屈、过伸等，通常可以还原复位。这种手指活动性增加伴可复位的变形是继发于关节周围组织如关节囊、韧带和肌腱受累而出现的，被称为 Jaccoud 关节病。偶可出现侵蚀性病变，此时难以与 RA 鉴别；但通常 SLE 患者的侵蚀性病变并不会出现进展，这与关节囊压力和半脱位造成的机械状态改变有关。

关节腔积液程度较轻，外观清亮或轻度浑浊，黏度和黏蛋白凝块良好，未反映出显著的炎症。ANA 可为阳性，白细胞计数常 $<2\,000/mm^3$，以单核细胞为主，表现为漏出液或渗出液。血清/关节腔积液的补体、总蛋白、IgG 比值都可以是 1，提示蛋白按比例进入关节腔；或仅有补体水平 >1，则提示关节腔内存在补体局部消耗，而不是单纯血清补体下降。大量关节腔积液伴局部发热应警惕感染性关节炎。SLE 患者也可出现类风湿结节和类风湿因子阳性，但并不常见。

骨坏死发生率为 5% ~10%，以股骨头受累最常见，还可累及股骨髁、距骨和肱骨头。跖骨头、桡骨头、腕骨和掌骨等偶可受累。骨坏死常两侧对称，但并不一定同时出现。大多数病例与应用皮质类固醇有关，还可因雷诺现象、小血管炎、脂肪栓塞和抗磷脂抗体等所致。患者常主诉定位于某一个关节的运动时持续性疼痛，休息后可缓解。

肌痛和肌无力常累及三角肌和股四头肌，可作为病情活动的伴随症状。小于 15% 患者可出现明显的肌炎表现伴肌酸磷酸肌酶（CPK）升高，但极高 CPK 罕见。肌电图（EMG）和肌活检结果从正常到皮肌炎/多发性肌炎的表现不等。此外，应用糖皮质激素或抗疟药也可导致肌病。

（三）肾

肾是 SLE 的特征性受累器官。几乎所有关于预后的研究都表明狼疮性肾炎是预后不良的重要指标。1/2~2/3 患者可有肾受累，多表现为蛋白尿（尿试纸检测 2+，>500mg/24h）。肾损伤有多种类型，评定时主要根据肾活检分类，也可参考临床表现。世界卫生组织最早根据组织学和免疫复合物的位置对狼疮性肾炎进行了分类（表 6-1）。近来，国际肾病学会和肾病理学会（ISN/RPS；表 6-2）对该分类进行了修订。两者重要的区别在于新分类将局灶型和弥漫型（分别对应Ⅲ和Ⅳ）增殖病变分为活动性和慢性瘢痕性；活动性病变具有治疗价值。此外，还将弥漫增殖型肾炎分为节段型和球型。目前尚不确定该组织学分型是否会对临床治疗和预后评估产生影响。Ⅴ型定义为单纯膜型狼疮性肾炎，若并发增殖性病变，则两个型别都要写出，如Ⅴ+Ⅲ型或Ⅴ+Ⅳ型。

表 6-1 世界卫生组织狼疮性肾炎分类

分型	类型	免疫复合物沉积部位	临床表现[a]					
			尿沉渣	蛋白尿（24 小时）	血肌酐	血压	抗 dsDNA 抗体	C_3/C_4
Ⅰ	正常	无	基本正常	<200mg	正常	正常	阴性	正常
Ⅱ	系膜型	系膜	RBC 或基本正常	200~500mg	正常	正常	阴性	正常
Ⅲ	局灶节段增殖型	系膜、内皮下±上皮下	RBC，WBC	500~3 500mg	正常或轻度升高	正常或升高	阳性	降低
Ⅳ	弥漫增殖型	系膜、内皮下±上皮下	RBC，WBC，RBC 管型	1 000 至 >3 500mg	正常~需要透析	升高	阳性~高滴度	降低
Ⅴ	膜型	系膜、上皮下	基本正常	>3 000mg	正常或轻度升高	正常	阴性~中等滴度	正常

注：RBC，红细胞；WBC，白细胞。

a，临床表现仅有提示意义，各项数值可有变化，明确诊断需肾活检。

表 6-2 国际肾病学会和肾病理学会（ISN/RPS）狼疮性肾炎分型

Ⅰ 型	系膜轻微病变型狼疮性肾炎
Ⅱ 型	系膜增殖型狼疮性肾炎
Ⅲ 型	局灶型狼疮性肾炎
Ⅲ（A）	活动性病变：局灶增殖型狼疮性肾炎
Ⅲ（B）	活动性伴慢性病变
Ⅲ（C）	慢性非活动性病变伴硬化
Ⅳ 型	弥漫型狼疮性肾炎
Ⅳ-S（A）	活动性病变：弥漫节段增殖型狼疮性肾炎
Ⅳ-G（A）	活动性病变：弥漫球性增殖型狼疮性肾炎
Ⅳ-S（A/C）	活动性伴慢性病变
Ⅳ-G（A/C）	活动性伴慢性病变
Ⅳ-S（C）	慢性非活动性病变伴硬化

	Ⅳ-G（C）	慢性非活动性病变伴硬化
Ⅴ型	膜型狼疮性肾炎[a]	
Ⅵ型	晚期硬化型狼疮性肾炎	

注：a，Ⅴ型可并发Ⅱ型或Ⅳ型病变，两者应同时诊断。

绝大多数患者肾活检异常，特别是用电镜和免疫荧光进行检查时。弥漫增殖型肾炎和进展性局灶增殖型肾炎的预后比膜型和系膜型差。

初始的临床评估应包括尿常规和尿显微镜检。即使尿常规提示尿蛋白仅 1+，也应常规检测 24 小时尿蛋白和尿肌酐水平，特别是抗 dsDNA 阳性伴补体水平降低的患者。由于留取 24 小时尿液标本较为繁琐，很多医师采用次尿蛋白/肌酐的比值以评估蛋白尿程度。尿沉渣可无明显异常（见于系膜型或膜型）或有红细胞管型（见于增殖性病变）。尿蛋白阴性时，持续血尿>5 个红细胞/高倍视野（排除其余因素如月经）和（或）脓尿>5 个白细胞/高倍视野（除外感染）也分别提示狼疮性肾炎（除非病理提示血尿时病变局限于系膜、脓尿时局限于间质内）。单纯肌酐升高而蛋白尿阴性较为少见，但可见于晚期肾功能不全患者。肾脏病变多隐匿起病，进展性病变可出现脚踝肿胀、晨起时眼睑水肿和尿频等症状。血清低白蛋白血症也提示持续蛋白尿。超出年龄、种族和性别对应范围的孤立性血压升高，应警惕有无肾病变。

肾活检并非诊断狼疮性肾炎所必需，但在临床表现并不明确时具有极大的诊断意义。由于肾活检可提示有无进展性病变的病理特点如新月体，有学者认为肾活检是决定治疗方案的依据。若临床表现提示良性病变类型，但活检有进展性的病理证据，则支持烷化剂环磷酰胺的应用，尽管该药可能导致卵巢功能早衰。例如，有的患者抗 dsDNA 抗体滴度快速上升伴补体降低，但蛋白尿程度较轻（400mg~1g）、尿沉渣无明显异常、肌酐正常，也没有其他需要积极免疫抑制剂治疗的系统受累表现；而另一患者大量蛋白尿符合肾病综合征标准，尿沉渣提示活动性病变，但血清学指标正常。在这些难以确定治疗方案的情况下，肾活检可提供极为有用的信息。相反，在不可逆的晚期硬化性病变时停用积极治疗也很重要。因此，若肾病理可以指导治疗方案或为研究所需要，应完善肾活检。双肾 B 超也有助于指导治疗，肾脏变小、回声增强提示治疗成功率较低。尿蛋白是评估狼疮性肾炎活动性的重要指标。新发尿蛋白 500mg 即有显著意义，但膜性肾病患者尿蛋白持续为 500mg~2g 时病情仍可能是稳定的。此时，病情加重应定义为尿蛋白比基线值增加 1 倍以上。高血压可反映肾病的活动度，并可加重肾功能损害，需要密切监测血压。

在狼疮患者中已成功开展肾移植治疗。移植后，狼疮性肾炎仍有可能复发，甚至在没有临床表现或血清学活动证据时出现，但并不一定造成移植肾失败。在终末期肾病患者中，SLE 的临床表现和血清学活动性指标可有改善，但该说法目前也受到了质疑。

（四）神经系统

约 2/3 的 SLE 患者可出现神经精神症状，发病机制未明，可能是因为这部分受累组织难以接近。假设的机制包括血管病变造成血管闭塞、白细胞聚集或栓塞以及抗体介导的神经元细胞损伤和功能紊乱。神经精神狼疮包括中枢、周围和自主神经系统的神经病变，以及其他原因的精神症状。这些表现可在同一患者中单次或反复出现，可与其他系统同时受累或单独发生。ACR 标准中神经精神狼疮仅包括癫痫和精神症状，进一步描述神经系统受累表现对于诊断的重要性已日益突出。为了扩大标准，ACR

特别委员会制定了报告准则、实验室检查和影像学评估的规范指南，以及 SLE 中能观察到的 19 种神经精神表现的定义。

精神症状有多种形式，包括情绪障碍、焦虑和精神病。由于长期慢性疾病的精神压力以及药物、感染和代谢紊乱等因素，精神症状是否与狼疮疾病本身相关较难明确。患者可有显著的认知障碍如注意力缺陷、精神不集中、记忆受损和造词困难等，可通过神经精神测试或功能级别下降的表现得到证实。另一种弥漫性神经功能紊乱是急性意识模糊状态，患者表现为意识或觉醒障碍，不能集中、维持或转换注意力，可伴有认知障碍和（或）情绪、行为和情感变化。上述症状多急性出现，病情可有波动性，表现从轻度意识改变到昏迷等。

中枢神经系统受累可出现局灶性或全身性癫痫发作。头痛较为常见，是否仅与 SLE 相关仍有争议。狼疮性头痛为严重的持续性头痛，麻醉性止痛剂无效，但单纯的严重偏头痛也可有相似表现。良性颅内高压也可引起头痛。类狼疮性硬化症罕见，患者有多种神经缺陷表现，症状与多发性硬化症类似。脊髓病和无菌性脑膜炎罕见。舞蹈病是 SLE 相关的运动障碍中最常见的类型，但并不多见，它与脑血管事件均被认为与抗磷脂抗体有关。

颅神经病变可造成视野缺损、失明、视盘水肿、眼球震颤、上睑下垂、耳鸣、眩晕和面神经麻痹等。周围神经受累表现为运动性、感觉性、混合性病变或多发性单神经炎。横贯性脊髓炎较少见，可出现下肢瘫痪、感觉缺失和括约肌功能障碍。亦有急性炎症性脱髓鞘性多发性神经根炎（吉兰-巴雷综合征）的报道。

脑脊液检查有助于排除感染，但对神经精神狼疮并无特异性，仅 1/3 患者可有细胞数或（和）蛋白水平升高。急性期脑脊液可完全正常。对大多数占位性病变和颅内出血的初次诊断，头颅 CT 足以够用。MRI 可显示脑白质或灰质中血管损伤的组织病理学改变。MRI 异常多为局灶性病变，其与临床症状的相关性较低。

（五）心血管系统

SLE 可有多种心血管并发症，以心包炎最为常见，发生率为 6%～45%。患者常主诉胸骨后或心前区疼痛，运动如吸气、咳嗽、吞咽、转身和前屈时加重。疼痛可剧烈并持续数周，或程度轻微且仅持续数小时。可出现心包摩擦音，部分无症状患者亦可闻及。尽管心电图可见典型 T 波改变，但超声心动图是最佳诊断途径。心包积液少量或中等量，为淡黄色或血性渗出液，白细胞计数升高以中性粒细胞为主。离心后沉淀细胞中可见狼疮细胞。心包压塞和缩窄性心包炎较罕见。若年轻女性出现呼吸困难和胸膜性胸痛，需要与 SLE 鉴别并完善 ANA 检查。

SLE 心肌受累并不常见，<10% 患者可见，可表现为发热、呼吸困难、心悸、心脏杂音、窦性心动过速、室性心律失常、心脏传导障碍和充血性心力衰竭等。经皮心内膜心肌活检有助于诊断。严重心脏瓣膜病变可引起血流动力学改变并出现临床症状，需行人工瓣膜置换术。主动脉瓣关闭不全最为常见，与纤维素样变性、纤维化造成瓣膜变形、瓣膜炎、细菌性心内膜炎、主动脉炎和 Libman-Sacks 心内膜炎有关。Libman-Sacks 非典型疣状心内膜炎是 SLE 心脏受累的特征性表现，为直径 1～4mm 的疣状赘生物，主要位于三尖瓣和二尖瓣。狼疮活动的临床和免疫学指标或治疗均与心脏瓣膜病的出现或变化无时间相关性。SLE 患者行手术和牙科操作时建议预防性使用抗生素。

动脉粥样硬化加速是 SLE 患者死亡的重要原因，已引起极大关注。SLE 患者心肌梗死的死亡率比例比年龄和性别匹配的对照人群高 10 倍。尸检结果也支持临床数据：严重的冠状动脉粥样硬化在 SLE

患者中高达 40%，而在死亡年龄匹配的对照人群中仅为 2%。其危险因素包括高胆固醇血症、高血压和狼疮疾病本身。皮质类固醇可引起血脂升高，但抗疟药可降低胆固醇、低密度脂蛋白（LDL）和极低密度脂蛋白（VLDL）水平。冠状动脉炎罕见，可与粥样硬化性心脏病并存。数个 SLE 队列研究表明，冠状动脉粥样硬化性疾病如心绞痛和心肌梗死的发生率为（6%～12%）。用 B 超测量颈动脉斑块和内膜中层厚度（IMT）的方法更为敏感，175 例 SLE 女性患者中 40% 可见灶性斑块。

近期有两篇文章进一步证实了 SLE 与早发动脉粥样硬化的关系。Roman 等在一项横断面研究中对 197 例 SLE 患者及 197 例对照行颈动脉超声和超声心动图检查，并评估了冠状动脉疾病（CAD）的危险因素。结果表明，SLE 患者早发动脉粥样硬化与传统的心血管疾病危险因素无关。斑块与年龄、病程长、损伤指数高、环磷酰胺和抗疟药应用较少以及抗 Sm 抗体阳性率低等独立相关。Asanuma 等用电子束 CT（EBCT）对 65 例 SLE 患者和 69 例对照进行评估，结果表明 SLE 患者的冠脉钙化积分更高，并独立于其他动脉粥样硬化的危险因素。此外，根据年龄分层进行分析，SLE 患者出现冠状动脉钙化的年龄较对照组小。

（六）胸膜和肺

肺及相邻结构在 SLE 中受累常见，但与肾和中枢神经系统并发症相比一般不危及生命。约 30% 患者在其一生中可有不同程度的胸膜病变，表现为胸膜炎伴胸痛或胸腔积液。胸膜炎较心包炎更常见，疼痛程度较为剧烈，需要与肺栓塞或感染相鉴别。胸膜摩擦音比临床胸膜炎表现或影像学异常少见。胸腔积液多为双侧渗出液，量较少，外观清亮，蛋白含量增高、糖含量正常，白细胞计数<10 000/mm³，以中性粒细胞或淋巴细胞为主，补体水平降低。

肺部受累表现包括肺炎、肺泡出血、肺栓塞、肺动脉高压和肺萎缩综合征等。急性狼疮性肺炎是指急性出现的非感染性发热伴肺部炎症，突出的表现为胸膜性胸痛、咯血和呼吸困难。急性狼疮性肺炎还可出现弥漫性肺泡出血，死亡率高达 50%，可以没有咯血表现，但红细胞压积进行性下降和肺部浸润性病变提示弥漫性肺泡出血的可能。少数患者（<10%）可出现慢性病变，表现为进行性呼吸困难、干咳、双肺底啰音和弥漫性肺间质浸润。

胸部影像正常且无显著低氧血症的患者若出现进行性呼吸困难，应警惕肺动脉高压。肺功能检查可提示限制性通气功能障碍伴一氧化碳弥散能力下降，可通过超声心动图和心导管检查进一步证实诊断，患者常伴有雷诺现象。应评估有无肺内血栓和（或）多发性肺栓塞，特别是抗磷脂抗体阳性的患者。

二、较少受累的器官

（一）胃肠道和肝

胃肠道受累可有多种表现，但对大多数患者而言并不能作为诊断依据。腹膜是 SLE 最少受累的浆膜。腹膜受累的症状包括反跳痛阳性、发热、恶心、呕吐和腹泻等，需要与其他急腹症或感染鉴别以避免外科手术介入。胰腺炎和肠道血管炎也可造成 SLE 患者腹痛。肠系膜血管炎可引起便血。失蛋白性肠病少见，但在患者人血白蛋白低伴足部水肿而无蛋白尿时需要考虑该并发症的可能。

SLE 相关的肝病变罕见，但在疾病活动期和（或）应用非甾体消炎药（NSAIDs）、硫唑嘌呤和 MTX 后，可出现转氨酶升高。若患者有持续肝炎表现而又未用损伤肝的药物，应行肝活检明确病因。类狼疮肝炎的概念最早由 Beamn 于 1956 年提出，起初被认为是 SLE 的表现之一。但类狼疮肝炎是根据血清学和组织学进行诊断的，是慢性活动性肝炎的一个亚类，患者并不一定并发狼疮。在符合 ACR 标准的 SLE 患者中，类狼疮肝炎的发生率<10%。

（二）眼

SLE 最常见的眼部病变是视网膜"棉絮斑"，其次是角膜和结膜受累，葡萄膜炎或巩膜炎罕见。抗疟药造成的视网膜损害尽管极为少见，但与原发病视网膜受累相比，是引起视力下降更常见的原因。棉絮斑并非是 SLE 的特征性表现，而与局灶缺血相关，好发于视网膜后部，常累及视神经盘，呈灰白色棉絮状渗出病灶，平均直径约为视盘宽度的 1/3，其组织学特点是细胞样体。

三、辅助检查

（一）血液学异常

SLE 可累及血液中任意一种细胞成分，因此血常规是所有狼疮患者初始和长期评估的重要指标。在无药物影响时，血细胞减少通常继发于外周组织破坏而非骨髓抑制。

小于 10% 的 SLE 患者可有自身免疫性溶血性贫血。在无活动性溶血时，Coombs 试验（直接和间接）也可呈阳性。非特异的慢性病贫血见于约 80% 患者，白细胞减少见于 50% 以上患者。淋巴细胞绝对值减少较中性粒细胞减少更常见，但淋巴细胞减少（<1 500/mm³）标准并不严格，大多数实验室并不将它标注为异常。尽管白细胞减少在一定程度上反映病情活动，可作为疾病全身活动的指标，但也有患者白细胞降低与其他脏器病情复发并不相关，也未见感染风险增加。血小板减少可慢性起病、程度较轻（50 000~100 000/mm³）并且不伴有临床表现，或急性出现、显著降低（<20 000/mm³），可伴齿龈出血和瘀点。部分患者血小板减少是病情活动的唯一表现。此外，血小板减少可作为 SLE 的首发表现，并早于其他症状和体征数年出现。任何"特发性"血小板减少的年轻女性，均应评估有无 SLE。由于血小板功能缺陷罕见，故危及生命的出血并不常见。与其他细胞系受累类似，患者可出现抗血小板抗体阳性但血小板并不减少。

SLE 患者红细胞沉降率通常升高，但并非是疾病活动性的可靠指标。C 反应蛋白升高可提示感染，但并不绝对。

（二）标志性自身抗体和补体

血清学指标的测定是 SLE 患者基线评估和随访的重要部分，一般采用全血中的血清部分进行检查。抗体的检查也可取自血浆，但补体的功能检查如测定血清中补体裂解绵羊红细胞能力的 CH50 试验则不能用血浆完成，这是因为 EDTA 和枸橼酸具有钙螯合作用，补体在 EDTA-或枸橼酸-血浆中不能被活化。

ANA 阳性是患者就诊时最重要的异常指标之一，提示自身免疫性疾病可能。但是 ANA 阳性可见于 2% 的正常人群，特别是年轻女性。因此 ANA 具有指导意义，但并不能作为确诊依据。一旦确定 ANA 阳性，把它作为疾病活动指标不断测定是无意义的。相反，抗 dsDNA［不是抗单链 DNA（ssDNA）］不仅具有重要的诊断价值，而且是部分患者特别是肾受累者预测和评估病情活动的重要指标。抗 Sm 抗体可识别参与信使 RNA 加工的小核糖核蛋白的决定簇，具有诊断价值，但与疾病活动度无关。抗 SSA/Ro 和 SSB/La 核糖核蛋白的抗体，也与疾病活动性无关，但常见于具有以下特征的患者：光过敏、口眼干（继发性干燥综合征）、亚急性皮肤病变和新生儿狼疮。抗 SSA/Ro 抗体可与胞浆成分反应，可解释部分 ANA 阴性狼疮的出现。但 SLE 作为自身免疫病的原型，在不能检测到自身抗体时，很难定义患者为 SLE。近期还发现了一种抗谷氨酸 N-甲基-D-天门冬氨酸（NMDA）受体亚单位 NR2a 和 NR2b（高度表达于人脑）的表位的抗体，见于约 30% 狼疮患者。尽管尚未得到完全证实，但该抗体可能透过血脑屏障并导致神经精神异常。

补体是抗体发挥作用的必要补充条件，也是免疫复合物的固有成分，既可测定其功能（CH50）又可测定其抗原性（C_3、C_4）。由于 C_3 和 C_4 较稳定且检测时无须特殊处理，可在大多数实验室进行测定。CH50 反映血清中补体裂解绵羊红细胞（RBCs）的能力，它的数值是抗体包被的绵羊 RBCs 发生 50% 溶血时的血清稀释倍数的倒数。CH50 降低见于补体合成减少或消耗增多，但传统的检测方法不能对此进行鉴别。通过测定补体裂解产物可区别补体降低原因，但目前仅作为研究工具，尚未在大部分实验室开展。

SLE 患者诊治过程中的一项挑战在于识别有复发风险的参数，特别是可能造成重要脏器永久性的复发的参数。对高风险患者进行早期治疗可能改善患者的患病率和病死率。长期观察发现补体降低和抗 dsDNA 抗体升高通常与重症 SLE 相关，由此提出监测补体和抗 dsDNA 抗体变化可用于评估狼疮活动性。这些现象被认为与免疫复合物导致补体活化产物在局部或血液循环中刺激炎症细胞从而导致血管损伤有关。

抗 dsDNA 抗体和补体的测定是基线评估的重要部分，但治疗由临床情况而定，而不一定需要血清学结果。就不同患者个体而言，随访可明确这些指标是否与病情活动平行。部分患者临床表现缓解，但仍有持续低补体血症和抗 dsDNA 抗体升高；而有的患者临床表现与血清学变化保持一致，对这部分患者可以在临床表现出现前完全根据血清学指标的变化调整治疗方案，从而预防复发。近期一项前瞻性临床研究在血清学活动而临床表现稳定的患者中，对于抗 DNA 抗体、C_3、C_4 或补体裂解产物 C_{3a} 是否可以预测复发，以及短期应用糖皮质激素是否可以避免病情加重进行了评估。尽管研究规模相对较小，但结果提示糖皮质激素抢先治疗可以阻止病情复发。在抗 dsDNA 抗体滴度进行性升高和补体持续下降的患者中，增加尿常规检查的频率不失为明智之举。抗核小体抗体与 SLE 活动性特别是狼疮性肾炎相关，可能是 SLE 的特异性抗体之一。

目前的研究正致力于寻找尿液中的特异性生物学标记，用于预测肾小球肾炎的发生及其类型。近期发表的标记物包括：脂联素，一种脂肪细胞来源的细胞因子，具有抗炎特性；单核细胞趋化蛋白（MCP-1），参与单核细胞趋化的重要趋化因子；以及可溶性内皮蛋白 C 受体（sEPCR），具有促凝和促炎症反应的作用。

四、小结

SLE 是多种临床症状的组合，随时间进展，症状不断增多，其共同特点是存在抗自身细胞核、胞浆和（或）核膜成分的抗体。研究者对疾病认识的增加和自身抗体检测方法的进步，不仅有助于诊断，也减轻了以往许多患者和医生的挫折感。多数患者病情复发与既往表现类似，但也可以出现新的临床症状，需要临床医师在诊治 SLE 患者时对意料之外的表现保持高度警觉性。准确预测疾病复发并对临床表现尚稳定的患者进行抢先治疗，有助于维持长期缓解。因此，寻找可用于预测患病率和死亡率的生物标记物的研究具有广阔的前景。

（王　梅）

第三节　治疗

系统性红斑狼疮患者生存率和生活质量的显著提高归功于近半个世纪以来 SLE 治疗方面的重大进步。SLE 治疗的里程碑包括 20 世纪 50 年代皮质类固醇的发现和应用、60 年代肾脏透析治疗和 70 年代环磷酰胺的应用，但此后近 40 年未有新的针对 SLE 的治疗药物出现。皮质类固醇、羟氯喹和阿司匹林是美国食品和药物管理局（FDA）批准用于治疗 SLE 的仅有的三种药物。针对 SLE 自身免疫性的特异性新型靶向治疗正在研制过程中。治疗的目标是减少自身免疫反应以及由炎症和损伤造成的靶器官损害。此外，治疗过程中需密切关注药物不良反应。熟悉 SLE 的各种临床表现至关重要。由于不同 SLE 患者的临床表现各异，故需要根据不同临床表现来制订个体化治疗方案。

一、一般治疗

在治疗任何一种慢性疾病时，开展认识疾病和了解治疗方法的患者教育是治疗的基础。许多患者可通过网络、朋友和家人了解到关于 SLE 的信息。作为医务工作者有义务为患者澄清困扰，减轻由于信息的片面性所带来的恐惧。

疲乏在 SLE 患者中常见，其原因是多方面的。包括并存的其他疾病如甲状腺功能低下、抑郁症、纤维肌痛综合征以及慢性病导致的不适应状态等。因此，需要明确疲乏的病因，以便采取对症治疗。光过敏患者暴露于紫外线后也可出现疲乏和病情复发。光防护措施包括避免正午过度阳光照射、应用防晒霜和光防护服装等。窗户贴膜和日光灯遮光板可以减少紫外线照射和光过敏引起的狼疮复发。此外，还应警惕药物诱发的光过敏，常见药物如抗生素。SLE 患者另一个主要特点是具有由于慢性病程、抑郁或纤维肌痛导致久坐的生活方式，这可引起肥胖、整体健康状况和心功能下降，有氧运动耐量降低。SLE 患者非药物治疗应包括少量有氧运动如水中运动治疗和步行等。

由于自身免疫系统功能紊乱和长期应用免疫抑制治疗，SLE 患者容易出现感染。患者在出现病情本身无法解释的发热时，应及时就诊以排除感染，而不能首先考虑狼疮复发。谨慎应用皮质类固醇和免疫抑制剂，定期接种流感疫苗和肺炎球菌疫苗有助于减少感染风险。

SLE 患者出现早发心血管疾病（CVD）的风险增加。减少可修正的危险因素如吸烟、肥胖、久坐的生活方式、血脂异常和高血压等极为重要。疾病本身和药物治疗可加重 CVD 的已知危险因素。戒烟、通过调整饮食和增加运动以减轻体重、控制血压以及监测空腹血脂水平等可减少 SLE 患者 CVD 危险因素。同样，骨质疏松也较为常见，特别是在长期应用皮质类固醇治疗的患者中。多项研究表明不同种族狼疮患者骨量丢失风险增加，包括一般不易受到影响的非裔美国女性，因此，需适当补充钙、维生素 D 和抗骨质吸收药物（二磷酸盐）。年轻患者以及育龄期患者应用二磷酸盐的安全性尚不明确。近来有研究表明 SLE 患者多有维生素 D 缺乏，可将检测 2,5-羟维生素 D 水平作为常规健康维护的一部分。

SLE 女性患者出现子宫颈鳞状上皮不典型增生和宫颈癌的风险增加，可能与人乳头状病毒慢性感染相关。近期一项国际合作组研究结果还表明狼疮患者出现恶性肿瘤、特别是非霍奇金淋巴瘤的风险增加，但这是否与疾病本身或治疗药物相关尚未明确。推荐 SLE 患者进行相应年龄段的健康维护，包括妇科查体、乳房检查和结肠镜检等。

二、现有药物治疗

对 SLE 患者受累脏器和病情活动度进行细致评估是制定适宜治疗方案的关键。

（一）非甾体消炎药

选择 NSAIDs 时需考虑费用、有效性和不良反应。药物的疗效因人而异，即使在同一患者也可能随时间发生变化。有肾受累的狼疮患者，应避免使用选择性和非选择性 COX 抑制剂的 NSAIDs，因为它们可通过抑制 COX 减少前列腺素和前列环素合成，并进一步干扰肾血流和肾小管转运。非选择性 COX 抑制剂和选择性 COX-2 抑制剂在肾、肝脏和中枢神经系统（CNS）的不良反应相似，有时难以与 SLE 病情活动相鉴别。肝酶轻度可逆性增高是服用 NSAIDs 药物的常见不良反应。无菌性脑膜炎、头痛、意识障碍、认知障碍，甚至精神症状也可见于应用 NSAIDs 药物的患者。选择性 COX-2 抑制剂减少了胃肠道副作用，如消化性溃疡和消化道出血，但心血管事件风险增加，应避免应用于冠心病患者。非选择性 COX 抑制剂的抗血小板作用增加了患者手术操作和合用抗凝药物时的出血风险，应于手术前停用，合并抗凝治疗时也应慎用。妊娠患者在妊娠晚期应停用 NSAIDs 类药物以避免动脉导管早闭的风险。

（二）糖皮质激素

应用糖皮质激素药物对多种炎性风湿免疫病有效，也可快速缓解 SLE 的多种临床症状。局部应用糖皮质激素常用于皮肤黏膜病变。与泼尼松 5~30mg 等效剂量的糖皮质激素顿服或分次服可用于轻、中度 SLE，包括皮肤病变、关节炎和浆膜炎等。有严重脏器受累如肾炎、肺炎、血液系统异常、中枢神经系统病变和系统性血管炎时，需口服或静脉应用泼尼松等效剂量为 1~2mg/（kg·d）的大剂量糖皮质激素。若病情严重危及生命，可静脉予甲泼尼龙（1g）连续 3 日进行冲击治疗。

全身应用糖皮质激素可作为慢作用免疫调节药的桥治疗。免疫调节剂起效后，糖皮质激素可逐渐减量。病情控制之后，糖皮质激素可减停，或以最小剂量（泼尼松≤5mg/d）每日或隔日维持。糖皮质激素的减量目标是减少长期用药的常见不良反应，同时避免病情复发或恶化。糖皮质激素的常见不良反应包括情绪不稳、青光眼、白内障、消化性溃疡、骨质疏松、骨坏死、感染风险增加和类库欣综合征表现（向心性肥胖、紫纹、高血压、糖尿病和血脂异常等）。

（三）抗疟药

抗疟药是 SLE 最常用的基础治疗药物。使用较多的抗疟药是 HCQ，其次是氯喹和奎纳克林。抗疟药常作为一线免疫调节药物用于治疗轻型 SLE，如全身症状、皮肤病变和肌肉关节表现。一般 HCQ 初始剂量为 200mg/d，可逐渐加量至 200mg 2 次/天或 400mg/d [5~6.5mg/（kg·d）]。HCQ 起效较慢，常于 6 周后起效、4 个月后达作用高峰。一项随机临床研究表明患者停用 HCQ 后狼疮轻度复发的风险是 HCQ 维持治疗者的 2.5 倍。长期随访提示 HCQ 维持治疗有减少复发的趋势，但未见统计学显著差异。此外，狼疮性肾炎患者应用吗替麦考酚酯治疗膜型肾小球肾炎时，合用 HCQ 有助于 1 年时肾病变的缓解。有两项研究表明吸烟可干扰抗疟药在盘状红斑狼疮和亚急性皮肤型红斑狼疮中的疗效。吸烟者抗疟药的疗效较非吸烟者差，并且呈数量依赖性，即吸烟越多对抗疟药反应越差。应用抗疟药治疗时，戒烟有助于皮肤病变好转。

氯喹常用剂量为 250mg/d [3.5mg/（kg·d）]，3~4 周起效，较 HCQ 快。奎纳克林，与氯喹起效时间相似，常用剂量为 100~200mg/d [2.5mg/（kg·d）]。单药疗效欠佳时，联合应用 HCQ（或氯喹）和奎纳克林常可获成功。

抗疟药最常见的不良反应是消化道症状，通常为一过性。患者常见主诉为腹部痉挛性疼痛、恶心、呕吐、腹胀和腹泻。氯喹出现消化道反应的概率小，其次为 HCQ 和奎纳克林。但氯喹出现视网膜毒性导致视野缺损的概率较 HCQ 高。因此，HCQ 和氯喹合用时视网膜病变风险是增高的。其他可能出现的眼部症状包括远视视力下降、阅读困难、畏光和闪光感。推荐剂量 HCQ 应 ≤6.5mg/（kg·d）、氯喹 ≤3~4mg/（kg·d）、奎纳克林 ≤2.5mg/（kg·d），此时出现视网膜毒性的风险较小。一项长期随访研究表明，400 例患者应用推荐剂量 HCQ 治疗 6 年以上，HCQ 相关视网膜病变发生率为 0.5%。尽管视网膜病变出现概率较小，但接受抗疟药治疗的患者应在治疗前以及开始治疗后每 6~12 个月进行眼科评估，包括眼底检查、视野和视敏度测量。抗疟药还可引起指甲、小腿前部、颜面等部位色素沉着，偶可累及黏膜，以日光暴露部位较为显著。蓝灰色到黑紫色改变与 HCQ 相关，而黄色改变与奎纳克林相关。奎宁治疗时可见头发或皮肤雀斑的色素脱失。这些皮肤改变可于停药后逐渐恢复。有报道 HCQ 和奎宁治疗后出现罕见但严重的心脏不良反应，表现为心功能紊乱，尽管只有少于一半病例经活检证实。心内膜心肌活检等组织学检查可见髓样和曲线样小体（富含脂肪的结构，提示溶酶体异常）伴心肌纤维萎缩和坏死。长期应用抗疟药的老年女性出现心脏毒性的风险较高。亦有 HCQ 相关肌病的报道，骨骼肌活检可见曲线样小体。

（四）氨苯砜

氨苯砜是一种磺胺类抗生素，用于治疗麻风和预防耶氏肺孢子菌肺炎（旧称卡氏肺囊虫肺炎）。此外，氨苯砜还具有免疫调节作用，可有效对抗中性粒细胞介导的病变过程，被用于治疗各种大疱性皮肤病、结节红斑、坏疽性脓皮病、Sweet 综合征、皮肤血管炎和皮肤型狼疮等。氨苯砜（100mg/d）单独或与全身皮质类固醇/抗疟药联合应用，是 SLE 大疱性病变和皮肤病变累及真皮小血管如白细胞破碎性血管炎的首选治疗药物。

氨苯砜最严重但罕见的不良反应是超敏反应，表现为发热、皮疹、淋巴结大、肝炎和肝脾大等。另一个严重的不良反应是骨髓抑制，是氨苯砜相关的特异性反应，若同时应用叶酸拮抗剂时可加重。与抗疟药类似，氨苯砜可增加 G6PD 缺乏患者溶血性贫血的风险。尽管氨苯砜并无致畸作用，但与成人中的表现类似，它可增加新生儿高铁血红蛋白血症和发绀的风险。建议预产期前 1 个月停用氨苯砜以减少理论上出现核黄疸的风险。由于氨苯砜可经乳汁分泌，服用氨苯砜的女性患者若在此期间哺乳，可导致婴儿出现溶血性贫血。

（五）硫唑嘌呤

硫唑嘌呤［2~2.5mg/（kg·d）］常作为缩减皮质类固醇用量的制剂，用于病情轻中度活动的患者，以及在狼疮性肾炎或有危及脏器其他表现的患者中替代环磷酰胺作为维持治疗。硫唑嘌呤是嘌呤类似物，是巯嘌呤免疫抑制剂，通过抑制核酸合成影响细胞免疫和体液免疫功能。硫唑嘌呤可用于妊娠期间需要应用比抗疟药更强的免疫调节药物的患者。它可通过乳汁分泌，因此女性患者服用硫唑嘌呤时应避免哺乳。

硫唑嘌呤的主要不良反应是急性骨髓毒性，在巯基嘌呤甲基转移酶（TPMT，可灭活硫唑嘌呤）缺乏的患者中表现为全血细胞减少。硫唑嘌呤和别嘌醇（用于治疗痛风）相互作用可造成急性全血细胞减少，应避免两者合用。此外，硫唑嘌呤的常见不良反应还包括胃肠道反应，其临床表现与抗疟药相似。由于经肝代谢、肾排泄，应用硫唑嘌呤时需定期监测肝肾功能。肝、肾功能不全的患者应适当调整剂量。

（六）甲氨蝶呤

甲氨蝶呤是治疗类风湿关节炎的标准用药，已有大量数据证实其有效性和安全性。但用于治疗 SLE 时，仅有少量前瞻性随机试验数据且结论不一。多个病例系列和少量回顾性研究表明甲氨蝶呤对急性皮肤和（或）关节病变有效，可减少皮质类固醇使用量。

甲氨蝶呤是二氢叶酸类似物，可抑制二氢叶酸还原酶，在小剂量使用时起免疫调节作用，且不会出现极大化疗剂量时的细胞毒性或抗增殖作用。不良反应常见，包括胃肠道不适、黏膜炎、脱发、转氨酶升高和感染等，尤其在大剂量应用时尤为显著。甲氨蝶呤每周服用量在 7.5~15mg 时不良反应较少。每日或每周 1 次补充叶酸可减轻口腔溃疡、脱发等不良反应。注射用甲氨蝶呤可提高生物利用度并减少胃肠道症状（恶心、呕吐、腹泻和腹痛等）。转氨酶持续升高需引起重视，但与组织病理学上肝细胞毒性的严重程度并不一定匹配。建议应用甲氨蝶呤的患者避免酒精摄入，因为两者同时应用时出现肝细胞毒性的风险增加。甲氨蝶呤诱发的肺炎罕见但严重时可危及生命，可见于治疗早期或晚期，需要与感染性肺炎或狼疮性肺炎相鉴别。此时应及时停用甲氨蝶呤。由于甲氨蝶呤有明确的致畸作用，男女患者均应在准备生育前 6 个月停用。

（七）环孢素

环孢素主要抑制 T 淋巴细胞增殖，并选择性抑制 T 细胞介导的反应，比如在转录水平上抑制幼稚 T 细胞所分泌的白介素 2（IL-2）、IL-3、干扰素 γ（IFN-γ）以及其他细胞因子。尽管 SLE 被认为是 B 细胞介导的自身免疫性疾病，有自身抗体合成和免疫复合物形成，但有证据表明 T 细胞在 SLE 发病过程中也起到重要作用。在 SLE 鼠模型中，清除 $CD4^+T$ 细胞可阻断发病，无胸腺小鼠则不会出现 SLE。环孢素 2.5~5mg/（kg·d）耐受性较好，可减少皮质类固醇用量并改善疾病活动度，改善蛋白尿、白细胞减少、血小板减少和补体水平等。妊娠相关数据有限，主要来源于肾移植患者，显示妊娠期应用环孢素并未增加不良妊娠结局的发生率。动物实验表明环孢素无致畸作用。因此在 SLE 患者中若获益大于风险，可在妊娠期继续应用环孢素。环孢素可通过乳汁分泌，因此建议服用环孢素的女性患者停止哺乳。

环孢素的大部分不良反应呈剂量相关性并且是可逆的，包括高血压、血肌酐升高、转氨酶升高、震颤、多毛、齿龈增生、感觉异常、胃肠道反应和感染等。环孢菌素还可引起高血钾、血脂异常、血尿酸增高，甚至痛风发作。环孢素对难治性肾病综合征或膜型肾病（WHO V 型）有效，但长期应用可造成肾结构改变如肾间质纤维化和肾小管萎缩，因此需要定期监测肾功能和血压。

（八）吗替麦考酚酯

吗替麦考酚酯（MMF）是霉酚酸（MPA）的无活性前体药。MPA 可抑制次黄嘌呤单核苷酸脱氢酶、淋巴细胞增殖以及 T 细胞和 B 细胞的功能。MMF 被广泛用于预防异体肾脏移植的排异反应，已有多个病例系列和小规模对照研究表明 MMF 对狼疮性肾炎也有效。近期一项随机开放的非劣效试验表明 MMF 在诱导狼疮性肾炎短期缓解时与静脉环磷酰胺疗效相似，但安全性更好，但 MMF 可否改善狼疮性肾炎患者的远期预后尚未明确。一项大型多中心随机对照试验将对 MMF 与环磷酰胺在诱导治疗以及 MMF 与硫唑嘌呤在维持治疗中的疗效进行比较。MMF 为治疗狼疮性肾炎的武器中增加了一个有前途的武器，特别是在对不孕顾虑较多的育龄期女性患者。MMF 的妊娠期安全性数据有限，应避免妊娠哺乳期应用。

MMF 500~1 500mg/次，2 次/天耐受性较好，其不良反应包括胃肠道症状（恶心、腹胀和腹泻）、血细胞减少以及感染风险增加等。可通过缓慢加量或采用 250mg 的胶囊剂型以减少胃肠道反应。

（九）来氟米特

来氟米特对类风湿关节炎有效，可抑制嘧啶从头合成途径中关键的二氢乳清酸脱氢酶，从而抑制 T 细胞和 B 细胞增殖。数个小规模的短期研究表明 SLE 患者可较好耐受来氟米特。来氟米特肾毒性较小，主要通过肝和胃肠道代谢，因此在治疗肾受累的患者时较环孢菌素或甲氨蝶呤适宜。来氟米特治疗 SLE 的安全性和有效性需要通过更大规模的长期前瞻性研究进一步证实。

来氟米特最常见的不良反应是腹泻，减量后可改善。此外，还可见转氨酶升高、高血压和一过性白细胞减少。有报道来氟米特可诱发亚急性皮肤型红斑狼疮。来氟米特具有致畸作用，而且由于肝肠循环其半衰期较长（约 15 日），因此在妊娠期或有妊娠计划时禁用来氟米特，哺乳时亦不建议使用。在考虑妊娠前，任意两次间隔 2 周以上的活性代谢产物（A77 1726）血药浓度均应小于 0.2mg/L。若服用来氟米特期间意外妊娠或出现不良反应，可予考来烯胺 8g/次，3 次/天，共 11 天以清除体内来氟米特。育龄期 SLE 患者不建议使用来氟米特。

（十）沙利度胺

应用沙利度胺的主要争议在于其明确的致畸作用。它是一种免疫调节剂，具有抗血管生成作用。尽管其具体机制尚未明确，沙利度胺（50~400mg/d）对难治性慢性皮肤型红斑狼疮具有显著疗效，但停药后复发率较高（约 68%）。常见不良反应为周围神经病变，见于高达 50% 的患者，尽管发生率范围跨度较大。周围神经病变无剂量相关性，若不及时减量或停药病变将不可逆转。沙利度胺的另一个严重并发症是深静脉血栓，这在恶性肿瘤患者中发生率高达 30%，亦可见于 SLE 患者。

（十一）静脉注射免疫球蛋白

大剂量静脉免疫球蛋白（IVIG）被用于治疗低丙种球蛋白血症、难治性血小板减少和川崎病，其可能的作用机制包括阻断 Fc 受体、抑制补体以及调节 T 细胞和 B 细胞的功能。IVIG 治疗可改善血小板减少、关节炎、肾炎和免疫指标等。在免疫缺陷患者中 IVIG 有助于对抗感染，因此重症 SLE 患者有感染风险时，IVIG 是较好的治疗选择。常用剂量为 2g/kg，分 2~5 天应用。IVIG 的常见不良反应包括发热、肌痛、关节痛和头痛，而无菌性脑膜炎和血栓栓塞较为罕见。IgA 缺乏患者输注 IVIG 时可出现严重的过敏反应，因此这类患者应禁用 IVIG。输注 IVIG 前应行免疫球蛋白定量以排除 IgA 缺乏情况。患者若有血液高凝状态如抗磷脂抗体综合征，由于血栓栓塞风险增高，应避免 IVIG。

三、血浆置换

血浆置换或血浆去除可快速去除循环系统中的自身抗体和免疫复合物，疗效确切但价格昂贵，并且感染和过敏反应风险较高。SLE 患者最常见的血浆置换指征是血栓性血小板减少性紫癜（TTP）、灾难性抗磷脂抗体综合征、肺出血、冷球蛋白血症和高黏滞综合征。其他危及生命的 SLE 并发症若传统治疗无效也可行血浆置换。

四、自体干细胞移植的免疫净化

环磷酰胺是治疗重症 SLE 的主要药物，其剂量因骨髓抑制而受限。应用环磷酰胺后继以干细胞移植的免疫净化治疗原理是：予大剂量环磷酰胺清髓处理后，行自体干细胞移植以重建患者骨髓。此外，大剂量环磷酰胺可破坏自身反应性淋巴细胞，在骨髓干细胞中重建原始免疫应答。对 53 例行免疫净化治疗和自体干细胞移植的难治性 SLE 患者进行回顾性分析，在欧洲组 SLE 活动性评分（SLEDAI）降至 3 分以下的缓解率达 66%，但移植相关的 1 年死亡率高达 12%。近期一项开放性研究表明，难治性 SLE 患者行非清髓自体造血干细胞移植也可使病情活动性降低。免疫净化治疗相关的感染和死亡风险是增高的。

五、非干细胞移植的免疫净化

免疫净化治疗的另一个方案是在应用大剂量环磷酰胺后并不进行干细胞移植，而是通过粒细胞刺激因子（G-CSF）快速重建造血系统并改善难治性 SLE 患者的临床表现。有报道部分难治性中重度 SLE 患者可因此达到持续完全缓解，但这仅为非随机研究的初步结论，仍需要随机对照试验进一步证实。

六、血液透析和肾移植

血液透析和肾移植的开展改善了 SLE 患者的存活率。除了会导致感染风险增加，SLE 患者通常可较好耐受透析治疗。行肾移植的 SLE 患者，其长期存活率和移植肾存活率与未患 SLE 的肾移植者相似。但是 SLE 患者，特别是抗磷脂抗体阳性者，血栓并发症如早期移植物血栓的风险增加。肾移植的预后很大程度上取决于移植当时的临床情况。在移植肾中出现狼疮性肾炎复发的风险为 2%~30%。

七、新型治疗

与 SLE 传统治疗药物的整体免疫抑制不同，新型药物作用于 SLE 病理过程中的特定环节，保留了患者的免疫活性，增加疗效同时减轻了不良反应。目前有多种新型治疗方法正在研制或临床研究阶段。下面将介绍几种新型药物。

（一）B 细胞清除

利妥昔单抗和依帕珠单抗可与 B 细胞表面特异性抗原结合从而清除体内 B 细胞。利妥昔单抗是嵌合单克隆抗体，可与 B 细胞表面 CD20 结合。这是 FDA 批准用于治疗非霍奇金淋巴瘤的第一个单克隆抗体，目前亦被批准用于治疗 TNF-α 无效的类风湿关节炎。少量病例报道和临床研究表明利妥昔单抗治疗可使 SLE 患者获益。有多种剂量方案可达到 B 细胞完全清除。一项多中心随机安慰剂对照（Ⅱ/Ⅲ期）试验正在研究利妥昔单抗治疗中重度狼疮复发的有效性，而另一项类似的Ⅲ期试验将对利妥昔单抗治疗成年患者狼疮性肾炎的有效性进行探讨。

依帕珠单抗是人源化抗 B 细胞表面 CD22 的单克隆抗体。在一项开放性Ⅱ期试验中，尽管 B 细胞仅有中度清除，依帕珠单抗仍显示对 SLE 患者有效。目前有两项依帕珠单抗的Ⅲ期临床研究将对该药物治疗 SLE 的安全性和有效性进行验证。

（二）B 细胞特异性耐受原

阿贝莫司钠是双链寡核苷酸四聚物，可与 DNA 反应性 B 细胞结合，诱导 B 细胞失活或凋亡，从而减少循环系统中抗 dsDNA 抗体。一项临床研究结果表明，在有肾受累的 SLE 患者中，阿贝莫司耐受性较好，在抗 dsDNA 抗体持续下降的患者中可有效预防肾病复发。

（三）抑制 B 细胞存活

B 细胞活化因子（BAFF）/B 细胞刺激因子（Blys）可调节 B 细胞存活率和成熟度，是 TNF 超家族一员。贝利单抗是人源化的 BAFF 单克隆抗体，在动物模型中它可识别 Blys 并减少 B 细胞的增殖和分化。一项Ⅱ期临床研究未能证实其有效，但在抗 dsDNA 抗体增高和血清补体 C$_3$ 降低的 SLE 患者中，贝利单抗可使病情活动度显著下降。上述结论需要Ⅲ期临床研究进一步证实。

（四）抑制共刺激反应

树突状细胞或抗原呈递细胞将固有免疫和适应性免疫相联系，从而在启动和维持炎症和免疫反应中起重要作用。这些细胞还具有共刺激特性，可活化幼稚 T 淋巴细胞。阿巴西普是 CTLA4-Ig 融合蛋白，可与树突状细胞 B7 分子 （CD80/CD86） 结合，从而阻断共刺激分子 CD80 和 CD86 与 T 细胞表面 CD28 结合，干扰幼稚 T 细胞活化及其进一步活化 B 细胞过程的信号传递，已被 FDA 批准用于治疗类风湿关节炎。阿巴西普和 RG2077 治疗 SLE 的多中心临床研究正在进行中。

B 细胞表面 CD40 与 T 细胞表面 CD40 配体（CD40L）的相互作用是 B 细胞活化和产生抗体所必需的。治疗性阻断 CD40-CD40L 相互作用已在动物模型中被广泛研究，但是应用抗 CD40L 单克隆抗体（IDEC-131 和 BG9588）阻断 CD40-CD40L 相互作用的临床研究结果却令人失望。IDEC-131 安全但未显示疗效；尽管有限的数据表明 BG9588 可能有效，但是却增加了血栓栓塞事件的风险，不宜用于临床治疗。

（五）阻断细胞因子

TNF-α 抑制剂（依那西普、英夫利昔单抗和阿达木单抗）在治疗类风湿关节炎和银屑病关节炎方面已取得了巨大成功。一项小规模开放性研究表明英夫利昔单抗对 SLE 患者的难治性肾炎有显著疗效，尽管抗 dsDNA 抗体水平有相应升高。在多种自身免疫性疾病中，抗 TNF-α 治疗与自身抗体特别是抗 dsDNA 抗体的产生有关。尽管自身抗体的产生在应用该类治疗的类风湿关节炎患者中常见，但通常并不引起狼疮样综合征。有数例报道显示抗 TNF-α 治疗还与脱髓鞘病变相关。因此，需要进一步开展临床对照研究以证实在 SLE 治疗中的长期安全性和有效性。抗 TNF-α 具备的强大抗炎作用使之适于狼疮性肾炎的短期诱导治疗，而且不会出现如抗体产生等长期应用的不良反应。

IL-10 是一种细胞因子，可能参与 SLE 的发病过程。在一项小规模开放性研究中，6 例 SLE 患者应用抗 IL-10 的鼠单克隆抗体后，皮肤和关节症状改善，但所有患者都产生了抗鼠单克隆抗体的抗体。

IL-6 是另一种促炎性细胞因子，主要由巨噬细胞和 T 淋巴细胞分泌，具有多种生物活性，在自身免疫性疾病如 SLE 中介导免疫调节和炎症反应。它还诱导 B 淋巴细胞终末分化成为可分泌抗体的浆细胞，诱导 T 淋巴细胞成为效应细胞。狼疮性肾炎时 IL-6 表达增高。在鼠模型中，IL-6 促进病情活动，阻断 IL-6 则可延缓狼疮性肾炎的出现。托珠单抗是抗 IL-6 受体（IL-6R）的人源化单克隆抗体，可抑制膜性和可溶性 IL-6R 介导的 IL-6 信号转导。目前有一项阻断 IL-6 的开放性试验正在进行中。

SLE 患者血清中 IFN-α 水平升高。IFN-α 与 B 淋巴细胞减少、生发中心分化、浆细胞产生和树突状细胞活化等有关，而这些特点与 SLE 免疫学改变相对应。IFN-α 治疗的患者出现狼疮样表现，进一步支持 IFN-α 参与 SLE 发病过程。近期研究表明 SLE 患者外周血单个核细胞 IFN-α 基因表达特征明显不同于对照组。对 IFN-α 的调控也有望成为治疗 SLE 的新靶点。

治疗 SLE 药物的迅猛发展令人欢欣鼓舞，新型生物制剂的应用为 SLE 的治疗开拓了广阔的前景。多种治疗方案的选择可满足狼疮病情的复杂性以及不同脏器受累程度多样性的需要。

（王　梅）

第七章 抗磷脂综合征

抗磷脂综合征（APS）是一种复杂的损害多系统的自身免疫疾病，是指由抗磷脂抗体引起的一组临床征象的总称。确诊必须同时具备临床表现和确切的抗磷脂抗体阳性结果。

认识到 APS 是一个独立的疾病状态是从 20 世纪 50 年代发现梅毒血清反应生物学假阳性及血清中存在非特异性凝血抑制物开始的。然而 APA 早在 20 世纪初用免疫学检测诊断梅毒时就发现了。1941年，Panbom 证明 APA 的抗原是带负离子的磷脂，后从牛心肌分离获得该抗原，又命名为心磷脂。作为梅毒筛查的血清学试验，随着筛查人群的增加，发现这组假阳性亚群并无梅毒的临床表现。1952 年，Moore 等首次发现梅毒血清试验短暂假阳性与一些非梅毒的感染相关，而持续假阳性的个体患系统性红斑狼疮和一些自体免疫病的危险增加。与此同时，Conley 等在 SLE 患者血清中发现一种物质，它在体外可延长凝血时间。1963 年，Bpwie 等首次描述这种抗凝物质与血栓有关而不是出血。1972 年，Feinstein 等首次用了狼疮抗凝物这一术语。1983 年，Harris 等开发了 aCL 的放射免疫测定方法，随后又开发了第一个 aCL 的 ELISA 测定方法。用这些方法筛查了大量 SLE 患者，发现 aCL 阳性这组 SLE 亚群有更高的血栓事件和病态妊娠，由此首次描述了所谓抗磷脂综合征，也称抗心磷脂综合征。在 20 世纪90 年代初发现抗磷脂抗体的同辅因子 β_2 糖蛋白 I 是近年 APS 研究中最重要的进展。

第一节 病因和发病机制

一、病因

其可能的病因包括遗传、口服避孕药、高脂血症、环境因素等等，但迄今为止，其确切的病因仍未明确。

1. 遗传因素：APS 的发病可能与机体的遗传基因易患有关。

提出的假说如：①APL 可由编码免疫球蛋白（Ig）可变区基因的胚系基因突变引起。②仅部分APL 阳性的患者出现临床症状，提示疾病的发生与宿主的易患性有关。③APS 的 HLA 表型分析提示，患者的 DR4，DRw53，DR7 出现频率较高，可能与 HLA-Ⅱ类抗原有一定的相关性。此外，近年的研究提示，APS 的发病与 C4 无效单倍型有关。

2. 抗磷脂抗体：APS 患者最显著的一个特点就是患者血清中都存在高滴度的 aPL 抗体。aPL 抗体是一组异质性抗体，能与体内多种含有磷脂结构的物质发生反应，包括多种阴离子磷脂、磷脂结合蛋白及磷脂-蛋白复合物。其中磷脂结合蛋白 β_2-GP I（即载脂蛋白 H）是其中最主要的靶抗原之一。

β_2-GP I 在人体循环中的生理浓度为 200mg/mL，是补体调控蛋白家族成员，有 5 个重复的功能区和不同的等位基因。其中第 V 功能区的八肽结构和各功能区的半胱氨酸键是结合磷脂以及产生抗原性所必需的结构；第 1 功能区具有激活血小板的功能位点。在生理情况下，β_2-GP I 能与活化或凋亡细胞（包括滋养层细胞、血小板和内皮细胞）细胞膜上的磷脂酰丝氨酸结合，可能在氧化脂质、凋亡细胞的生理性清除以及生理抗凝中发挥作用。

3. 自身免疫性疾病：正常人群中抗磷脂抗体的阳性率约 1%~5%，SLE 患者中阳性率约 30%，其中 30%~50% 出现 APS。可见并非所有抗磷脂抗体都具有致病性。多数学者认为，自身免疫性疾病，尤其是 SLE 患者体内产生的抗磷脂抗体，与 APS 间有明显的相关性。它常通过识别 β_2-GP I 或其他磷脂结合蛋白而与带负电荷的磷脂结合，为常见的 β_2-GP I 依赖性抗磷脂抗体。两者结合以后，增加了 β_2-GP I 与细胞表面的亲和力，破坏了细胞表面凝血、纤溶的平衡。纤溶酶能够水解 β_2-GP I 的第 V 功能区，使它不能结合磷脂，减少了抗体的抗原性。在纤维蛋白、纤溶酶原、t-PA 存在的情况下，有缺陷的 β_2-GP I 结合纤溶酶原，抑制纤溶酶的产生，继而抑制外源性纤维蛋白的溶解，从而促进血栓形成。

有报道 aCL 抗体滴度水平与 SLE 病情的严重程度呈正相关，而测定抗 β_2-GP I 抗体对于随访 SLE 患者病程中是否发生 APS 具有重要意义。

4. 感染及药物因素：aPL 抗体可出现在多种疾病中，其中包括一组非免疫性疾病，如 aCL 抗体在糖尿病及糖尿病肾病的发生发展中也具有一定作用；LACs 在特发性血小板减少性紫癜、真性红细胞增多症、链球菌感染、恶性肿瘤、肝炎及服用吩噻嗪类药物的患者中均可表达。在实验动物模型中，用病毒多肽、细菌肽、异种 β_2-GP I 免疫动物，可以诱导产生多克隆抗磷脂抗体、LA 及血小板减低及胎儿吸收等 APS 相关临床表现。这种感染诱导出的 aPL 抗体的特性类似于自然形成的抗体。上述显示，通过分子模拟的途径，感染因素可诱导易患人群形成致病性自身免疫性抗磷脂抗体。

梅毒、非梅毒螺旋体、伯氏疏螺旋体、人类免疫缺陷病毒（HIV）、钩端螺旋体及寄生虫等感染诱导产生的抗磷脂抗体通常能与磷脂直接结合，而不需要 β_2-GP I 的辅助，称为 β_2-GP I 非依赖性抗体。aCL 抗体在病毒性传染性疾病如 AIDS 及腮腺炎和甲、乙、丙型肝炎中也可表达，并可能与病情严重程度相关。

多种药物（如氯丙嗪、普鲁卡因胺、奎尼丁、苯妥英）和恶性肿瘤（如淋巴增殖性疾病）诱导产生的抗磷脂抗体也是 β_2-GP-非依赖性。

5. 性激素：60%~80% 的原发性抗磷脂综合征（PAPS）常发生在女性中，但未证实其与性激素有关。

二、发病机制

APS 的基本病理改变表现为血管内血栓形成，而不是血管炎。各级动静脉血管及心内膜附壁的血栓可引起各种相应的症状；胎盘小血管的血栓可引起流产。由此可见，APS 可累及人体所有脏器和系统，复杂多变、危害性极大。因此，了解触发疾病的诱因、清楚血栓形成的机制，能够对加强疾病的防治起到积极的作用。

多个动物实验反复证实，aPL 抗体在体内外可导致血栓形成及病态妊娠事件的发生，是 APS 发病环节中的具有核心作用；先后有学者提出多种假说来阐明 aPL 抗体的致病机制，目前仍有争论；但需明确的是，血栓的形成是凝血-纤溶系统之间平衡被打破的复杂过程，有多种可能的机制参与，且相互之间是紧密关联，绝不能孤立起来看。

1. β_2-GP I 的影响：1990 年抗磷脂抗体的同辅因子 β_2-糖蛋白 I 的发现，开创了 APS 研究的新阶段。β_2-GP I 是 aPL 抗体的主要靶抗原之一，它与带负电荷的分子（磷脂等）结合，通过抑制依赖磷脂的凝血反应、干扰蛋白 C 的作用而产生抗凝活性。β_2-GP I 与 FXI 结合后，抑制其活性；并能与血小板表面的糖蛋白结合，抑制血小板活化。抗 β_2-GP I 抗体通过与 β_2-GP I 结合并诱导其二聚化，增加了 β_2-GP I 与细胞表面的亲和力，促进 FXI 和血小板的活化；同时通过活化血管内皮细胞及单核细胞，表达各种促凝物质；削弱了纤维蛋白溶解活性，中和 β_2-GP I 的抗凝作用，破坏细胞表面凝血、纤溶的平衡，从而诱发血栓的形成。但研究显示，在没有纤溶酶原激活物抑制剂的情况下，β_2-GP I 不影响组织纤维蛋白溶酶原激活剂的活性。有观点认为，抗 β_2-GP I 抗体与动脉血栓的形成较静脉血栓更具有相关性。

2. 内皮细胞的影响：有研究显示，2%~6.5% 的正常人体内存在低滴度 aCL 抗体，0.2% 有中到高滴度 aCL 抗体或 LACs，并随着年龄增加而增加。部分 aPL 抗体高滴度患者可以持续数年无症状，提示可能需要血管损伤和（或）内皮细胞活化来促发该类患者形成血栓（二次打击假说）。值得一提的是，至少 50% 有血栓史的 APS 患者发生血栓时伴有其他致血栓形成的危险因素。

当血小板、内皮细胞或滋养层细胞活化或发生凋亡时，带负电荷的磷脂酰丝氨酸就会从细胞膜内侧移行到原本呈电中性的细胞膜外侧。随后，循环中的 β_2-GP I 与磷脂酰丝氨酸结合，利于抗磷脂抗体与 β_2-GP I 二聚体的结合。

先天 β_2-GP I 缺乏的人和 β_2-GP I 基因敲除的小鼠表现正常。而 β_2-GP I 的基因多态性虽影响个体 aPL 的产生，但与 APS 的发病无明显相关性。含 50 个表达上调基因的基因簇可能影响 aPL 阳性个体的血栓发生。

3. 补体系统：越来越多的证据表明，APS 的病理妊娠与 aPL 抗体对胎盘补体的活化有关。抗磷脂抗体与 β_2-GP I 二聚体结合后，针对靶组织蜕膜和胎盘，通过经典途径活化补体，导致其活化产物（C3a，C5a）的产生；C5a 和抗磷脂抗体可能通过结合膜表面 C5a 和 β_2-GP I 受体，促发胞内信号转导及效应细胞的活化；进而募集炎症效应细胞（包括单核细胞、中性粒细胞以及血小板），加速局部补体旁路激活途径，导致释放促炎症因子，如 TNF、氧化物、蛋白酶等，诱导出现血栓前状态，最终导致胎盘血栓的形成、流产或胎儿生长受限。

其中能与 β_2-GP I 耦联，并将耦联信号从细胞膜传导至细胞核的受体仍未明确，而且不同细胞中介导信号转导的受体也可能存在差异。目前认为，可能的信号转导膜受体包括载脂蛋白 ER2′（低密度脂蛋白受体超家族成员）、膜联蛋白 A2 和 Toll 样受体。核因子 κB 和 p38 丝裂原活化蛋白激酶可能参与细胞内信号级联放大反应。

Salmon 等在 APS 妊娠小鼠模型中注入含有 aPL 抗体的人 IgG，发现使用能抑制经典途径和旁路途径激活的 C3 转化酶抑制药后，在 APS 妊娠小鼠体内有补体级联反应的抑制，可以预防流产和胎儿生长受限，且 C3 缺陷的小鼠可以避免 aPL 抗体诱导的流产。表明补体效应机制是 aPL 抗体诱导流产的必要条件。而补体激活是实验诱导血栓形成的重要条件。

4. 血小板的影响：aPL 抗体可以直接作用于血小板膜上的 65kDa 的膜蛋白，通过 Fc 受体间接作用于血小板，导致血小板减少。此外，还有研究表明，β_2GP I-抗 β_2GP I 抗体复合物可以通过血小板表面的低密度脂蛋白超家族受体 E（apoER2′）而结合于血小板表面，引起血小板的黏附聚集，导致血栓形成。

5. 凝血异常和纤溶紊乱：凝血是一系列血浆凝血因子形成瀑布式酶解激活的过程，最终生成凝血酶，形成纤维蛋白凝块。在这一过程中，受到组织因子途径抑制物（TFPI）、抗凝血酶Ⅲ和蛋白 C 系统的负反馈调节。纤维蛋白溶解系统的最终效应分子是纤溶酶，可溶解血纤维蛋白凝块，对保持血管通畅和防止血栓的形成起到重要作用。因此，最终是否形成血栓取决于凝血激活过程与纤维蛋白溶解系统动态平衡的结果。

许多研究表明，aPL 抗体所针对的靶抗原还有凝血酶原、凝血酶、纤溶酶和组织型纤溶酶原激活剂等。这是一些相对特异性不高的抗原，但却是人体凝血和纤溶过程中必不可少的。它们都属于丝氨酸蛋白酶超家族，有相似的催化区域。因此推测，一些 aPL 抗体能识别许多丝氨酸蛋白酶的相似催化区域构成的共同抗原表位，干预病人体内的抗凝和纤溶系统的功能。

抗磷脂抗体介导血栓形成的另一可能机制（如 β_2-GPⅠ中所述），是抑制磷脂催化的凝血级联反应（如激活促凝蛋白、抑制蛋白 C 和蛋白 S 活化），诱导单核细胞表达组织因子（凝血的生理引发剂），减少纤维溶解，以及影响膜联蛋白 V 在胎盘上的抗凝作用。

6. 下调信号转导蛋白及转录因子 5 的激活：通过下调信号转导蛋白及转录因子 5（Stat5）的激活，抗磷脂抗体也可抑制胎盘泌乳素和胰岛素样生长因子结合蛋白 1 的产生，干扰合体滋养层细胞形成、胎盘脱落以及滋养层细胞浸润——而上述所有过程为胎盘发挥正常功能所必需的。

7. 膜联蛋白超家族的影响：膜联蛋白是一组在结构上表现为同源相似性的钙依赖性磷脂结合蛋白，具有多种生物学作用，包括参与细胞骨架的形成、物质的运输、离子通道的激活等。目前发现该超家族中至少有 20 个成员。

膜联蛋白 A2 是其中 A 亚族成员，分子量为 36kDa 的蛋白质，已知在内皮细胞、单核细胞及胎盘的合体滋养层刷状缘都有丰富的表达，这些细胞被看作是 aPL 抗体结合的靶抗原，故推断血栓形成、病理妊娠与膜联蛋白 A2 在这些细胞表面的表达有关。

膜联蛋白 A2 诱导内皮细胞活化需要 β_2-GPⅠ的参与，annexin A2 与抗 β_2-GPⅠ抗体/β_2-GPⅠ复合物结合，刺激内皮细胞分泌黏附分子等，促进血栓形成。其可能的机制是核转录因子（NF）-KB 活化及移位。Ma 等已经证明，β_2-GPⅠ通过与膜联蛋白 A2 之间的相互作用，从而结合到内皮细胞表面。

另有研究表明，APS 患者体内存在抗 annexin A9 抗体，其滴度及阳性率分布与其他抗磷脂抗体（aPLs）的分布类似，可以单独或与其他 aPL 抗体共存于患者体内。膜联蛋白 A2 具有调节体内 PLG 和新生血管形成动态平衡的功能，并对维持血流通畅、防止血栓形成具有重要意义。Cesarman-Maus 等的研究发现，APS 患者血清来源的抗膜联蛋白 A2 抗体在体外能抑制 tPA 依赖的纤溶酶的产生，也能抑制内皮细胞表面 PLG 的活化。

此外，在 APS 患者中，膜联蛋白超家族中另一个成员——annexin A5 抗凝集屏蔽作用的消失也是血栓形成和习惯性流产的重要机制之一。

（陈　孟）

第二节　临床表现

抗磷脂综合征是一种可累及全身各个器官的多系统疾病。其临床表现谱宽，可从仅 aPL 阳性但无症状到数天内发生广泛血栓，程度变化大。其主要临床表现为血栓形成和习惯性流产。APS 血栓的特点是严重，患者年龄轻，可发生在少见部位，如 Budd-Chiari 综合征、矢状窦等。

一、主要临床表现

1. 静脉和动脉血栓形成：血栓形成是 APS 患者最突出的临床特征，也是造成患者死亡的重要原因。APS 也是目前公认的获得性血栓的主要病因。

血栓可累及任何脏器，其临床表现取决于受累血管的种类和部位。大多数（65%~70%）为静脉血栓，以下肢深静脉血栓最常见；动脉血栓最常累及脑部血管，13%以脑卒中为首发表现，7%以短暂性缺血发作为首发表现。约 25%APS 患者血栓事件发生于妊娠和产后。对于年轻人发生无法解释的动脉血栓事件，如脑卒中或心肌梗死，应排除 APS 的可能。

2. 病态妊娠：胎盘血管血栓形成可导致胎盘功能不全，引起反复妊娠失败、胎儿生长受限、先兆子痫等。典型 APS 流产发生在妊娠 10 周后，也可发生更早。一般人群妊娠反复流产发生率 1%，而 APS 人群则高达 20%，未经治疗者会更高。APS 孕妇早期可发生先兆子痫，也可出现溶血、肝酶升高和血小板减少综合征，即 HELLP 综合征等。

二、非特征性临床表现

1. 血小板减少：原发性 APS 患者中发生自身免疫性血小板减少者可高达 40%~50%，尽管相关的血小板抗原有所不同，其与特发性血小板减少性紫癜很难鉴别。多呈周期性，急性发作。

2. 神经系统受累：患者可表现为痴呆，注意力不集中，健忘、偏头痛、舞蹈症、癫痫、周围神经炎、重症肌无力等。

3. 皮肤表现：真皮下小血管血栓形成网状青斑、皮肤坏死性血管炎、皮肤缺血致下肢溃疡、坏疽、发绀、疼痛性皮下结节。

4. 心脏表现：包括冠心病甚或心肌梗死、心脏瓣膜病、假性感染性心内膜炎、心腔内血栓形成、左心功能不全，心脏瓣膜疾病二尖瓣和主动脉瓣非细菌性赘疣性心内膜炎形成血栓，脱落可引起肺或脑栓塞。

5. 与 aPL 相关的其他疾病：包括自身免疫性溶血性贫血、网状青斑、皮肤溃疡、妊娠舞蹈症、多发梗死性痴呆、横断性脊髓炎。

三、恶性抗磷脂综合征

又称恶性血管阻塞综合征，指短期内（数天到数周内）发生全身小血管进行性广泛血栓形成，累及中枢神经系统、肾、肺和心脏等重要器官，患者可表现为弥散性血管内凝血、多器官衰竭、血栓性血小板减少性紫癜、溶血性尿毒症综合征。患者病程进展迅速，如不及时治疗，病死率极高。

（陈　孟）

第三节　辅助检查

aPL 抗体是一组针对各种负电荷磷脂-蛋白复合物的抗原物质发生免疫反应的自身抗体，其主要包括抗心磷脂抗体、狼疮抗凝物、抗 β_2-GP I 抗体。由于磷脂抗原在结构上有相同点，因此多种 aPL 抗体之间会发生交叉反应。LACs 和 aCL 抗体是研究最多的，但迄今仍无直接证据表明 LACs 和 aCL 抗体在生物化学上是不同的物质。

由于人体凝血和抗凝过程均依赖磷脂，而 APA 通过干扰依赖磷脂的抗凝因子的抗凝作用，促进血栓形成。因此，aPL 抗体是 APS 患者发生血栓的主要因素。而 APS 的实验室检查的最主要的内容就是检测 aPL 抗体的存在，从而排除或确定 APS 的诊断。它基本分为两部分：一是用酶联免疫吸附方法检测 aPL 抗体；二是用凝血试验来间接检测 aPL 抗体对凝血系统的影响。

一、免疫学检查

1. aCL 抗体检测：心磷脂是实验系统的一种抗原，目前已有标准化的酶联免疫吸附法测定 aCL 抗体。此方法可对 IgG，IgA，IgM 3 类 aCL 进行定量或半定量检测，较 LA 试验更敏感。关于实验结果的表达，第二届国际 aPL 标准化讨论会提出用 GPL（即 1μg/mL 纯化的 IgG 型 aCL 结合抗原的活性）、MPL（1μg/mL 纯化的 IgM 型 aCL 结合抗原的活性）定量单位。以此可提高各实验室检测的一致性和重复性。此方法可检测出直接针对心磷脂及与心磷脂结合的 β_2-GP I 及凝血酶原等磷脂结合蛋白的 aPL。可检测出的抗体包括抗 β_2-GP I 抗体、aCL 和抗其他可与心磷脂结合的血浆蛋白。由此可见 aCL 抗体检查敏感性高，而特异性低，但持续中高滴度的 IgG/IgM 型 aCL 与血栓密切相关，IgG 型 aCL 与中晚期流产相关。

2. 狼疮抗凝物：LACs 是一种 IgG 或 IgM 类的免疫球蛋白，在体外干扰并延长了各种磷脂依赖的凝血试验。通过结合蛋白-磷脂复合物及抑制磷脂表面发生凝血反应，干扰依赖磷脂的凝血过程，而起抗凝作用。由于凝血与抗凝过程均依赖磷脂参与，在体外可产生抗凝效应，而在体内抑制凝血过程中则可促进血栓形成。

LACs 检测对于 APS 诊断是高度特异的，LACs 与血栓事件和流产强烈相关。但 LACs 检测方法学十分复杂（如适当的血浆制备和储存等），劳动强度大，且目前仍缺少指南对其结果进行适当的阐释。

LACs 试验并不测定抗体的滴度而仅是功能检测，且受抗凝治疗的影响；LA 物质是异质性的，因此 LACs 反应的真正抗原可能包括血浆蛋白。可被 LA 识别的可能包括抗凝血酶原、抗 β_2-GP I 及抗 V 因子抗体和抗 X 因子抗体等。为了减少假阳性，目前推荐至少要用两个不同的试验来同时检测。较普遍应用的 LA 筛选试验有部分凝血活酶时间（aPTT）、白陶土凝集时间（KCT）和蛇毒凝集时间（RVVT）。

3. 抗 β_2-GP I 抗体：用纯化的 β_2-GP I 直接包被反应板来检测抗磷脂抗体或称为抗 β_2-GP I 抗体，可排除直接针对磷脂的 aPL 干扰，从而可为临床提供更加可靠的实验诊断依据。β_2-GP I 是一种亲磷脂糖蛋白载脂蛋白，其作为 aPL 的辅因子，能通过与带有负电荷的磷脂结合，抑制依赖磷脂的凝血过程，起抗凝作用，故被认为是人体内的天然抗凝物。aPL 与 β_2-GP I 结合后，导致后者的抗凝功能障碍，从而促进高凝状态。有一些研究证实，抗 β_2-GP I 抗体与 APS 的临床并发症强烈相关，但在 APS 人群中的阳性率低于 aCL 抗体，说明抗 β_2-GP I 抗体检测特异性高，敏感性低。

4. 其他抗体检查：抗核抗体、抗可溶性核抗原抗体和其他自身抗体检查排除别的结缔组织病。

二、生化学检查

1. 血、尿常规、血细胞沉降率、肾功能和肌酐清除率等。

2. 凝血检查。

三、影像学检查

1. 超声检查：血管多普勒超声有助于外周动静脉血栓的诊断；M 型超声、切面超声则有助于心瓣膜结构和赘生物的检测；B 超还可监测妊娠中晚期胎盘功能和胎儿状况。

2. 造影和 MRI：影像学检查对血栓评估最有意义，动静脉血管造影可显示阻塞部位，MRI 有助于明确血栓大小和梗死灶范围。

四、病理学

皮肤、胎盘和其他组织活检表现为血管内栓塞形成，一般无淋巴细胞或白细胞浸润，同样肾活检也表现为肾小球和小动脉的微血栓形成。

（闫琳毅）

第四节　诊断和鉴别诊断

一、诊断

由于 APS 的临床表现非常不同，且多种多样，因此对于临床医师来说，认识诊断这一疾病仍然是一个挑战。因此，单从临床表现或实验室检查很难确诊 APS。一个有中高滴度 aCL 或 LACs 阳性的患者，并有以下情况应考虑 APS 的可能：无法解释的动脉或静脉血栓；发生在不常见部位的血栓（如肾或肾上腺）；年轻人发生的血栓；反复发生的血栓；反复发作的血小板减少；发生在妊娠中晚期的流产。

1. 诊断标准　目前临床常用的国际分类标准有 Asherson 标准（表 7-1）、Sapporo 标准（表 7-2）、Sydney 标准（表 7-3）。恶性抗磷脂综合征诊断标准，见表 7-4。

表 7-1　Asherson 原发性抗磷脂综合征分类标准

（1）临床表现

　　静脉血栓

　　动脉血栓

　　习惯性流产

　　血小板减少

（2）实验室检查

　　IgG-aCL（中、高水平）

　　IgM-aCL（中、高水平）

　　狼疮抗凝物（LA）阳性

（3）确诊条件

　　①病程中至少有一个临床表现及一个实验室阳性指标

　　②aPL 须 2 次阳性，时间间隔>3 个月

　　③建议作 5 年以上的随访，以排除继发于 SLE 或其他自身免疫病

表 7-2 Sapporo 抗磷脂综合征的分类标准

（1）血管栓塞

①发生在任何组织或器官的 1 次或 1 次以上的动脉、静脉或小血管栓塞的临床事件

②除浅表静脉栓塞之外，血栓必须由造影、多普勒超声或组织病理学证实，及

③组织病理学证据为在无明显血管壁炎症的情况下存在血栓

（2）病态妊娠

①形态正常的胎儿在妊娠 10 周或 10 周以后发生 1 次或 1 次以上不明原因的死亡，且经过超声或直接肉眼检查证实胎儿形态正常，或

②在妊娠第 34 周或 34 周前，由于严重的先兆子痫、子痫或严重的胎盘功能不全，形态正常的新生儿发生 1 次或 1 次以上早产，或

③排除了母亲解剖或激素方面的异常及父母染色体方面的病因，在妊娠 10 周前发生了 3 次或 3 次以上不明原因的习惯性流产

（3）实验室标准

①至少间隔 6 周，2 次或 2 次以上检测出血中存在中、高滴度的 IgG 型和（或）IgM 型抗心磷脂抗体（ELISA 法检测出 β_2-GP I 依赖型抗心磷脂抗体），或

②至少间隔 6 周，2 次或 2 次以上在血浆中检测到狼疮抗凝物（检验根据"国际血栓与止血协会"指南进行）

表 7-3 Sydney 抗磷脂综合征国际分类标准

临床标准

（1）血管栓塞

任何器官或组织发生 1 次以上的动脉、静脉或小血管血栓，血栓必须被影像、多普勒或组织学证实，除外浅静脉血。组织学还必须证实血栓无明显血管壁炎症

（2）病态妊娠

①1 次以上的发生在 10 周或 10 周以上不可解释的形态学正常的死胎，正常形态学的依据必须被超声或被直接肉眼所证实，或

②在妊娠 34 周之前因严重的子痫、先兆子痫或严重的胎盘功能不全所致 1 次以上的形态学正常的新生儿早产，或

③在妊娠 10 周以前发生 3 次以上的不明原因的自发性流产，必须排除母亲解剖、激素异常及父母染色体异常

实验室标准

（1）2 次或 2 次以上在血浆中检测到狼疮抗凝物，至少间隔 12 周

（2）标准化 ELISA 方法检测血清或血浆中 IgG 型或 IgM 型 aCL 抗体阳性（>40GPL/MPL，或 99 的百分位数）2 次或 2 次以上，至少间隔 12 周

（3）标准化 ELISA 方法检测血清或血浆中抗 β_2-GP I 抗体 2 次或 2 次以上阳性（滴度>99 的百分位数），至少间隔 12 周

表 7-4 恶性抗磷脂综合征的分类标准

（1）累及 3 个或以上的器官/组织（有相应的影像学依据；肾累及定义为肌酐上升>50% 或血压>180/100mmHg 或尿蛋白>0.5g/24h）

（2）同时或 1 周内相继出现

（3）至少有 1 个器官或组织的小血管阻塞的组织病理依据

（4）aPL［LA 和（或）aCL］阳性的实验室依据（同 APS 标准）

确诊 CAPS：符合 4 条

CAPS 可能：

（1）符合（4）条，除了累及组织、器官为 2 个以外

（2）符合（4）条，除了实验室检查 aPL 阳性 2 次间隔<6 周（患者短期内死亡）以外

（3）符合（1）（2）和（4）条

（4）符合（1）、（3）和（4）条，（2）中的时间>1 周，但是在 1 个月内

2. 修订标准的主要变化　在 Sapporo 标准中，临床表现去除了血小板减少这一指标。在 Sydney 国际分类标准中，新增了抗 β_2-GP I 抗体阳性作为一项独立的实验室指标。并将初次抗体检测与第二次确诊试验的时间由 6 周改为 12 周，将"继发性 APS"改称为 APS 并发风湿性疾病，不支持"继发性 APS"的说法，由于大多数所谓继发性 APS 患者患有 SLE 或相关的自身免疫病，而这两类患者的临床后果没有太大差别，目前尚不清楚是否 APS 和 SLE 是重叠在同一个体的两种疾病，是否潜在的 SLE 为 APS 发生提供环境，以及是否 APS 和 SLE 是同一疾病过程的两个要素。有研究显示，10%~40% 的 SLE 患者及 20% 的类风湿关节炎患者 aPL 抗体为阳性。

二、鉴别诊断

1. 感染引起的抗心磷脂抗体通常是一过性的，常为 IgM 型而不是 IgG 型。科研实验室可以根据抗体是否是 β_2-GP I 依赖型来区分自身免疫和感染诱发的抗体。梅毒、艾滋病、莱姆（Lyme）病、传染性单核细胞增多症、结核等疾病分别有 93%，93%，39%，20%，20% 的抗磷脂抗体阳性率。但感染诱导的抗磷脂抗体通常能与磷脂直接结合，为 β_2-GP I 非依赖性抗体。

2. 静脉血栓需与蛋白 C、蛋白 S 和抗凝血酶 III 缺陷症、血栓性血小板减少性紫癜、纤溶异常、肾病综合征、阵发性夜间血红蛋白尿、贝赫切特综合征及与口服避孕药相关的血栓等疾病相鉴别。特发性血小板减少性紫癜血栓危险没有增加。

动脉血栓需与高脂血症、糖尿病血管病变、血栓闭塞性脉管炎、血管炎、高血压等疾病相鉴别。

3. 需要注意的是 aPL 的出现并不一定发生血栓，用 ELISA 方法检测抗磷脂抗体随着年龄增长而阳性率有所增加，约 12% 的正常老年人中可以出现 IgG 或 IgM 类 aCL 抗体阳性。且年老患者血管闭塞需要鉴别的疾病也比年轻人多，因此，60 岁以上的患者诊断为原发性抗磷脂综合征一定要谨慎。

4. 习惯性流产的妇女中 5%~21% 抗磷脂抗体阳性，而正常妊娠妇女中只有 0.5%~2% 抗磷脂抗体阳性。如果没有其他疾病，而流产发生在妊娠中后期，并且妊娠前后多次高滴度抗体，胎盘检查有血管病变和梗死，则最可能为抗磷脂抗体引起的流产。单次流产发生在 10 周以前，抗心磷脂抗体为低滴度，多为胎儿染色体异常、感染、母体激素分泌或解剖学异常。

5. 一些药物如吩噻嗪、普鲁卡因胺、氯丙嗪、肼苯达嗪、苯妥英钠、奎宁、普萘洛尔和口服避孕药也可以诱导出 aPL 抗体；但也为 β_2-GP I 非依赖性抗体。

6. 另外，有一些恶性肿瘤如黑色素瘤、肾母细胞癌、肺癌、淋巴瘤和白血病等亦可出现 aCL 或抗 β_2-GP I 抗体阳性。

（闫琳毅）

第五节　治疗

APS 治疗目的主要是对症治疗、防治血栓和减少流产、先兆子痫、胎盘功能不全、早产的发生，从而改善预后。

1. 免疫抑制治疗　APS 属自身免疫性疾病，因此，采用免疫抑制如肾上腺皮质激素、环磷酰胺等治疗是十分重要的，不仅可控制原发病，还可减少患者自身抗体的产生。

2. 抗凝治疗 APS 本身最主要的治疗就是抗凝治疗，目前的建议如下。

（1）无症状的 aPL 阳性者：不需治疗。

（2）有高危因素而无症状的 APS 患者：可使用低剂量预防血栓药物，如阿司匹林 80mg/d。

（3）无并发症的静脉、动脉血栓 APS 患者抗栓治疗：发生静脉血栓栓塞的 APS 患者应先给予普通肝素或低分子肝素至少 5 天，与华法林治疗重叠。中等强度华法林（INR 2.0~3.0）可降低血栓复发风险 80%~90%，两项研究显示，在预防血栓复发方面，高强度华法林（INR>3.0）不比中等强度华法林更有效，两组在血栓复发、总的出血发生和严重出血方面无显著差异。在预防动脉血栓方面中等强度华法林（INR1.4~2.8）和阿司匹林（325mg/d）作用等同。阿司匹林由于使用方便、不需监测，可能更受欢迎。

（4）应用华法林期间反复发生血栓的治疗：研究显示，APS 患者每年血栓复发的风险增加 10%~67%，在停用华法林的前 6 个月发生血栓的风险最高。APS 患者血栓复发多与初次血栓在同一血管分布区域。在应用华法林期间复发血栓事件时的 INR 值很重要，如 INR 低于治疗的目标值，其治疗与未用华法林复发血栓者相同；如 INR 已达到目标值，需提高华法林的抗凝强度达更高 INR 值（2.5~3.5 或 3.0~4.0）、或用治疗剂量普通肝素或低分子量肝素替代华法林、或加用抗血小板药物。

（5）恶化性 APS：建议应用华法林或肝素、皮质类固醇、静脉应用免疫球蛋白和（或）血浆置换。

（6）妊娠期 APS 患者治疗：无血栓史的 APS 患者，如无流产史或单次妊娠 10 周内流产，不需治疗，也有认为口服小剂量阿司匹林，每天 50~75mg 直至分娩，可明显提高妊娠成功率；对于曾经发生至少 2 次早期流产史或至少 1 次晚期流产史的患者，在妊娠期应予预防剂量肝素和低剂量阿司匹林联合应用，流产发生率可以减少 50%。

有血栓史的 APS 患者：不管有无流产史，建议应用足量肝素抗凝。由于 APS 患者在产后前 3 个月发生血栓的风险极高，产后应继续抗凝治疗 6~12 周，可选择肝素或华法林。华法林可透过胎盘致胎儿畸形，因此，主要用于产后血栓的防治。

（7）APS 的长期治疗：前瞻性研究显示，接受抗栓治疗的 APS 患者每年血栓复发的概率为 3%~24%，关于 LACs2 转为阴性或仅为持续低滴度 aCL 的患者是否可以停用抗凝治疗尚无定论。对于抗凝治疗时间，应当依据血栓栓塞事件严重程度、其他高凝因素、潜在的出血并发症等危险因素综合考虑，推荐长期甚至终生抗凝治疗。含有雌激素的口服避孕药会增加发生血栓的风险，因此，应避免 APS 患者长期服用。

（8）其他治疗方法：可用羟化氯喹、他汀类药物、血小板活性药物、凝血酶抑制药及利妥昔单抗等，但均未成为临床标准治疗方法。

（关 侠）

第六节 预后

肺动脉高压、神经病变、心肌缺血、肾病、肢体坏疽和恶性抗磷脂综合征患者预后差。原发性抗磷脂综合征患者预后差。10 年中，1/3 患者出现永久性器官损害，1/5 的患者日常生活不能自理。

产科无血栓形成的抗磷脂综合征患者回顾性研究表示，35% 的患者在随后 8 年内出现抗磷脂抗体相关临床表现。抗磷脂综合征孕妇所产胎儿的长期预后还不清楚。

（关 侠）

第八章 类风湿关节炎

类风湿关节炎（RA）以慢性破坏性关节炎为主要临床表现，其特征是对称性多关节炎，以双手、腕、踝、足关节受累最常见。患者还可伴有皮下结节、血管炎、心包炎等关节外表现。研究证明，抗原驱动、T 细胞介导的自身免疫反应以及遗传因素的参与在 RA 发病中具有重要作用。

不同地域、不同种族 RA 患病率有一定差异。总的趋势是印第安人患病率高于白种人，而后者又高于亚洲黄种人。这种患病率的不同可能与 HLA-DRBI 亚型等遗传因素差异有关。我国 RA 患病率约为 0.34%。女性多发，男女比例约为 1 ：3。本病可发生于任何年龄，但发病高峰在 30~50 岁。此外，RA 的发病与某些病毒或细菌感染有关。

第一节　病因病理和发病机制

一、病因

RA 是多种因素共同作用引起的自身免疫病。感染和自身免疫反应是 RA 发病和病情迁延的中心环节，而内分泌、遗传和环境因素等则增加了患者的易感性（图 8-1）。

图 8-1　RA 发病因素

（一）感染因素

许多研究从患者滑膜组织中分离到了病原体或其基因，目前有多种细菌或病毒成分被怀疑与 RA 有关。多数研究者认为，细菌或病毒致病的可能机制为病原体的某些蛋白成分在体内作为外源性抗原激活机体免疫反应，进而活化自身反应性 T 细胞。

1. 细菌　多种细菌成分可能与 RA 发病有关，如大肠埃希菌热休克蛋白 DnaJ、结核分枝杆菌 HSP65、奇异变形杆菌菌体抗原等。RA 患者血清中可以检测到针对奇异变形杆菌蛋白的特异性抗体，这些抗体与手足小关节内的透明软骨结合，激活补体和自然杀伤细胞，可造成滑膜及软骨的损伤。奇异变形杆菌的菌体抗原与 HLA-DR4 及 Ⅱ 型胶原 α_1 链有相同序列，可能通过与 RA 患者自身蛋白发生交叉免疫反应而致病。

2. 病毒　RA 患者外周血存在 EB 病毒感染的 B 细胞，且血清中可检测到抗 EB 病毒抗体。EB 病毒核抗原-1（EBNA-1）的 35~68 位氨基酸中精氨酸替换为瓜氨酸后，可作为抗原刺激 RA 患者产生其特异性抗体，而这种抗体可与瓜氨酸多肽及脱亚氨基的纤维蛋白原存在交叉反应。这些研究为 EB 病毒在 RA 中的致病作用提供了有力证据。此外，EB 病毒 gp110 糖蛋白与 HLA-DRB1*0404 等亚型存在共同的氨基酸序列，可能作为外源性抗原诱发 RA 的自身免疫反应。

细小病毒 B_{19} 是另一种可能与 RA 发病有关的病毒。B_{19} 急性感染常可引起类似 RA 的自限性多关节炎，部分患者甚至可发展成 RA。有报道 RA 患者 B_{19} 感染率增高，在患者骨髓中可以检测到 B_{19} 病毒 DNA，并发现其衣壳蛋白 VP-1 高表达于活动性 RA 的滑膜病灶部位。

此外，内源及外源性反转录病毒如 HVR-5、HERV-K 及 HTLV-1 也可能通过上调原癌基因的表达，增加生长因子及基质降解酶的产生，参与 RA 关节破坏的进展。其他病毒如巨细胞病毒（CMV）、肝炎病毒、HIV-1 等在 RA 滑膜中检出率较高。这些病毒对于 RA 有无原发致病性尚需研究。

（二）遗传因素

研究表明 HLA-DRB1 基因表型与 RA 易感性密切相关，常见易感亚型包括 HLA-DRB1*0401、*0404、*0405、*0101 和 *1001 等，并与患者病情严重程度和预后相关。不同种族的 RA 易感 HLA-DRB1 亚型存在差异（表 8-1），而其他亚型如 HLA-DPB1*0401、*0201、*0601，DPA1*0301、*0101 及 *0401 和 DQB1*0301、*0302、*0401、*0501 等也与 RA 可能有一定关联。此外，某些基因如 HLA-DRB1*0402、*0403、*1302、*1101、*1501、*0301 和 DRB1*0701 在 RA 患者中发生率低，可能具有保护机体不患该病的作用。研究发现 RA 易感 HLA-DRB1 基因 β 链在 70~74 位含有 QKRAA、QRRAA、RRRAA 的共同表位，使上述 HLA-DR 分子具有共同的抗原结合特性，可与致病抗原肽结合，并呈递给 T 细胞，引发自身免疫反应。而 RA 保护性基因 DRB1*0402 和 *0403β 链的 70~74 位分别为 DERAA 和 QRRAE，该部位由于含有带负电的谷氨酸 E，改变了共同表位的电荷，而使其不能识别抗原。HLA 基因仅为部分 RA 患者的遗传易感因子，HLA 复合体以外的基因同样对 RA 存在基因易感性，包括控制 T 细胞抗原受体基因、免疫球蛋白重链和轻链基因、TNF-α 和 IL-10 基因等。RA 可能为多基因相关疾病，其易患性、严重程度及病变特点均可能与上述基因有关。

表 8-1　HLA-DRB1 亚型与 RA 的关系

作用	HLA 分型 （DR/Dw）	HLA-DRB1 基因亚型	β 链第 3 高变区氨基酸 序列（70~74 位）	种族
	DR4/Dw4	*0401	QKRAA	白种人（西欧）
	DR4/Dw14	*0404	QRRAA	白种人（西欧）
	DR4/Dw15	*0405	QRRAA	中国、日本

作用	HLA 分型 （DR/Dw）	HLA-DRB1 基因亚型	β 链第 3 高变区氨基酸 序列（70~74 位）	种族
RA 易感	DR1/Dw1	*0101	QRRAA	印度、以色列
	DR10	*1001	RRRAA	西班牙、意大利、希腊、以色列
	DR14/Dw16	*1402	QRRAA	美国印第安人和土著人
RA 保护	DR4/Dw10	*0402	QERAA	白种人（西欧）
	DR4/Dw13	*0403	QRRAE	波利尼西亚人
	DR2/Dw2	*1501	QARAA	白种人
	DR3/Dw3	*0301	DARGR	白种人

注：Q，谷氨酰胺；K，赖氨酸；R，精氨酸；A，丙氨酸；D，天冬氨酸；E，谷氨酸；G，甘氨酸。

（三）内分泌因素

RA 发病存在明显的性别差异，因此人们对性激素在 RA 中的作用进行了深入研究。有报道 RA 患者体内雄激素水平降低，雄激素/雌激素比例下降，患者滑膜局部及滑液中雌激素（特别是 16α 羟雌酮、17β 雌二醇）水平增高可能与诱导发病有关。进一步研究证实，16α 羟雌酮、17β 雌二醇等可能刺激巨噬细胞、成纤维细胞增殖，进而活化自身免疫反应，而睾酮则可诱导淋巴细胞凋亡。此外，下丘脑-垂体-肾上腺轴以及交感神经系统也与 RA 发病存在一定关系。这些因素均可能在 RA 的发病中发挥一定作用。

（四）其他因素

吸烟、咖啡因摄入、寒冷、潮湿及疲劳等均与 RA 的发生有关。

二、病理

RA 的基本病理改变是滑膜炎和血管炎。前者可表现为滑膜水肿和纤维蛋白沉积，淋巴细胞和单核细胞浸润，随着症状迁延，滑膜衬里细胞层明显增厚，滑膜内大量炎症细胞浸润，以 T 细胞为主，周围可有巨噬细胞，形成以小静脉为中心的淋巴小结。滑膜内可出现多核巨细胞，并可有肉芽组织增生和血管翳形成。RA 患者增生的滑膜组织存在明显的血管增生和炎症细胞浸润，电镜下可见滑膜呈指状突起，形成所谓"血管翳"。血管翳和软骨交界处可见血管、单个核细胞及成纤维细胞侵入软骨，导致软骨变性，并进而引起骨侵蚀。病变晚期，血管翳以纤维增生为主。RA 血管炎可以表现为不同类型，各个部位均可出现。病理表现与其他血管炎相似，急性期为血管壁纤维素样坏死、炎症细胞浸润，继而出现管壁纤维化，严重者可出现小动脉梗死及相应脏器受累。

三、发病机制

关于 RA 的发病机制，目前存在 2 种假说：一种认为该病的炎症反应是在抗原驱动下，CD_4^+T 细胞在滑膜组织中特异性识别交叉抗原引起；另一种假说认为 RA 患者存在免疫耐受和调节机制异常，产生一群功能异常的 CD_4^+ 细胞。由此可见，T 细胞异常是 RA 患者免疫病理损伤的关键。目前证据显示，这两种假说在 RA 的发病机制阐述中均具有重要意义。

RA 发病过程可能分为 3 个阶段：①初始阶段，易感宿主接触相关抗原，由巨噬细胞消化，并结合在 HLA II 类分子上呈递给外周血中 T 细胞，引起 T 细胞活化并增殖。②早期炎症阶段，抗原活化的 T 细胞迁移并聚集于滑膜。受滑膜巨噬细胞、滑膜细胞或树突状细胞呈递并与外源抗原有交叉反应的自身抗原刺激，再次活化，引起克隆性增殖，分泌炎症细胞因子，刺激巨噬细胞、中性粒细胞等炎症细胞向滑膜迁移并激活，分泌 IL-1 和 TNF-α 等炎症细胞因子、炎症介质及降解骨、软骨的酶类，同时刺激内皮细胞增殖和内皮黏附分子表达，促进新生血管形成。③进展期，滑膜细胞继续增殖，并侵犯软骨和骨。活性蛋白水解酶、细胞因子和一系列炎症介质引起各种临床症状和关节破坏。骨和软骨的破坏又释放出新的抗原，引起其他 T 细胞群的活化，造成关节侵蚀（图 8-2）。

图 8-2 RA 发病机制示意图

T：T 细胞；B：B 细胞；P：浆细胞；TGF-β：转化生长因子 β；Ab：抗体；IC：免疫复合物；PGE：前列腺素 E

研究显示，在 HLA 对抗原多肽的呈递过程中存在分子模拟或模糊识别机制。例如许多与 RA 有关的细菌或病毒（结核分枝杆菌、EB 病毒蛋白等）含有共同表位 QK/RRAA，当进入机体后，其 QK/RRAA 多肽片段可诱导针对外源性抗原的特异性 T 细胞及抗体，引起病理性自身免疫反应。同一种抗原可被多个 HLA 表型识别，而同一 HLA-DR 分子又可分别结合不同抗原，这是 RA 患者存在多种易感基因和自身反应性 T 细胞交叉识别的分子基础。近年来瓜氨酸化蛋白的致病作用受到人们的重视，RA 患者体内存在抗瓜氨酸抗体，多种蛋白瓜氨酸化后可与之发生交叉反应，如聚丝蛋白、II 型胶原和纤维蛋白原等。瓜氨酸在 RA 发病中的作用机制有待进一步研究。

关于共同表位与 RA 的相关性有 3 种解释：①SE 中特异性氨基酸侧链影响了对结合肽的选择。②其自身作为抗原与其他完整的 HLA 分子结合，被抗原呈递细胞加工，并以小肽的形式呈递给 T 细胞。③共同表位 67~74 位氨基酸序列直接与 TCR 作用，导致自身反应性 T 细胞的活化。

（王 玲）

第二节 临床表现

RA 主要临床表现为以双手、腕、足等小关节受累为主的慢性和破坏性多关节炎，并可有全身多系统受累的表现。其起病方式、关节受累及关节外表现多样，且因人而异（图 8-3）。

图 8-3　RA 临床表现示意图

除双手、腕、足等小关节受累为主的慢性破坏性多关
节炎外，RA 可有全身多系统受累的表现

一、起病方式

1. 慢性起病型　60%～75%RA 患者呈隐匿起病。该型起病多以全身症状为主，如疲乏或伴全身肌肉疼痛，随后出现关节疼痛、肿胀。最初为非对称性，逐渐发展为对称性关节炎。明显晨僵是其重要特征之一。慢性关节炎可导致关节畸形、关节周围肌肉萎缩及肌无力等。

2. 急性起病型　5%～15%RA 患者关节症状可在几日内出现，甚至可描述出准确的发病时间及诱因，如感染、外伤、分娩、寒冷刺激等。该型起病急，关节受累数目、肿胀持续时间、晨僵特点等可能不符合 RA 的诊断标准，有时需与感染性关节炎、反应性关节炎等鉴别。

3. 亚急性起病型　该型占 RA 的 15%～20%。其关节受累特点与急性型类似，但一般在数周内出现。全身表现相对较重。

二、典型关节表现

1. 晨僵　明显晨僵是 RA 的特征性表现之一，对诊断颇具意义。晨僵是指患者晨起后关节及其周围肌肉僵硬、发紧的症状，活动后可缓解。RA 患者晨僵可持续 1 小时以上甚至整个上午，且程度较重。其他关节炎如骨关节炎等也可出现晨僵，但持续时间及程度均不如 RA。

2. 疼痛及触痛　关节疼痛及触痛是 RA 最主要的临床表现，发生部位及程度存在个体差异。最常见的受累部位是近端指间关节、掌指关节和腕关节，但也可累及肘、肩、膝、踝、足、髋、脊柱、颞下颌、寰枢关节等。大关节中肘关节受累比较常见，发生率可达 65%～80%。70%RA 患者存在肩关节病变。55%RA 患者可出现颞下颌关节病变。约 30%RA 患者伴足关节受累。少数 RA 患者出现髋关节受累。

3. 肿胀　RA 患者关节肿胀主要是由于滑膜增生、关节腔积液及组织间隙水肿而致。在炎症早期以

滑膜关节周围组织的水肿及炎症细胞渗出为主，在病变中、后期则主要表现为滑膜增生、肥厚。关节腔积液是关节肿胀的另一个主要原因。

4. 关节畸形　关节畸形通常出现于重症或治疗延误的晚期 RA 患者，严重影响患者生活质量。各个关节均可出现畸形，典型表现为"钮孔花"畸形及"天鹅颈"样畸形等。前者是因屈曲的近端指间关节穿过撕裂的伸肌腱和关节外侧骨间肌移位所致，表现为近端指间关节屈曲，而远端指间关节过伸。后者则是由于远端指间关节伸肌腱裂、下移至关节两侧引起远端指间关节屈曲、近端指间关节过伸之故。指间关节软骨及骨质的广泛破坏和明显吸收还可导致指骨短缩，表现为关节处皮肤皱褶增多，指骨可像"望远镜"样缩短或拉长，也称为"望远镜手"。掌指关节屈曲畸形、尺侧腕伸肌萎缩及伸肌腱尺侧移位所致尺偏畸形在 RA 患者也很常见。晚期由于关节破坏、关节周围肌肉萎缩及韧带牵拉，可引起关节半脱位或脱位。

5. 骨质疏松　本病患者的骨质疏松相当常见，而且随病程延长，发生率上升。研究显示，患者脊柱及软骨骨量减低主要与活动减少及体重增加有关。下述三方面因素可能参与 RA 骨质疏松的形成：①成骨细胞功能减低。②溶骨作用增加。③钙吸收减少。

三、关节外病变

1. 血管炎　常见于类风湿因子（RF）阳性、伴淋巴结病变及骨质破坏明显的 RA 患者，以中、小动脉受累为主，可致紫癜、网状青斑、指（趾）坏疽、皮肤溃疡等。供应神经和内脏血流的血管受累可引起相应的周围神经病变和内脏梗死。HLA-DR4、补体、CIC 等也与血管炎发生有关。

2. 类风湿结节　见于 20%～30% RA 患者，为尺骨鹰嘴下方、膝关节等易受摩擦的骨突起部位存在的硬性结节，紧贴骨面，一般无疼痛。类风湿结节也可发生在内脏血管，如胸膜、心包等，偶可见于中枢神经系统、巩膜、心肺组织等。伴发类风湿结节的患者 RF 多为阳性，关节破坏程度较重或有其他关节外表现如血管炎、脾肿大等。类风湿结节与疾病活动度相关。伴发类风湿结节、血管炎、RF 阳性及病情活动的 RA 患者还可能出现心包炎、心瓣膜炎及心肌炎等，病变累及心脏传导系统时可导致不完全或完全性传导阻滞等心律失常的发生。

3. 肺　20% RA 患者可发生胸膜炎，其胸腔积液的特点是蛋白、免疫球蛋白含量增加，补体及糖明显下降，伴有炎症细胞渗出，积液中常可检出 RF。少数患者可发生肺间质纤维化及肺动脉高压等。

4. 肾脏　RA 患者可能存在与血管炎有关的原发性肾损害和与药物等有关的继发性肾损害，而后者似乎更常见，并可表现为原发性肾损害的任一类型。患者还可出现淋巴结肿大、肝脾损害和巩膜炎、角膜炎等眼部受累等。

除了上述关节和关节外表现，某些特殊类型 RA 可能表现为不同的临床特征。如缓解型血清阴性对称性滑膜炎伴凹陷性水肿综合征（RS3PE）为突发的手背凹陷性水肿、腕关节滑囊炎及手指屈肌腱鞘炎，患者 RF 多为阴性，无关节破坏。Felty 综合征伴脾肿大及白细胞减少，多出现贫血、血小板减少、血沉增快、RF 及 HLA-DR4 阳性。大颗粒淋巴细胞综合征患者外周血中可查到大颗粒淋巴细胞，并伴有多关节炎、中性粒细胞减低、脾肿大及易于感染。

（王　玲）

第三节　诊断和鉴别诊断

RA 的诊断主要依据病史及临床表现，结合血清学及影像学检查，诊断一般不难。目前国际上应用较广泛的诊断标准仍是 1987 年美国风湿性疾病学会制订的 RA 分类标准：①晨僵，持续至少 1 小时（≥6 周）。②双侧近端指间关节、掌指关节、腕关节、肘关节、跖趾关节、踝关节、膝关节共 14 个关节区中至少 3 个区的关节炎（≥6 周）。③有近端指间关节、掌指关节或腕关节受累的手关节炎（≥6 周）。④对称性关节炎（≥6 周）。⑤皮下结节。⑥RF 阳性。⑦手和腕关节 X 线片显示受累关节骨侵蚀或骨质疏松。符合 7 项中至少 4 项者可诊断为 RA。

上述标准的敏感性为 94%，特异性为 89%，对早期、不典型及非活动性 RA 患者均易漏诊。因此，RA 的诊断要以病史及临床特征为主，不应完全拘泥于人为的诊断标准。

此外，RA 患者可出现多种检查异常，这些检查有助于诊断和预后的判断。

1. 血清学检查　RA 患者血清中可检测到多种自身抗体，这些自身抗体在诊断和预后评估中的意义各不相同。

（1）类风湿因子（RF）：为 RA 血清中针对 IgG Fc 片段上抗原表位的一类自身抗体，可分为 IgM、IgA、IgG、IgE 四型。IgM-RF 是人们发现的最早的 RA 相关抗体，在 RA 患者中阳性率为 60%~78%，但特异性不高。除 RA 外，尚可见于 SS 等其他自身免疫病、慢性感染性疾病及某些肿瘤患者等。

（2）从 1964 年发现抗核周因子（APF）是 RA 的特异性抗体后，人们陆续发现抗角蛋白抗体（AKA）、抗聚丝蛋白抗体（AFA）、抗 Sa 抗体均在 RA 中具有高度特异性。研究显示这些抗体针对的抗原表位为含瓜氨酸的抗原肽。上述抗体在疾病早期即可出现，与病情严重程度及骨质破坏有关，可作为 RA 早期诊断及预后判断的重要指标。

（3）抗内质网免疫球蛋白结合蛋白（BiP）抗体：为一种对 RA 相对特异性抗体，在 RA 患者中的敏感性为 35%~64%，特异性为 93%。抗 RA33/36 抗体可出现于早期不典型 RA 患者，对 RA 诊断具有较高的特异性。抗 RA 相关核抗原（RANA）抗体可见于 62%~95% RA 患者，显著高于其他风湿性疾病，且在 RF 阴性的 RA 患者中可有 38.5% 的阳性率。另外，抗葡萄糖-6-磷酸异构酶（GPI）抗体、抗钙蛋白酶抑素抗体、抗 II 型胶原抗体等也可出现于 RA 患者（表 8-2）。

表 8-2　RA 相关自身抗体

抗体	抗原成分	敏感性（%）	特异性（%）
抗 CCP 抗体	环瓜氨酸短肽	47~82	91~98.5
IgM-RF	变性 IgG	60~78	86
隐性 RF	变性 IgG	50~75	70~90
抗 APF 抗体	聚丝蛋白和前聚丝蛋白 200~400kDa 的部分去磷酸化产物	48~66	72.7~97
AKA	人类上皮角质层 37kDa 前聚丝蛋白及其 40kDa 中/酸性异构体	44~73	87~99
AFA	聚丝蛋白及其前体	47~68.7	93.7~99

抗体	抗原成分	敏感性（%）	特异性（%）
抗 Sa 抗体	50/55kDa 非酰基多肽	34~45	90.6~98.9
抗 RA33 抗体	hnRNPs	25~47	85~99
抗 BiP 抗体	人免疫球蛋白结合蛋白	35~64	93
抗钙蛋白酶抑素抗体	钙蛋白酶抑素	45.5~82.8	71~96.1
抗 GPI 抗体	葡萄糖-6-磷酸异构酶	12~64	75
抗 II 型胶原（CB10）抗体	CB10 片段	88	94

注：CB10，溴化氰裂解片段 10。

（4）除自身抗体外，RA 患者急性时相反应物如 C 反应蛋白（CRP）和血沉在病情活动期增高，随着病情缓解可恢复至正常。在关节外表现较多者可出现总补体、C_3 及 C_4 水平下降。病情活动期 RA 患者还可伴有正细胞低色素性贫血、白细胞及嗜酸性粒细胞轻度增加及血小板升高。

2. HLA-DRβ$_1$（HLA-DR4/DR1）基因分型　RA 共同表位的 QK/RRAA 基因见于48%~87%的患者，依种族不同而异。RA 的骨质破坏、类风湿结节及血管炎等表现与 HLA-DRβ$_1$*0401、*0404、*0101 密切相关，其中 HLA-DRβ$_1$*0401 影响最大，*0404 次之，而*0101 相对较弱。

3. 滑液　RA 患者的滑液一般呈炎性特点，白细胞总数可达 $10×10^9$/L，甚至更多。在个别早期 RA 患者，滑液内单个核细胞占多数。滑液内可测出 RF、抗胶原抗体及免疫复合物。补体 C_3 水平多下降，而 C_{3a} 和 C_{5a} 升高。

4. 影像学检查　X 线片可见梭形软组织肿胀、骨质疏松、关节间隙变窄、骨侵蚀及囊性变，晚期可出现关节融合、半脱位等。CT 检查可用于需要分辨关节间隙、椎间盘、椎管及椎间孔的患者。MRI 可很好地分辨关节软骨、滑液及软骨下骨组织，对早期发现关节破坏很有帮助。已经证明发病 4 个月内即可通过 MRI 发现关节破坏的迹象。

5. 关节镜及针刺活检　关节镜及针刺活检的应用已日趋广泛。前者对关节疾病的诊断及治疗均有价值，后者则是一种操作简单、创伤小的检查方法。

二、鉴别诊断

RA 在诊断时需与其他累及关节的风湿性疾病鉴别，如强直性脊柱炎、反应性关节炎、银屑病关节炎、骨性关节炎和系统性红斑狼疮等（表 8-3）。

表 8-3　类风湿关节炎与其他关节受累风湿性疾病的鉴别诊断

项目	类风湿关节炎	强直性脊柱炎	反应性关节炎	银屑病关节炎	骨关节炎	系统性红斑狼疮
发病年龄	青中年多见	青年多见	青年多见	青中年多见	老年多见	青年多见
性别	女>男	男>女	男≥女	男女均等	女≥男	女>男
起病方式	多慢性	缓慢	急	不定	慢性	慢性为主
前驱感染史	不明	不明	有	无	无	不明
手、腕关节受累	常见	少见	少见	可见	可见	少见

项目	类风湿关节炎	强直性脊柱炎	反应性关节炎	银屑病关节炎	骨关节炎	系统性红斑狼疮
骶髂关节受累	少见	常见	可见	可见	少见	少见
晨僵	明显	可有	少见	可有	可有	可有
特征性皮疹	无	无	有	有	无	有
类风湿结节	可有	无	无	无	无	无
Heberden/Bouchard 结节	无	无	无	无	无	可有
关节摩擦感	无	无	无	无	有	无
关节外表现	可有	可有	可有	可有	无	常见
自身抗体	有	无	无	无	无	有
HLA-B27	阴性	多阳性	多阳性	可阳性	阴性	阴性

（焦伟伟）

第四节　治疗目标

目前对于 RA 的治疗有超过 19 种传统或生物 DMARDs 可供选择，但最重要的仍是早期治疗以及治疗后达到疾病缓解或低疾病活动度。对于非风湿病患者如高血压、高血脂或糖尿病患者，可以很容易通过检测血压、低密度脂蛋白或糖化血红蛋白（HbA1c）来早期诊断和早期治疗。但对于 RA 需要不断有效地重复评估疾病活动和缓解，并且长期随访，而目前尚缺乏有效评估疾病活动的单个检查方法和实验室指标。

现有的许多评估方法都是综合性的，包括关节检查、患者和医师对疾病活动的评估、患者的功能、反应炎症的实验室指标［动态红细胞沉降率（ESR）和 C 反应蛋白（CRP）］。近日，美国风湿病学会（ACR）提出了与疗效相关的疾病活动评估方法，表 8-4 列出了部分较好的评估方法，每种方法各有优缺点，有的评估方法过于依赖患者主观数据，有的需要临床医师进行大量的关节检查，有的要求有反应炎症的实验室指标。临床医师工作繁忙，很少有时间记录超过 60 个关节的压痛数和肿胀数，或在患者就诊期间等待实验室结果再做评估。因此，简化评估方法是非常必要的，包括限制关节数为 28 个的疾病活动评分（DAS28），不要求实验室指标的临床疾病活动指数（CDAI），及完全依赖于患者的常规评估指数（RAPID）。临床上对于疾病活动的评估是非常重要的，由于这些评估方法的结果密切相关，所以采用何种方法并不十分重要。

表 8-4　类风湿关节炎疾病活动评估方法

方法	评分范围	疾病活动性界定			
		缓解	低度活动	中度活动	高度活动
DAS28	0~9.4	≤2.6	≤3.2	>3.2 且 ≤5.1	>5.1
SDAI	0.1~86.0	≤3.3	≤11	>11 且 ≤26	>26
CDAI	0~76.0	≤2.8	≤10	>10 且 ≤22	>22
RADAI	0~10	≤1.4	<2.2	2.2 且 ≤4.9	>4.9
PAS 或 PAS II	0~10	≤1.25	<1.9	≥1.9 且 ≤5.3	>5.3
RAPID	0~30	≤1	<6	≥6 且 ≤12	>12

任何一种治疗方案都不能彻底治愈 RA，所以最好的治疗目标是使疾病缓解。然而目前 RA 缓解尚存在一些疑问，首先，既具有相关性又具有实质性的缓解是难以定义的，相关性是指随着时间推移依然能够很好地预测疾病进展，实质性则是临床医师可以早期、简单、实时地对患者进行疾病活动的评估。ACR 和欧洲抗风湿病联盟（EULAR）通过对 1~2 年具有短期放射学改变的患者进行严格随机对照试验（RCT）后，提出了用于临床试验的"缓解"的新定义（表 8-5）。"缓解"定义的标准化，使各种临床试验的报道和实验结果的相互比较向前迈出了巨大的一步。

表 8-5 ACR/EULAR 在临床试验中关于 RA 缓解的定义

基于 Boolean 的定义
在任何时候，患者必须满足以下条件
压痛关节数≤1*
肿胀关节数≤1*
CRP≤1mg/dl
患者整体评价≤1（范围 0~10）
基于指数的定义
在任何时候，患者必须满足简化疾病活动指数（SDAI）评分≤3.3

注：*，包括 28 个关节、足及踝；

ACR/EULAR，美国风湿病学会/欧洲抗风湿病联盟。

但是，该"缓解"只是针对临床试验，而非临床实践，因临床工作中实时获得 CRP 存在一定困难。当今医师面临的主要问题是由于接受了临床试验定义的"缓解"，而常常低估了通过滑膜活检或影像学技术如超声（US）或磁共振成像（MRI）发现的低疾病活动的患者。大量数据显示许多 RA 患者虽然已达疾病缓解状态，但通过 US 或 MRI 评估后仍处于疾病活动期。ACR/EULAR 定义的"缓解"允许患者有 1 个关节肿胀，其实并非达到真正的疾病缓解。另一个关于"缓解"的主要问题来自当前一些不确切的数据，即不论如何定义，缓解都应是所有 RA 患者的治疗目标，许多处于低疾病活动度的患者病情同样控制得很好。这种情况类似于近年来研究显示的 HbA1c 低于 6.5 提示血糖控制理想，但如果有心血管疾病，血糖水平过低则增加其死亡率。

尽管缓解或低疾病活动度的定义存在较多问题，但可以肯定的是只要临床医师明确治疗目标，患者病情即可得到很好的控制。苏格兰一项关于 RA 的随访研究（TICORA）有力地证实了这一点，纳入病程小于 5 年的患者随机接受常规治疗和强化治疗，两组患者均接受常规 DMARDs 治疗（图 8-4A）。一般治疗组定期随访和监测，强化治疗组每个月监测，如未达低疾病活动（DAS≤2.4）则接受进一步治疗。两组患者在 18 个月内病情均得到显著改善（图 8-4B），但有治疗目标的强化治疗组 DAS 平均分值（=1.6）改善更明显。强化治疗组有 71% 的患者达到美国风湿病学会 70（ACR70）缓解，而一般治疗组仅为 18%（P<0.000 1）。此外，与一般治疗组相比，强化治疗组放射学进展也更慢（0.5vs3.0，P=0.002）。更重要的是疾病改善与治疗不良反应无相关性。强化治疗组尽管随访频繁，但因患者只接受传统 DMARDs 治疗而未使用生物制剂，所以短期内花费并不多（图 8-4A）。其他研究结果也证实了上述观点。此外，一项 Meta 分析也建议进行严格程序化控制策略使病情得到更好的控制，正如 TICORA 研究所证实的。

尽管 TICORA 研究将降低疾病活动作为治疗目标，但治疗目标也可以是疾病缓解，之前提到的大部分评估方法已经定义了"缓解"的程度（表 8-4）。可以想象为了更好地达到疾病缓解，如果增加传统或生物性 DMARDs 的剂量，其产生的不良反应也越大，并且治疗费用也会增加。ACR 和 EULAR 指南以及最近的观点都将低疾病活动或缓解作为治疗目标，临床工作中应根据每例患者的具体情况作出最恰当的治疗。

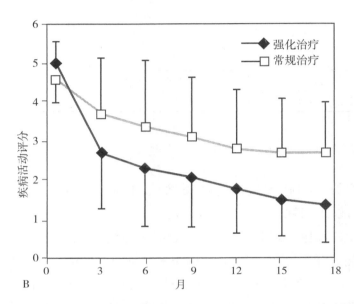

图 8-4　A. TICORA 试验中的治疗流程图；B. 强化治疗组和常规治疗组的比较

DAS：疾病活动评分（44 个关节）；DMARDs：改变病情抗风湿药。

（焦伟伟）

第五节　药物治疗

一、药物的种类

（一）DMARDs

1. 硫唑嘌呤

硫唑嘌呤（AZA）用于治疗 RA 将近 50 年，剂量通常为 50~200mg/d，因在临床上使用很多年，所以近年来关于该药的研究较少。虽然 AZA 不是 RA 治疗的首选药物，但当患者对 MTX 禁忌或不耐受时，AZA 则可以替代 MTX。当 RA 患者出现妊娠、肝及肾病时，也是使用 AZA 的适应证。AZA 常常与传统或生物 DMARD 联用，McCarty（RA 联合治疗的先驱者）和同事报道了 69 例患者接受 MTX、AZA 和

HCQ 联合治疗的开放性试验，有 45% 的患者达到 ACR 旧的缓解标准，并且联合方案耐受性好。

性粒细胞减少是 AZA 最常见的不良反应，可以通过测定硫代嘌呤甲基转移酶（TMPT）遗传多态性来进行预测。患者体内存在无功能的突变纯合子时（1/300 或 0.3%），AZA 的骨髓抑制和其他毒性更敏感，而存在杂合子时（约 10%）则可能只出现轻微的中性粒细胞减少。但是该检测费用非常昂贵，一些地方甚至高达 1 000 美元，并且不一定能报销，所以一些临床医生选择先从低剂量 50mg/d 开始使用，2 周后检测 CBCs，如果白细胞（WBC）计数正常，则根据需要增加剂量。据推测在非功能多态性的患者群中，MTX 治疗方案稳定，加入硫唑嘌呤后会出现以发热、白细胞增高、皮肤白细胞破碎性血管炎为特征的急性发热性中毒反应。

2. 环孢素

20 世纪 90 年代，环孢素（CsA）治疗 RA 取得了一定的进步。CsA 多用来抑制同种异体移植的排斥反应，它通过阻断 IL-2 和其他 Th1 细胞因子的产生，抑制 T 淋巴细胞中 CD40 配体的表达，从而抑制 $CD4^+T$ 细胞的活化。由于抑制了 CD40 配体的表达，T 细胞通过 CD40 配体对 B 细胞的活化作用也受到抑制。20 世纪 90 年代中期，人们对 CsA 的关注达到顶峰，Tugwell 等人发现，在固定剂量的 MTX 方案中加入小剂量环孢素 2.5~5mg/（kg·d），通过监测肌酐水平调整环孢素剂量，肌酐水平升高 30% 以上时减量，结果发现两药联合疗效优于单用 MTX，36 例 CsA 联合 MTX 患者（48%）和 12 例单用 MTX 患者（16%）达到了 ACR20 反应标准，该治疗方案同时减慢了放射学显示的骨侵蚀进展速度。但关于此研究的后续报道显示，只有 22% 的患者在 18 个月后继续使用联合方案，停药最常见的原因是血压或肌酐升高。

3. 米诺环素和多西环素

四环素及其衍生物治疗 RA 和其他关节炎有着漫长而曲折的历史，作用机制尚不清楚。四环素属于抗生素类，但同时具有抑制基质金属蛋白酶（MMP）、调节免疫及抗炎作用。最初认为四环素可以治疗"感染导致的 RA"，目前尚无证据证明该观点。但是四环素可以通过上调免疫应答（IL-1、TNF、IL-6）抑制一些非特异性感染如牙周炎、支气管炎和胃炎，这对于控制 RA 患者的病情也许有效。四环素类药物能够抑制 MMP 的生物合成和活性，而 MMP 在 RA 关节软骨的降解中起着主要作用，这在骨关节炎（OA）的动物模型中可以得到证实，可能的机制是该类药物能螯合钙和锌分子，从而改变酶原的分子构象，将之灭活。米诺环素对滑膜 T 细胞增殖和细胞因子的产生有轻微但肯定的抑制作用，并已被证明能上调 IL-10 的生成。有进一步的证据显示米诺环素具有调节免疫的作用，例如用于诱导抗 DNA 抗体阳性的狼疮患者病情缓解。

RA 患者使用米诺环素 100mg/d，其疾病活动性指标较安慰剂组有中度改善。46 例未治疗过的 RF 阳性的早期 RA 患者使用米诺环素 6 个月后，65% 的患者在关节压痛、肿胀、晨僵持续时间及 ESR 等方面获得了 50% 的改善，而安慰剂组仅有 13% 的患者得到相同的改善程度。在 2001 年，一项为期 2 年的小样本研究比较了早期 RA 患者使用米诺环素和羟氯喹的疗效，米诺环素组达 50% 改善的比例高于羟氯喹组（60%vs33%），证明了米诺环素的有效性，尤其是在 RA 早期。

多西环素在 RA 治疗中的研究很少。有一项研究比较了早期 RA 患者使用多西环素联合 MTX 与单用 MTX 的疗效，结果发现小剂量（20mg，每日 2 次）和大剂量多西环素（100mg，每日 2 次）联合 MTX 的疗效均优于单用 MTX，但该结果仍需进行重复研究。

四环素类药物潜在的不良反应包括头晕、眩晕、罕见的肝毒性、药物性狼疮，长期使用出现皮肤色素过度沉着，高龄患者出现眩晕的风险性增加。有报道称，服用四环素类药物的患者可能出现狼疮样综合征，产生抗 DNA 的自身抗体，偶尔也会出现核周型-抗中性粒细胞胞浆抗原（P-ANCA），对于多西环素和米诺环素治疗 RA 诱发的药物性狼疮尚未见报道。色素过度沉着多发生于米诺环素与多西环素联用时，这在一定程度上限制了四环素类的应用，但停药后可缓解。

4. 金制剂

金制剂治疗 RA 已有将近一个世纪的历史，最初采用肌内注射，目前多为口服。随着新药的不断出现，已很少使用金制剂。肌内注射金制剂较为困难且繁琐，需每周使用，通常第 1 周初始剂量为 10mg，第 2 周 25mg，以后每周 50mg 直到起效，一般需要 3~6 个月，起效后则每个月一次，需定期监测全血细胞数及蛋白尿，也可能出现一些严重的不良反应包括皮疹、骨髓抑制和肾病综合征。尽管金制剂治疗存在一定的问题，但大量证据显示肌内注射金制剂对 RA 治疗有益，包括可以延缓放射学进展。RA 患者每 2~4 周肌内注射金制剂，10%~20%患者基本能达到长期缓解。在一项为期 48 周的随机对照试验中，活动期 RA 患者使用 MTX 和肌内注射金制剂，结果显示 61%患者达 ACR20 反应，而安慰剂组仅30%，提示 MTX 联合金制剂治疗 RA 有效。尽管金制剂疗效肯定，但大量证据显示由于需要严密监测其严重毒性，并且监测过程不方便，两种肌内注射金制剂硫代苹果酸金钠和硫代葡萄糖金钠在临床中的应用越来越少。

目前，已问世 20 多年的金诺芬作为一种口服金制剂已很少使用。金诺芬与肌内注射制剂相比，不良反应更小，不会引起血细胞减少和蛋白尿，但是常出现轻微的肠炎，产生腹泻而导致治疗失败。金诺芬是一种有效的 DIARD，但随机对照试验显示其疗效不如 MTX、肌内注射金制剂、青霉胺或 SSZ。

使用金制剂治疗 RA 过程繁琐且难以监测其毒性，所以除非发现一些标志物可以预测哪些患者使用金制剂后疗效显著，才会使用该药物。在注射金制剂发生血小板减少或肾病的患者中，HLA-DR$_3$ 的阳性率较高。也有证据表明，HLA-DR$_3$ 阳性患者可能对金制剂治疗具有更好的反应。

5. 生物 DMARDs

生物 DMARDs 包括抑制炎症因子和炎症细胞的多种药物，如抑制 TNF 的单克隆抗体英夫利昔单抗、阿达木单抗和戈利木单抗；抑制 TNF 受体蛋白的依那西普；抑制聚乙二醇化 Fab 片段的赛妥珠单抗；IL-1 受体拮抗剂阿那白滞素；IL-6 受体单克隆抗体托珠单抗；抑制 B 细胞的利妥昔单抗和抑制 T 细胞的阿巴西普。保守地说，生物制剂从预后和发病机制上已经改变了 RA 的治疗前景。由于其起效快（特别是 TNF 抑制剂），可以减缓放射学进展，所以提倡早期应用。而临床医生面临的主要问题就是如何恰当地联合传统药物与生物 DMARDs，同时尽可能减少花费。

（二）糖皮质激素

糖皮质激素治疗 RA 有一段漫长而传奇的历史。1948 年，梅奥诊所首次应用"可的松"治疗 RA，起效迅速且疗效显著。14 例接受糖皮质激素治疗的 RA 患者，在 1~3 个月内大于 50%的患者达 100%ESR 改善，80%的患者至少达 70%ESR 改善。几个具有里程碑意义的研究也证明糖皮质激素临床疗效显著，并有延缓放射学进展作用显著。近年来 COBRA 试验和 BeSt 研究再次证实了糖皮质激素具有显著的临床疗效和延缓放射学进展的作用。虽然糖皮质激素起效快，疗效显著，但不良反应也大。目前糖皮质激素主要与 DMARDs 联用作为部分 RA 患者的初始"诱导"治疗，以迅速控制病情，在 DMARDs 起效后逐渐减药。之前人们一直认为 RA 患者一旦开始糖皮质激素治疗就不能停药，这是因为没有规范地使用 DMARDs。对 RA 患者来说，糖皮质激素如何顺利减药是关键所在。如果患者无法顺利停药或至少减量至"可接受"的低剂量时，就意味着当前使用的 DMARD 是无效的；如果长期使用的剂量相当于泼尼松大于 7.5~10mg/d 时，就表明需要加强 DMARD 治疗。更重要的是，如果 RA 患者未接受 DMARDs 治疗，则不应该使用糖皮质激素。

（三）非甾体抗炎药

在过去一个多世纪中，NSAIDs 是 RA 治疗中最常用的药物，多年的研究证实 NSAIDs 的主要不良反应为胃肠道反应及心血管毒性，这在一定程度上限制了其使用。目前已知的一些严重的心血管事件不仅与 COX-2 抑制剂有关，也与所有 NSAIDs 有关，尤其对于 RA 患者，NSAIDs 引起的心血管事件导致其死亡率增加。如同糖皮质激素一样，NSAIDs 不应在未使用 DMARDs 的情况下单独使用。此外，NSAIDs 也应尽可能逐渐减量，以避免胃肠道和心血管不良反应。

二、治疗方法和策略

如前所述，RA 患者的治疗目标是使疾病缓解或处于低疾病活动状态。除了药物不良反应和患者耐受性外，临床医师关注的不应该是给患者使用哪种药物或是联合哪些药物，而更应该关注达标治疗。没有任何一种 DMARDs 或 DMARDs 联合治疗适于所有患者，每例患者都有独特的疾病特点、治疗期望值、侧重点、疾病活动度、疾病对机体的损害程度、并发症及治疗成功概率。一项有关 RA 的调查显示，迄今为止还没有明确的指标可以预测何种治疗方案对绝大多数 RA 患者有效。有人建议根据 RA 的预后好坏来选择不同的治疗，但这个建议存在一些问题，尽管有数据显示某些特征提示预后不良（表 8-7），但将患者区分为预后良好与预后不良很难，而且令人遗憾的是目前尚无数据证明基于预后的分层治疗可以使患者获得更好的疗效。例如，我们将预后分为 1~10 分，可以想象，大多数处于中间评分的患者经积极治疗可获得很好的疗效，而评分低的患者可能不需要积极治疗，评分高的患者经积极治疗可能出现不可接受的不良反应。临床上大多数符合传统分类标准的 RA 患者基本上包括表 8-7 列出的预后不良因素，因此无论预后不良因素是什么，患者的治疗目标都应该是至少达低疾病活动。在出现可以预测疗效的指标前，临床医师必须对每例患者采取个体化治疗方案（图 8-7）。

表 8-7　RA 预后不良的相关因素

类风湿因子阳性及其滴度

抗环瓜氨酸肽抗体阳性及滴度

HLA-DR 共同表位及拷贝数量

正合并骨侵蚀的其他疾病

发病时疾病处于活动状态

ESR 和 CRP 升高程度

类风湿结节或其他关节外症状

女性患者

吸烟史

肥胖

图 8-7 ACR 推荐的 RA 治疗方案

A. 疾病早期；B. 确诊。DMARD：改变病情抗风湿药；HCQ：羟氯喹；LEF：来氟米特；MTX：氨甲蝶呤；TNF：肿瘤坏死因子

三、早期 RA 患者的治疗

治疗 RA 最重要的原则是早期、有效地应用 DMARDs，尽管证明该观点的数据很少，但已被大家普遍接受，因为将患者随机分为早期治疗组与晚期治疗组的随机双盲试验不太现实，也不符合伦理要求，但是根据这个原则，早期治疗能防止关节损害和畸形，保留关节功能。许多研究为这一原则提供了有力的、令人信服的证据，这些证据来自比较早期治疗与晚期治疗的队列研究，比较强化治疗与常规治疗的随机研究，以及比较联合用药与单药治疗的随机对照研究，这些研究也最终确定了早期 RA 的定义。

一项著名的有关早期 RA 的队列研究显示，一组患者在确诊平均 123 天后接受 DMARDs 治疗，另一组患者在确诊平均 15 天后接受 DMARDs 治疗，2 年后第一组影像学破坏的较多，并出现进行性的影像

学进展，而第二组则没有上述表现。TICORA 试验早期治疗可更好控制病情。另有多项研究比较了早期 RA 患者的治疗方案，结果均显示联合用药疗效优于单用药。

ROIPT 试验还回答了一些上述研究未解决的问题，患有关节炎但尚未确诊 RA 的患者，随机接受 MTX 治疗或安慰剂，最终安慰剂组患者全部发展为 RA，而 MTX 组则可以显著延缓关节炎发展为 RA，该研究结果也证实了 RA 治疗需要早期使用 DMARD。

ACR/EULAR 新的 RA 分类标准旨在使患者得到早期诊断、早期治疗，之前的诊断标准要求患者必须在至少 6 周内具有某些特征，而新的分类标准虽然也要求 6 周，但并非绝对要求，因为许多患者特别是存在预后不良因素的患者可能在 6 周前就已经达到分类标准。

1. 首选 DMARD　患者应尽早接受 DMARDs 治疗，那么首先选择哪种 DMARDs？是先单药治疗还是联合治疗？虽然之前提到的许多随机对照研究均证明联合用药优于单药治疗，但这并不意味着一开始就联合用药是标准的治疗方法。近期一项有关早期侵蚀性关节炎治疗的研究证实，许多临床医生开始多采用 DMARDs 单药治疗。针对不同患者，首先选择哪种 DMARDs 是非常复杂的，而且所有患者没有统一的治疗方案（图 8-7A）。同等剂量，同种药物显然不适合所有患者，这中间需要考虑许多因素，包括患者疾病活动度、并发症、疾病消费支出预期和卫生保健体制（权衡收益，包括直接和间接的费用）以及在病情许可的情况下患者对受孕的期望。在出现可供选择的数据前最好由临床医师做出这个复杂的治疗决策。

总之，MTX 是大多数 RA 患者首选的一线 DMARDs 药物，其价廉、有效且耐受性好，在很多联合用药的研究中属于基础用药，特别是 TNF 抑制剂及其他 DMARDs 与 MTX 的联合治疗，无论在临床上还是影像学上均有有效的数据可以证实。虽然 MTX 皮下给药具有较好的生物利用度，但首选口服用药。一般情况下，如果需要控制病情，MTX 剂量至少应为 $20 \sim 25mg/w$，除非有禁忌证或不能耐受。大多数研究表明，规律使用 MTX 6 个月可达最大疗效，3 个月时可预测其是否有效。如果按照上述剂量使用 MTX，约 50% 患者具有良好的疗效，并且多个研究一致证实约 30% 的患者可达到低疾病活动状态。

2. DMARDs 单药治疗与 DMARDs 联合治疗的比较　大多数临床医师主张从单药治疗开始，但 DMARDs 联合治疗显然已经彻底改变了 RA 的治疗模式。90 年代初主张 DMARDs 单药治疗，必要时调整 DMARDs，当时还没有联合治疗。90 年代中期的研究表明，DMARDs 联合治疗不仅疗效好且耐受性强。目前 RA 患者大多使用两种、三种或更多的 DMARDs 联合治疗。DMARDs 联合治疗首次得到公认是来自于一项关于 RA 三药联合治疗的研究，该研究清楚表明 MTX、HCQ 与 SSZ 联合治疗效果显著优于 MTX 单药或 HCQ 与 SSZ 联合（图 8-8），最重要的是 DMARDs 联合治疗并未导致不良反应增加。之后多家刊物也报道了传统 DMARDs 成功联合应用的研究。

开始给予患者 DMARDs 联合治疗，再逐渐减药，还是开始给予 DMARDs 单药治疗，若病情未达标再逐渐加药，这是目前一直存在争议的一个重要问题。对于这两种方法分别有其支持者及相关资料证实。一方面，通过短期观察发现联合用药优于单药治疗，这里的联合用药包括传统 DMARDs 的联合，以及传统 DMARDs 与生物制剂的联合。另一方面，在 TICORA 试验中开始给予单药治疗，仅在患者病情需要时才联合治疗也可获得显著疗效。更重要的是 BeSt 试验和 TERA 试验指出患者早期联合用药疗效更好，在 BeSt 试验和 TERA 试验中所有患者采取个体化治疗，在最后 2 年时间 DAS 或 DAS28 评分相同。如果 2 年或更久的时间后发现单药和联合用药疗效相似，使用最低剂量的 DMARDs 就可以获得有效的治疗，那么对于患者及医疗卫生系统来说将有希望将 DMARDs 潜在的不良反应及花费降到最低。

图 8-8　MTX、HCQ、SSZ 三药联合治疗较单用 MTX 或 HCQ、SSZ 联合用药在治疗中的优势

3. BeSt 研究（荷兰语"治疗策略"的首字母）　BeSt 研究是一个重要的开放性、多中心、随机试验，508 例早期 RA 患者随机接受 1~4 组的治疗"策略"，研究方法如下：

· 第 1 组：序贯 DMARD 治疗，初始 MTX 15mg/week→MTX 25~35mg/week→SSZ→LEF→MTX+英夫利昔单抗→等等。

· 第 2 组：逐渐加量的联合治疗，初始 MTX 15mg/week→MTX 25~35mg/week→MTX+SSZ→MTX+SSZ+HCQ→MTX+SSZ+HCQ+泼尼松→MTX+英夫利昔单抗→等等。

· 第 3 组：联合治疗，MTX 7.5mg/week+SSZ 2 000mg/d+泼尼松 60mg/d（7 周时渐减量至 7.5mg/d）→MTX 25~35mg/week+SSZ+泼尼松→MTX+CsA+泼尼松→MTX+英夫利昔单抗→等等。

· 第 4 组：MTX 联合英夫利昔单抗，MTX25~35mg/week+英夫利昔单抗 3mg/kg→英夫利昔单抗 6mg/kg（每 8 周 1 次）→英夫利昔单抗 7.5mg/kg→英夫利昔单抗 10mg/kg（每 8 周 1 次）→等等。

每 3 个月监测病情并调整治疗，使患者 DAS≤2.4（低疾病活动度）。DAS 用 4 个变量来计算：Richie 关节指数（66 个触痛关节数〔RAI〕），肿胀关节数（44 个〔SJC〕），ESR（mm/h）和患者总体评估（0~100：〔GH〕），$DAS = 0.539\ 38 \times \sqrt{RAI} + 0.646\ 5 \times (SJC) + 0.33 \times in\ (ESR) + 0.072\ 2 \times (GH)$。1~2 年的结果如图 8-9 所示，两个联合组（第 3 组、第 4 组）比第 1 组、第 2 组改善更快，在 1 年时使用大剂量泼尼松的第 3 组和使用大剂量 MTX 联合英夫利昔单抗的第 4 组中，两组的 DAS 评分和其他临床结果是相似的，2 年的结果也是相同的。在 1 年时早期联合治疗组（第 3 组、第 4 组）健康评估问卷评分有所改善，但各组之间无显著差异。在 2 年时第 1 组比第 2 组临床及放射学进展快，第 1、2 组与联合治疗组比较则进展更快（四组平均 Sharp Van Der Heijde 得分分别为 9、5.2、2.6 和 2.5）。关节间隙变窄的进展得分在四组中分别为 4、3、2.1、1.2，第 1 组数值最高，但四组之间无统计学差异。解释该原因比较困难，因为尽管只有 6 个月的病程，但第 2 组患者在基线时有更为严重的放射学进展。

BeSt 试验结论：所有 RA 患者都应接受达标治疗以改善预后，目前有许多不同的治疗方法，患者接受哪种治疗并不重要，只要他们能处于低疾病活动即可。几项重要的适应证及注意事项如下：

（1）从 BeSt 试验中使用 DMARDs 的顺序来讲，虽然 2 年的临床结果相似，但第 2 组中加入

DMARDs 比从一种 DMARD 调整为另一种 DMARD 更有效。第 1 组的影像学进展更快（平均 9 ∶ 2.5），有更多的患者需要使用英夫利昔单抗（26% ∶ 6%）。

（2）开始使用传统 DMARDs 联合（第 3 组）或联合生物制剂（第 4 组）比升阶梯治疗组（第 2 组）起效更快，但在 2 年时临床结果是相同的。联合治疗组比升阶梯治疗组在放射学进展方面有优势，在关节间隙变窄方面没有区别。除非在接下来的若干年联合治疗组和升阶梯治疗组放射学进展程度保持原来的进展趋势，否则这种放射学进展的差异没有临床意义。少数患者（约 10%）在常规治疗基础上如果有放射学进展则需要更多的治疗方法。

（3）在 BeSt 试验中，115 例患者（23%）DAS 评分<1.6 达 6 个月，使用药物逐渐减量，并在一段时间内停药。虽然有许多患者复发，但 59 例（116%）患者在缓解期可停用所有药物（平均随诊 23 个月）。

图 8-9　A～E，BeSt 2 年研究结果。误差在 95% 可信区间。ACR20 指美国风湿病学会病情总体改善 20%。DAS：疾病活动评分；HAQ：健康评估问卷；SHS：校正后的 Sharp van der Heijde 评分。

4. TEAR 试验

TEAR 试验是应用 DMARD 治疗早期（平均病程 3~6 个月）、难治性（RF 阳性，抗 CCP 抗体阳性，或有侵蚀破坏）RA 的一项具有划时代意义的研究，是在 RA 研究方面的一项大样本量（n＝755）随机双盲试验，为期 2 年，试图探讨如何解决早期进展型 RA 的两个关键性问题：

（1）直接开始联合治疗还是单用 MTX 后逐渐升阶梯联合治疗？

（2）MTX 联合依那西普（MTX-ETAN）是否优于 MTX-SSZ-HCQ 三药联合？

图 8-10　TEAR 试验中四组不同治疗组的示意图。第 3 组和第 4 组单用 MTX，24 周时如果 DAS28>3.2 则升阶梯治疗。BL：基线；HCQ：羟氯喹；SC：筛选；SSZ：柳氮磺吡啶

表 8-8　TEAR 试验的影像学结果

治疗组	N	△TSS（达到 2 年）	标准差
依那西普组	141	0.52	3.24
三药联合组	74	1.96*	9.48
依那西普升阶梯组	139	0.76	2.75
三药联合升阶梯组	63	1.36	5.00

注：*，该组中的无效值 ATSS+78.5；

四个治疗组之间无显著差异；

初始联合组与升阶梯联合组之间无显著差异；

联合依那西普组与三药联合组比较进展更慢（P＝0.05）；

三药联合组去掉无效值后，与依那西普组之间无显著差异（P＝0.07）；

TEAR，早期进展型 RA 的治疗；TSS，总校正后的 Sharp 评分。

755 例患者按 2 : 1 的比例随机分为四组（图 8-10），有 2 倍的患者分配至依那西普组，单用 MTX 组的患者如果在 6 个月时 DAS28≥3.2，则升阶梯为联合治疗（有 72% 的患者升阶梯治疗）。四组研究终点相同，在 48 周和 102 周进行 DAS28 评分，患者病情最终都得到改善，DAS28 平均值为 2.8。三药联合或 MTX-ETAN 联合治疗的患者在 6 个月时疗效显著优于单用 MTX 的患者，但单用 MTX 的患者升阶梯到联合治疗的疗效及 DAS28 评分在第 12 周就开始得到改善，之后的结果则与其他组一致（图 8-11）。

图8-11　历时102周的TEAR试验中四组的治疗效果。DAS28：疾病活动评分；
DMARD：改变病情抗风湿药；SE：依那西普升阶梯组；ST：三药联合升阶梯组

4组间无显著差异
初始依那西普组与依那西普升阶梯组之间无显著差异
依那西普组与三药联合组之间无显著差异(P=0.05)

图8-12　TEAR试验中各组患者在为期102周治疗中放射学改善或进展的概率，通过
Sharp总评分来衡量。线上部分表示放射学进展，线下部分表示放射学改善。在该研究的
四组中有小于10%的患者出现放射学进展

　　DAS28评分可以很好地反映功能和生活质量，分别在基线、48周、102周进行放射学检查，具体数据见表8-8，累积概率曲线见图8-12，从图表中我们可以清楚地看出，四组的影像学结果基本一致，

但如果把所有 ETAN 组和三药联合治疗组进行比较，ETAN 组 Sharp 评分（TSS）总的改善曲线低于三药联合治疗组——△TSS 的 0.51/年（P = 0.047）。

在这个为期 2 年的研究中一些小的统计学差异并无临床意义。更重要的是，大量数据显示两组之间的不良反应无显著差异。很多人推测严重的不良反应在 ETAN 组更常见，而一些轻微的不良反应比如胃肠道反应在三药联合组更常见，但这在大型的双盲临床试验中均并未见到。

TEAR 试验可得以下 2 个结论。

1. 单用 MTX 的患者在 6 个月时尚未达标则升阶梯为联合治疗，这与一开始就联合治疗的患者相比，1~2 年的临床和放射学结果无显著差异。就 DMARD 单药治疗还是联合治疗来说，其核心问题是应在多长时间内使 RA 病情得到控制，是数天到数周还是 3~6 个月控制滑膜炎和放射学进展？

目前还没有明确的数据来回答这个重要的问题，无论是 TEAR 试验还是 BeSt 研究都证实早期联合治疗疗效更好。在这两项研究中，升阶梯治疗组和早期联合治疗组在 2 年时的临床数据无显著差异，但联合治疗组在 2 年时的放射学进展更慢，虽然差异很小但具有统计学意义，TEAR 试验中该差异是 0.5TSS/年，BeSt 研究是 1.3/0.2 年。

2. 这项极具权威的研究报告证实三药联合治疗与 MTX-ETAN 联合治疗疗效相当，这让临床医师可以放心地使用传统的治疗方案。一些学者认为，该试验中的四组患者 1~2 年时的 DAS28 平均值为 3.0 左右，意味着几乎有一半的患者无论采取何种治疗均不能达标（DAS28<3.2）。因此，临床上患者通常在治疗 6 个月后调整治疗方式以更好地控制病情，例如在三药联合治疗的患者中加用依那西普或 MTX-ETAN 联合治疗的患者中加用 HCQ 和 SSZ。

四、缓解期 RA 患者的 DMARDs 治疗

RA 患者需要治疗多长时间、缓解期如何治疗已经成为一个重要问题。目前对于缓解期的患者，临床医师常常采用 DMARDs 逐渐减药的方法。最近 ACR 专家组提出了这个问题的重要性，并且认为在将来的研究中应该优先考虑这个问题。先暂时不考虑确定"缓解期"的困难性，在临床工作中，通过放射学证据或使用先进的影像学技术，临床医师已经发现越来越多的处于"缓解期"或低疾病活动状态的患者，这些患者什么时候减药？如何减药？都是非常重要的问题。

不幸的是有关这方面的数据很少。目前我们还没有实验研究、炎症参数、细胞因子资料来预测哪些患者可以安全减药。考虑到不良反应，所有患者最有可能优先减药的是糖皮质激素和 NSAIDs。许多研究证实随着 DMARDs 的使用，糖皮质激素可以逐渐减药。

患者疾病处于缓解期停用糖皮质激素，仅在需要时使用 NSAIDs，接下来如何减药是非常困难的。一种常见的情况是患者联用 MTX 和 TNF 抑制剂，由于考虑长期的费用和药物不良反应，应尽可能将 TNF 抑制剂减至最低剂量。在临床工作中，这部分患者多数是一开始就使用联合治疗或是在 MTX 短期治疗后加用 TNF 抑制剂，这些患者与 TEAR 试验中开始就联合 MTX-ETAN 的患者相同。我们推测约 30% 的患者不需要使用 ETAN，单用 MTX 就可以很好的控制病情，正如有 28% 开始使用 MTX 的患者不需要升阶梯治疗，这部分患者不仅在 2 年时表现出最低的 DAS28 值（平均 2.7），而且放射学进展也非常慢，但是我们还不能预测哪些患者可单用 MTX。

患者如果使用生物制剂 6 个月至 1 年，疾病持续处于缓解期，就可以慎重地减少药物剂量或延长使用的间隔时间。尽管大多数生物制剂（包括皮下注射）在各种情况下的使用剂量相同，但从以前的试验中可以看出低剂量跟常规剂量一样有效。因此，对部分患者尤其是疾病处于缓解期的患者可能存在用

药过度的现象。临床上缓解期患者每 2~4 周使用 50mg ETAN 或每 3~6 周使用阿达木单抗是很常见的。

缓解期患者如何使用 DMARDs 非常关键，筛选生物学标记物的临床试验可以回答这个问题，并且有助于发现哪种治疗方案可以达到最好的疗效。超声（US）和 MRI 能够在临床症状不明显时确定滑膜炎的程度，随着研究的深入，我们也许会发现 US 证实存在炎症的患者不适合中断治疗，或是通过 US 或 MRI 提供疾病复发的预警。最近一项研究报道了 US 可以预测哪些处于临床缓解期的患者病情将会复发。

五、生物制剂联合使用

目前 RA 治疗取得了巨大的进步，传统 DMARDs 联合以及传统 DMARDs（尤其是 MTX）和生物制剂的联合在治疗中发挥了重要作用。但迄今为止生物制剂联合在治疗的研究并未取得成功。研究证明，ETAN 和阿那白滞素联合使用与单用 ETAN 组对比，ACR50 并无明显改善（ETAN 组和联合组 ACR50 改善分别为 41% 和 31%），而且联合组发生严重感染的概率增加（7.4%vs0%）。

同样，80 例使用 ETAN 仍处于疾病活动期的 RA 患者，随机联合阿巴西普或安慰剂，结果显示在 ACR20 改善方面无统计学差异（联合组和安慰剂组 ACR20 改善分别为 48% 和 31%；$P = 0.07$），但是联合组发生严重不良事件（17%vs3%）和严重感染的危险增加（4%vs0%）。近年一项规模较小的临床试验纳入使用 MTX 联合 ETAN 或 MTX 联合阿达木单抗仍处于疾病活动期的 RA 患者（n=51），随机加用利妥昔单抗或安慰剂，结果显示 ACR20 得到了适度改善（30%vs17%），但联合组严重不良事件包括感染的发生率明显增加。尽管生物制剂联合治疗早期 RA 患者的研究结果不如人意，但对于一些晚期患者，生物制剂联合治疗是可能的。我们迫切需要一些方法来监测治疗措施对免疫系统抑制的程度——对 TNF、IL-1、IL-6 的调节。当前，我们可能对一些患者不恰当的治疗，导致疾病不能得到有效控制，不良反应不能降到最低。如果有更好的免疫系统监测技术，我们就能更恰当地使用生物制剂，更安全有效地联合生物制剂来提高疗效。

（彭丽娟）

第六节　辅助治疗

一、患者教育

RA 是一种终身性疾病，良好的病患教育具有重要意义，有资料表明病患教育可以带来更好的治疗效果。通过关节炎自我管理计划可以减少患者的疼痛，减少患者就诊次数，节省费用。RA 等慢性疾病会影响整个家庭，所以配偶参与患者的疾病教育将更为有益，能显著改善无助、自我价值低、疼痛等方面。但是重要因素是 RA 发病率和死亡率与患者的教育水平呈负相关，该结果不能用年龄、病程、受累关节数、功能指标或药物治疗来解释。

患者在慢性病的管理中发挥积极作用显然是非常重要的，患者越了解自己的疾病和治疗方案，越有利于病情改善。患者和医生共同合作来控制这种终身性疾病，对病情改善是一个重要的因素。医患双方合作越密切，患者因挫败感而转向一些昂贵且弊大于利的替代治疗的可能性就越小。

二、疼痛控制

如果 RA 患者能够及早有效地使用 DMARDs 以及升阶梯治疗来控制疾病活动，就可以减少特殊止痛药物尤其是麻醉药物的使用。如果疼痛明显，临床医生应首先检查 DMARD 治疗方案，并调整治疗方案，在最大程度上控制活动性滑膜炎。但是患者在疾病后期常常因实质性关节损伤而需要缓解疼痛。疼痛是影响理疗及康复治疗疗效的因素，正如在由国家咨询委员会举办的关节炎、肌肉骨骼及皮肤疾病的研讨会上指出的疼痛经常滞后关节炎患者的治疗。疼痛除了限制机体功能外，还是导致抑郁的主要原因。在早期 RA 或未分化关节炎患者中，为使治疗最佳化，必须控制疼痛，而且不能影响患者的精神状态或使止痛药物成瘾。以教育、休息、锻炼、病情改善治疗为主的治疗策略是控制关节疼痛的方法，不应单纯依靠麻醉药镇痛。大多数医疗中心均有疼痛科医师为风湿病医师和初级保健医师提供咨询服务。

三、休息、锻炼和日常活动

风湿病专业人员在教育和治疗关节炎患者时，应强调在休息和锻炼之间寻找最佳平衡点，这作为治疗的一部分，在明确诊断前就可以开展。无论何种原因所致的关节炎，找到这个平衡点，就可以在不加重炎症的情况下，确保患者获得或者保持足够的力量以维持关节功能。

有急性及严重关节炎症的患者可能需要休息，夹板固定，关节制动，直到抗炎药物起效。使用夹板固定时，即使是最痛的关节，也必须每天进行全范围的被动活动来预防屈曲挛缩，尤其是儿童。对于中度的关节炎症，让肌肉在固定的位置收缩进行等长（肌肉休息时的长度）锻炼，可以在不加重关节炎症和疼痛的同时，使肌肉保持足够的张力。最大限度地收缩，保持 6 秒，重复 5~10 次，每天做几次这样的锻炼，可以预防炎症关节周围肌肉的进一步萎缩。

关节炎病情静止或已获得良好控制的患者，通过可变阻力运动或高强度的力量训练，提高肌肉力量，可改善疼痛及疲劳症状。和年轻患者一样，老年 RA 患者也可以从逐步增加的抗阻锻炼中受益。在一项研究中，老年患者通过精密调节的气阻设备进行锻炼，所有主要肌群的最大肌力增加了 75%，同时并未增加临床疾病活动度。进行持之以恒的锻炼不仅能增加患者的肌肉力量，还有助于提高患者日常生活的能力、提高对病情的总体评分、改善情绪、减轻疼痛。

每一例 RA 患者都应该与康复治疗师进行一或多次讨论，以了解怎样在不影响日常必需活动和娱乐活动的同时保护关节功能和形状。核心内容是避免非承重关节承受过大的力量，以及承重关节承受不必要的冲击。加拿大多伦多市关节炎社会服务之家参与了一项前瞻性对照试验，结果显示康复治疗师指导的家庭治疗可以显著改善 RA 患者的关节功能，而这种改善既有统计学意义，也有临床实际意义。

四、并发症的治疗、风湿病医师和全科医师的合作

全科医师和风湿病医师联合为 RA 患者制订治疗方案，可使患者达到最佳疗效。一方面，越来越复杂的治疗、联合治疗方案以及可能发生的不良反应使风湿病医师成为参与 RA 治疗决策不可或缺的一分子。有充分证据表明，RA 患者使用 DMARDs 及 DMARDs 联合治疗越多，则越倾向就诊于风湿病医师门诊。另一方面，随着对 RA 并发症尤其是心血管疾病的认识，为达到最佳疗效，与全科医师合作是非常必要的。

一些重要的数据表明，接受风湿病医师治疗的 RA 患者，病情可得到更好的改善。一项研究对 561 例 RA 患者进行了超过 20 年的随访，在疾病最初 2 年接受风湿病医师治疗的患者较其他患者病情改善

明显。好的疗效与 DMARD 药物的早期应用有关。此外，有数据显示，与那些间断或偶尔接受风湿病医师治疗的患者相比，持续接受风湿病医师治疗（平均就诊次数 8.6 次/年）的患者功能障碍发展速度明显减慢。据此可得出如下结论，功能障碍加重不应成为治疗中断的理由，不规律治疗是残疾进展的原因。此外，有证据表明与那些只接受全科医生治疗的患者相比，接受专科（风湿科）医师治疗的患者活动能力评分较高。与只接受基本护理相比，同时接受基本护理和专科护理可明显改善患者的病情以及减少并发症的发生。

在 RA 治疗上，全科医师和风湿病医师一样重要（表 8-9）。近年来，RA 并发症受到高度重视，包括早期动脉粥样硬化、充血性心力衰竭、骨质疏松、骨折和感染。最近心脏病学专家和风湿病学专家共同提出，RA 与糖尿病一样，是心血管疾病发病率和死亡率升高的一个重要危险因素。就这点而言，全科医师必须高度重视 RA 心血管疾病的高危因素，如高血压病，尤其是高脂血症。在 RA 患者中，死亡率过高的主要原因是心血管疾病，因此应积极使用他汀类药物，而且他汀类药物可起到辅助抗炎作用，在 RA 动物模型和至少一个人类随机对照试验中证实他汀类药物可缓解疾病活动。此外，还有一些数据表明使用他汀类药物可以延缓 RA 进展。

表 8-9　全科医师在 RA 治疗中的作用

监测和及时处理心血管病危险因素
监测和治疗/预防骨质疏松症*
认识 RA 药物的不良反应，正确及时作出处理*
认识感染的风险，确保当前的免疫状况

注：＊，与风湿病医师合作。

使用糖皮质激素是 RA 患者出现骨质疏松的危险因素之一，因此全科医师需与风湿病医师制定治疗方案。大多数患者应补充钙剂和足量的维生素 D_3。现已证实，双磷酸盐类药物可以防止类固醇引起的骨质疏松症，长期使用类固醇的患者建议使用双磷酸盐类药物，除非有禁忌证（如：如育龄期妇女）。

由于 RA 患者感染风险大，加之疾病本身和治疗方案的特殊性，接种最新的疫苗，包括每年的流感疫苗、每 5 年的肺炎球菌疫苗和适时的带状疱疹疫苗是很关键的。带状疱疹疫苗是一种活病毒疫苗，正在接受生物制剂治疗的患者应该避免接种，接受生物制剂治疗 2 周前可以接种该疫苗。流感疫苗和肺炎球菌疫苗因有安全的免疫反应，正在使用生物制剂的患者可以接种，但正在使用利妥昔单抗的患者除外，因其免疫反应非常严重。风湿病医师和全科医师应强烈推荐戒烟，除了常见的原因外，还因为心血管疾病和肺部疾病已经在 RA 并发症中占了很大比重，戒烟有可能获得额外的益处，使患者取得更好的疗效。最后，由于全科医师经常是疾病的首诊医师，因此必须熟悉 RA 常见药物的不良反应，包括 MTX 引起的肾损害、肺炎，并高度关注所有潜在的感染，包括使用免疫抑制剂的患者的机会感染，特别是使用生物制剂的患者。通常情况下，生存和死亡，好的结果和坏的结果之间的区别是及时发现某种疾病的早期征兆，例如一个简单的蜂窝织炎或肺浸润。

很明显，风湿病医师、全科医师和受过教育的患者三者之间密切合作可获得最佳疗效，此外及时咨询康复理疗师和整形外科医生也很有必要。令人欣慰的是需要关节置换术的 RA 患者数已呈下降趋势，但一些干预措施如及时行髋关节和膝关节置换可以成功地改善患者的活动和生活质量。随着未来卫生保健服务水平的巨大变化，应该确保有正确的团队一直致力于让每一例患者取得最好的疗效，这也将是未来面临的巨大挑战。

五、研究表明 RA 患者预后越来越好

RA 患者的预后取得了显著改善，每一例有幸看到一个多世纪以来发生的变化的风湿病医师都会很欣慰，以前坐轮椅的患者在诊所司空见惯，许多 RA 患者有 C_1 半脱位、下肢慢性溃疡、缩窄性心包炎和角膜软化，现在这种情况已经非常少见。尽管临床医师已清楚地看到这一点，但支持这些变化的强有力的数据还需慢慢积累。

最近一项来自明尼苏达州奥姆斯特德县的研究显示，1995 年以后确诊为 RA 的患者与 1995 年之前确诊的患者比较，寿命延长了将近 9 年。在奥姆斯特德县，相同的患者，膝关节手术率下降了 46%，手外科手术率下降了 55%。来自美国退伍军人的 35 000 多名 RA 患者的数据显示，2000 年以后，RA 患者关节外表现减少了 30%。来自美国加州 1983—2001 年住院部的数据显示，RA 血管炎或 Felty 综合征脾切除的住院人数分别减少 33% 和 71%。此外，早期 RA 患者膝关节置换术下降了 10%。早年未发表的多中心研究显示，RA 患者关节置换术可能减少了 50%~80%。来自瑞典和西班牙的数据表明，疾病活动指数和健康评估得分与过去十年相比也明显改善。

研究人员推测，调整治疗方法或方案后观察长期疗效（比如关节置换和死亡率）的时间可能需要长达 20 年的时间，早期一些数据可能反映了 90 年代中期的治疗方案。因此，我们希望这些早期的报告是好消息的前兆，就像一些治疗方案在显示其疗效的 10 年前已经被用于临床一样。

六、研究方向

前面多次提到目前的主要问题是为获得最佳疗效，如何更好地使用临床上常用的 DMARDs。这其中首要的问题是迫切需要一些预测指标或参数，指导临床医师对于不同的患者选用不同的 DMARDs，以及预测使用 DMARDs 可能产生的反应和不良反应。如之前所述，为不同的患者选择不同的 DMARDs 是非常重要的。由于不同的患者群体需要不同的临床研究，近年来 ACR 专家组强调优先开展临床研究，从而推动 RA 治疗的进展。强烈建议所有的临床研究包括生物制剂在内，都应该寻找预测不同治疗反应的指标。试验重点如下：

· 阐明诱导治疗在疾病早期的可能作用。

· 使用 MTX 和一种 TNF 抑制剂仍处于疾病活动期的患者的治疗。

· 缓解期的降阶梯治疗。

· 使用 MTX 仍处于疾病活动期的患者的治疗。

· 对患者进行分类来提前确定最恰当的治疗方案，以代替目前治疗方案和错误的治疗方案。

除了有关缓解期患者的研究，专家组强调了比较不同治疗方案的必要性。当临床上存在多种治疗方案，但不能为临床医师做重要决策提供有用的信息时，就需要进一步的研究证实药物 X 优于安慰剂。

正确比较不同治疗方案的研究很重要，可以为不同类别的 RA 患者提供多种治疗选择。此外，专家组还强调了可以切实反映临床实际的创新实验设计的重要性。研究包括两方面，一是在临床疗效的基础上采用盲法的方式升阶梯治疗或调整治疗方案，另一种是患者在达到最大疗效后，疾病仍持续处于活动期时需调整治疗，而非采用固定不变的治疗。

七、展望

预测未来是困难的，尤其是预测像 RA 这种变化迅速的疾病。早期版本的 TOR 的作者根本无法预

测 RA 的治疗有了如此巨大的进步。正如比尔·盖茨说的"我们总是高估未来 2 年即将发生的变化，而低估未来 10 年即将发生的变化"。在第 10 版 TOR 中，将许多新型生物制剂和一些小分子 DMARDs 引入治疗中，主要的生物制剂包括利纳西普（IL-1 的拮抗剂），已批准用于 cryopyrin 相关的周期性综合征，以及作为 IL-12、IL-17A、IL-23 和 IL-33 的靶向治疗。抑制信号分子的一些小分子 DMARDs，尤其是 Janus 激酶（JAK）和来自脾的酪氨酸激酶（Syk），在未来几年内可能用于临床，并再次给治疗模式带来戏剧性的变化。

除了有可供选择的更多新的治疗方法外，以下两方面也取得了巨大的进步，一是根据能够预测不同治疗方案不同疗效的指标来分析病情，二是可以监测免疫调节的类型和强度。如果在这些方面取得实质性的进展，即使没有新的治疗方法，也能迅速控制病情。更为务实地说，RA 治疗已经成为一种昂贵的尝试，随着卫生保健的变化和花费的不断增加，临床医师需要合适的研究以便花最少的钱获得最佳的疗效。如果没有合适的实验来研究这些昂贵的药物，可能很难证明其疗效。

从许多研究中可以清楚地看到，在大多数 RA 患者出现典型的临床症状之前，免疫反应是其始动因素。阐明这种过程的研究正在进行中，而治疗症状出现前的 RA 的研究也为期不远。更进一步地说，针对症状出现前的疾病的研究有希望阐明 RA 的发病机制，如果这样，预防 RA 的最终目标将不会太远。

（彭丽娟）

第九章 感染与关节炎

第一节 细菌性关节炎

一、流行病学

细菌性关节炎经过治疗常可完全治愈，但其发病率和病死率在类风湿关节炎（rheumatoid arthritis, RA）患者、人工关节置换者、老年人及有多种严重并发症的患者中仍居高不下。1994年，Goldenberg曾写道："化脓性关节炎的治疗和预后在过去的20年里无实质性改善。"这样的陈述在我们今天看来可能仍然是正确的。尽管如此，对两大常见微生物——淋病奈瑟菌和金黄色葡萄球菌所致的化脓性关节炎发病机制的深入研究，及对假体装置的病理生理学了解，可能为细菌性关节炎的治疗和预防方面带来革新。

由于宿主的局部和全身系统具有防御能力，正常可动关节对细菌感染有抵抗力。但是，细菌仍然能通过血行途径到达关节滑膜并引起化脓性关节炎。大关节较小关节更易受累，多为单关节受累，多关节感染（一个以上关节受累）不到20%。荷兰的一项以社区人群为基础的前瞻性调查颇具代表性，其受累关节的分布情况：膝关节占55%，踝关节占10%，腕关节占9%，肩关节占7%，髋关节占50%，肘关节占5%，胸锁关节占5%，骶髂关节占2%，足部关节占2%。

化脓性关节炎在普通人群中的发生率为每年2/10万~5/10万，在儿童为每年5.5/10万~12/10万，在类风湿关节炎患者为每年28/10万~38/10万，在人工关节置换者则高达每年40/10万~68/10万。发病率的逐渐升高可能与骨科手术、人口老龄化和应用免疫抑制剂增多有关。引起细菌性关节炎的微生物种类取决于当地的流行病学情况。例如，老年人关节置换术后的单关节炎多由葡萄球菌引起，而在性活跃的年轻女性中，游走性关节炎伴皮肤损害多由播散性淋球菌感染引起。耐甲氧西林金黄色葡萄球菌引起的化脓性关节炎多见于老年人、静脉吸毒人群和有假体关节者。

二、病因

大多数化脓性关节炎由细菌血行播散至关节滑膜引起。滑膜的血供丰富，缺乏限制细菌通过的基底膜，使微生物在菌血症期间易经血液到达关节。导致化脓性关节炎的少见原因包括：关节内抽液或注入糖皮质激素后细菌直接进入关节腔；被动物或人咬伤；被钉子或植物刺伤；关节手术，尤其是髋和膝关节成形术；邻近骨髓炎、蜂窝织炎和化脓性滑囊炎的播散。

根据患者的年龄和关节是否为假体罗列了导致关节感染的常见病原微生物，总体来看，在各年龄阶段的儿童中，金黄色葡萄球菌是最常见的致病因素，其次是 A 组链球菌和肺炎链球菌。新生儿和小于 2 个月的婴儿对 B 组链球菌和革兰阴性杆菌的敏感性比年长的儿童更高。在极少情况下，假单胞、淋病奈瑟菌和白假丝酵母菌（白色念珠菌）可能与低龄儿童患病相关。自从 B 型流感嗜血杆菌（Hae-mophilus influenzae type B，HIB）疫苗投入使用后，由流感嗜血杆菌引起的化脓性关节的发病率急剧下降。在性活跃的青少年中，需要考虑淋病奈瑟菌。在滥用静脉毒品的青少年中，铜绿假单胞菌（绿脓杆菌）和假丝酵母菌（念珠菌）是潜在的病原体。镰状细胞性贫血的患者易发生沙门菌关节炎，而免疫缺陷的儿童感染革兰阴性杆菌的风险很高。引起儿童关节感染的其他少见致病菌还有脑膜炎奈瑟菌。

引起成人非淋病性化脓性关节炎的微生物中，75%～80% 为革兰阳性球菌，15%～20% 为革兰阴性杆菌。在自体关节和假体关节的感染中，金黄色葡萄球菌最常见。表皮葡萄球菌在假体感染中常见，但在自体感染中少见。链球菌属包括肺炎链球菌，是第二常见的革兰阳性需氧菌。发生率最多的是化脓性链球菌。非 A 组链球菌疾病的患者常有并发症，如免疫抑制、糖尿病、恶性肿瘤及严重泌尿生殖道和胃肠道感染。成人中 B 组链球菌关节炎并不常见，但在成人糖尿病和髋部假体关节感染晚期患者中可发展为严重感染。B 组链球菌引起的侵袭性多关节炎可能导致严重的功能破坏和永久性残疾。革兰阴性菌的易感人群包括有滥用静脉毒品史、年龄过小或过大和免疫缺陷的患者。最常见的革兰阴性病原体为大肠埃希菌和铜绿假单胞菌。

厌氧菌感染占化脓性关节炎的 5%～7%。常见的厌氧菌包括类杆菌、痤疮丙酸杆菌和多种厌氧型革兰阳性杆菌。厌氧菌的易感因素包括：伤口感染、关节成形术和宿主免疫力低下。关节间隙内有恶臭液体或气体时，应警惕厌氧菌感染，并应进行必要的培养，培养时间至少 2 周以上。厌氧菌和凝固酶阴性的葡萄球菌在假体关节感染中更为常见。

累及多个关节的化脓性关节炎较单关节感染少见。此类患者多有一种或多种并发症，部分曾经为静脉药物成瘾者。多关节化脓性关节炎在 RA 患者中的发生率很高，平均为 25%（18%～35%）。金黄色葡萄球菌是最常见的致病菌；除此之外，G 组链球菌、流感嗜血杆菌、肺炎链球菌及需氧菌和厌氧菌混合感染也是多关节感染的致病菌。多关节感染也常发生在特定的人群，如新生儿和镰状细胞性贫血患者，或有淋病奈瑟菌、脑膜炎奈瑟菌、沙门菌属等病原体感染的患者。

多种细菌感染（两种或两种以上细菌）的多关节炎（两个或两个以上关节受累）在临床上很少见。常累及大关节。在已报告的 5 例病例中，4 例有膝关节受累（2 例为双侧），3 例有肘和腕关节受累，2 例有肩关节受累。感染的平均关节数为 3 个。4 例（80%）出现菌血症，且都是由滑液中同一病原菌引起。分离出的细菌大部分是化脓性关节炎的常见致病菌。革兰阳性需氧菌和厌氧菌的混合感染较为常见。大多数病例（80%）的特征是：感染从受累关节向邻近蔓延，进而导致局部破坏性病变扩散，如骨髓炎、骨筋膜室综合征、脓肿或窦道形成。全身并发症包括感染性休克和多器官功能衰竭，60% 的病例有中毒休克综合征。在这项小型病例研究中发现多细菌感染的多关节化脓性关节炎的病死率可达 60%。

关节穿刺术结合关节腔内注射糖皮质激素是治疗各种关节病的常用方法。关节内抽液和注药导致化脓性关节炎的病例较少见，约占患者的 0.000 2%。关节镜手术是治疗关节病的另一种常用方法，并发化脓性关节炎的比率也很低（不到全部关节镜手术患者的 0.5%）。凝固酶阳性和阴性葡萄球菌占到这些感染的 87% 以上。在极少数病例中，膝关节化脓性感染与前交叉韧带修复有关，其感染来源是组织异体移植物。

三、发病机制

急性细菌性关节炎常由淋球菌或非淋球菌引起。在淋球菌关节炎中，淋病奈瑟菌细胞表面具有多种致病因子。淋病奈瑟菌是通过丝状外膜附属器或菌毛附着于细胞表面。它具有一种外膜蛋白质——蛋白Ⅰ，分为ⅠA和ⅠB两型。蛋白ⅠA与宿主因子H结合，可灭活补体成分C_{3b}，阻止宿主补体系统激活。蛋白ⅠA还能阻止中性粒细胞内吞噬溶酶体的溶解，使吞噬细胞内的微生物存活。脂寡糖是一种与其他革兰阴性菌的脂多糖相似的淋球菌分子，具有内毒素活性，可导致淋球菌关节炎的关节破坏。

金黄色葡萄球菌是引起非淋球菌关节炎的最常见细菌。金黄色葡萄球菌的致病力与其附着于关节内宿主组织逃避宿主防御及引起关节破坏的能力有关。

微生物表面成分可识别黏附基质分子使金黄色葡萄球菌更易进入关节内组织。MSCRAMs包埋在金黄色葡萄球菌细胞壁的肽聚糖中。它们可以与宿主的胶原蛋白、纤维蛋白原、弹性蛋白、玻璃体结合蛋白、层粘连蛋白和纤维连接蛋白等基质蛋白质结合。基因敲除的动物模型实验证明，胶原结合蛋白的编码基因是金黄色葡萄球菌导致关节感染的一个重要致病因素。许多金黄色葡萄球菌分离株也可表达纤维连接蛋白结合蛋白：FnbpA和FnbpB。如用基因敲除实验阻止FnbpA和FnbpB的基因表达，则金黄色葡萄球菌完全不能黏附到纤维连接蛋白包被的表面上（例如人工关节）。

几种金黄色葡萄球菌细胞表面蛋白质的基因（如蛋白A、纤维连接蛋白、凝固酶）以及外毒素［如中毒性休克综合征毒素-1、肠毒素B、蛋白酶和溶血素］都受附属基因调节因子调控。当感染之初细胞数较少时，agr基因能促使细胞产生黏附于宿主组织的细胞表面蛋白。一旦细菌进入到组织或矫形外科装置并从生长的增殖期进入静止期时，agr基因便会抑制细胞表面蛋白质编码基因的表达，同时激活外毒素和破坏组织的胞外酶的编码基因的表达。由于在不同感染时期的复杂效应，agr基因抑制物或许减轻了组织破坏，但促进了更多的组织感染。这种效应可能与慢性感染有关，如发生于人工关节的感染。

黏附受体使金黄色葡萄球菌能够在宿主细胞（如成骨细胞、内皮细胞和中性粒细胞）内活动。细菌一旦进入细胞内，就可免于遭受宿主免疫系统和抗菌药物的清除。黏附到关节组织后，细菌可激活宿主的免疫应答。调理作用和吞噬作用是清除病原菌的重要防御机制。金黄色葡萄球菌有两种致病因子：蛋白A和荚膜多糖，它们能干扰这些防御机制。蛋白A（protein A）通过与IgG的Fc段结合干扰与补体的结合。蛋白A被称为B细胞的超抗原，因为人类30%的B细胞表达有Fab介导的蛋白A结合分子。蛋白A可与B细胞结合而激活B细胞，随后B细胞因凋亡而耗竭。这一过程也许包含着免疫系统控制金黄色葡萄球菌感染的能力。在实验中，阻止蛋白A基因的编码，变种菌株引起的小鼠模型的关节破坏程度比野生菌株轻。

荚膜多糖可干扰调理作用和吞噬作用。在已报道的11种金黄色葡萄球菌荚膜血清型中，5型和8型占临床感染的85%。这两型荚膜较薄，更易与宿主的纤维连接蛋白及纤维素结合。一旦它们与这些宿主蛋白质结合，荚膜就会增殖成厚荚膜，这可以使细菌对调理作用和吞噬作用具有更强的抵抗力。厚荚膜还可隐藏高免疫原性黏附蛋白（MSCRAMMs）。在小鼠模型中，5型荚膜的变种菌株引起的感染率较低，与野生菌株相比，所导致的关节炎症也较轻微。血液透析患者使用5型和8型多糖构成的疫苗使金黄色葡萄球菌菌血症减少了一半以上。单次疫苗接种使宿主受保护的时间约为40周。

金黄色葡萄球菌外毒素（如TSST-1和肠毒素）作为超抗原，可与宿主主要组织相容性复合物Ⅱ类分子及T细胞受体结合，使某些T细胞克隆增殖和活化。这一活化过程可激发多种细胞因子的释放，包括白介素-2 和肿瘤坏死因子-α。这些细胞因子的产生可导致全身的中毒症状和关节破坏。激活的 T 细胞先增殖，然后可能通过细胞凋亡而消失，从而导致免疫抑制。细胞内未被炎症反应杀伤的细菌就可能导致爆发性或持续性感染。向小鼠体内注入无 TSST-1 和肠毒素的金黄色葡萄球菌，很少引起关节炎，即使引起关节炎，也比注入野生株金黄色葡萄球菌引起的轻。用无超抗原性功能的变异重组型肠毒素 A 免疫小鼠，可使死亡率明显下降。

当关节腔内细菌感染时，宿主会释放多种细胞因子和炎症介质。IL-1β 和 IL-6 最先被释放到关节间隙内，使炎症细胞聚集。中性粒细胞和巨噬细胞可吞噬大量入侵的细菌，同时释放其他细胞因子，包括 TNF-α、IL-1、IL-6 和 IL-8。在金黄色葡萄球菌所致兔关节炎动物模型中，用单克隆抗体来阻断 TNF-α，用 IL-1 受体拮抗体来阻断 IL-1，关节内的白细胞浸润可减少 80%。但如果在感染发生 24 小时后给予相同抑制剂，则无法阻止白细胞浸润，这提示 TNF-α 和 IL-1 在金黄色葡萄球菌导致的关节炎早期发挥着重要作用。在感染发生后的几天，IFN-γ 的释放与 T 细胞聚集有关。在金黄色葡萄球菌化脓性关节炎的小鼠模型中，IFN-γ 与关节炎加重有关，另一方面，它也能保护机体免于发生败血症。宿主早期的细胞因子反应可能有利于清除病原微生物、控制感染，但晚期的细胞因子反应可能会加重感染所致的破坏。

四、临床表现

急性细菌性关节炎常为单关节炎。5%~8% 的患儿和 10%~19% 的非淋球菌感染成人可发生多关节感染。事实上由于任何关节病最初都可以表现为单个关节肿胀，所以急性单关节炎要与各种原因引起的多关节炎鉴别。当患者表现为急性单关节炎时，需要考虑三大主要病因：外伤、感染、晶体性滑膜炎（如痛风和假性痛风）。多关节化脓性关节炎通常见于系统性炎性疾病，如脊柱关节病、RA、系统性红斑狼疮和其他结缔组织疾病，也可见于严重败血症患者。

1%~3% 的淋病奈瑟菌感染者可发生播散性淋球菌感染。对性活跃的年轻人来说，最常见的急性单关节炎是淋球菌性关节炎。在无抗生素的时代，新生儿的淋球菌性关节炎很容易识别。女性播散性淋球菌感染是男性的 3 倍多。女性感染更常见是因女性更常有无症状隐性感染或未经治疗的原发感染灶。细菌播散与宫内避孕器的使用有关，且易发生在月经期、孕期和盆腔手术期。

典型的淋球菌关节炎有两种表现形式。一种表现为发热、寒战、水疱脓疱样皮肤病变、腱鞘炎和多关节痛。血培养常为阳性，而滑液培养却很少呈阳性。淋病奈瑟菌可以在生殖器、肛门、咽部分泌物中培养出阳性结果。腕、指、踝、趾多发性腱鞘炎是此种播散性淋球菌感染的特征性表现，可与其他形式的感染性关节炎相鉴别。淋球菌性关节炎的另一种典型表现是化脓性关节炎，通常累及膝关节、腕关节、踝关节，多个关节可同时感染，关节滑液培养一般呈阳性。

非淋球菌化脓性关节炎的典型表现是急性起病的单关节疼痛、肿胀和活动度下降。大关节最常受累。成人膝关节受累的病例达 50% 以上，而髋关节、踝关节和肩关节受累较少。在婴幼儿中，髋关节受累更常见。化脓性关节炎患者常有基础疾病且有易感性。许多患者有免疫低下、静脉滥用毒品、人工关节置换等情况，有肿瘤、肾衰竭或 RA 等基础疾病。

细菌性关节炎患者多出现发热，但少有寒战。老年患者可不出现发热。儿童化脓性关节炎常伴有发热、不适、食欲下降、易激惹和进行性不愿活动患肢。体格检查主要表现为受累关节皮温升高、压痛、关节积液，主动活动和被动活动受限。对临床医生来说，RA 患者并发化脓性关节炎是一个很大的挑战，因为患者感染率高、预后差。类风湿关节炎患者并发化脓性关节炎预后不良且病死率高。在许多病例，受累关节是化脓性关节炎还是类风湿关节炎病情恶化难以鉴别。当怀疑为化脓性关节炎时，关节穿刺及滑液检查是最重要的诊断方法。如果关节位置较深或抽吸滑液困难，可行 B 超或荧光透视引导下穿刺。

五、诊断和诊断试验

有关节炎表现的所有患者都应进行关节腔穿刺和关节滑液分析。正常关节内有少量滑液，清亮、黏稠，含极少量的白细胞。滑液中蛋白质浓度约为血浆中蛋白浓度的 1/3，滑液中葡萄糖浓度与血浆接近。感染性滑液常为脓性，白细胞计数升高，一般高于 50×10^9/L，主要是多形核细胞。滑液中葡萄糖、乳酸脱氢酶及总蛋白水平对诊断化脓性关节炎的价值有限。尽管滑液中葡萄糖浓度降低（低于 400mg/L，或低于血糖浓度的一半）和乳酸脱氢酶升高提示细菌感染，但都不足以作为诊断化脓性关节炎的敏感性或特异性指标。

只有从关节穿刺液的革兰染色涂片上找到细菌或从滑液中培养出细菌才能确诊细菌性关节炎。未经抗生素治疗的非淋菌性关节炎滑液培养的阳性率为 70%~90%。化脓性关节炎血培养的阳性率为 40%~50%，约 10% 的病例血培养是确定病原菌的唯一方法。关节外的感染部位有时能为寻找关节感染的病原微生物提供线索。例如，化脓性关节炎与肺炎球菌性肺炎、大肠埃希菌引起的尿路感染、葡萄球菌或链球菌引起的蜂窝织炎有关。滑液涂片革兰染色能识别出 50%~75% 的革兰阳性球菌，但革兰阴性菌的识别率在经培养证实的病例中不到 50%。

炎性标志物如红细胞沉降率、C-反应蛋白和白细胞常会升高，但敏感性低，且阴性不能排除化脓性关节炎的诊断。一项检测研究了 42 例患者滑液中性粒细胞衍生游离循环脱氧核糖核酸的水平，结果发现以<300ng/mL 为正常值时，j-cf-DNA 诊断敏感性为 89，特异性为 100%，阳性预测值为 100%，阴性预测值为 97%。如果 j-cf-DNA 被验证并标准化，它将成为诊断化脓性关节炎的一项有价值的辅助检测手段。

皮肤病变处的淋病奈瑟菌培养常为阴性，滑液培养的阳性率不到 50%，血培养的阳性率低于 1/3，这可能与淋病奈瑟菌的培养条件要求较高有关。但是其他部位如尿道、宫颈、直肠、咽部的标本（如泌尿生殖道）的淋病奈瑟菌却常容易培养。在滑液培养阴性的疑似淋球菌关节炎的病例中，聚合酶链反应技术能探查出滑液中淋病奈瑟菌的 DNA，但这种技术尚未标准化和广泛应用。

滑液培养时，滑液应直接送入实验室，可置于常规肉汤固体的培养基上，也可接种于需氧或厌氧的血培养瓶中。与标准技术相比，接种 5~10mL 至培养瓶中或更少量的滑液至分离管中，可以提高培养的阳性率。与普通琼脂培养相比，使用 BACTEC Peds Plus/F 培养瓶和 BACTEC 9240 检测系统能明显提高培养的阳性率，且污染更少。

在感染早期，化脓性关节炎的 X 线片表现往往正常，但为了寻找其他疾病或邻近骨髓炎的证据，应摄片以获取基础数据资料。X 线片通常显示一些炎性关节炎的非特异性改变，包括关节周围的骨量减少、关节积液、软组织肿胀以及关节间隙消失。随着感染的进一步发展，将出现骨膜反应、关节中间或边缘侵蚀和软骨下骨破坏。骨性强直是化脓性关节炎的晚期后遗症。股骨头脱位及半脱位是新生儿髋关节感染的独特表现。

超声是一种发现髋关节等深部关节积液、引导关节腔穿刺的可选方法，这种方法同样也适用于其他关节，如膝关节的腘窝囊肿、肩关节、肩锁关节、胸锁关节等。^{99m}锝三相骨扫描常用于诊断儿童干骺端骨髓炎和股骨头缺血性坏死。全身骨扫描在幼儿中更常用，因为除了局灶症状，在这个年龄阶段，化脓性关节炎和骨髓炎可能是多灶性的。在各年龄段的化脓性关节炎中，关节早期的"血池"相及延迟相中都可看到关节周围摄取增多。但是骨扫描仅能提供非特异性信息，而不能区分化脓性关节炎和其他非感染因素引起的关节炎。在关节炎的诊断中，骨扫描比X线平片更加敏感，因为放射性核素摄取异常先于X线平片上骨形态改变出现。因此，解释骨扫描的结果必须考虑到有关的临床背景，并得到确诊关节或骨感染的微生物资料的支持。

在难以估计关节的其他情况或关节解剖结构复杂时，CT和MRI能有效地显示感染的范围。MRI早期检测关节液的敏感度很高，并且对软组织结构和软组织脓肿的显影优于CT。这两种成像技术都能在早期显示骨侵蚀、软组织的范围，而且都有助于进行肩关节、髋关节、肩锁关节、胸锁关节、骶髂关节以及椎小关节平面的关节穿刺。MRI的表现如骨髓反应，提示继发性骨髓炎的存在，它能使化脓性关节炎恶化。当怀疑多个关节受累时，建议行三相骨扫描。

六、治疗

完成化脓性关节炎的临床检查且进行适当的细菌培养后，应该立即采取治疗措施。在培养结果出来之前，对临床上高度怀疑关节感染而暂未确诊的患者应开始抗生素治疗。如果延迟治疗，关节内的感染就更难以控制，将造成关节软骨的永久性破坏。如果不治疗，关节内的感染就有机会通过血行途径扩散到身体的其他部位而影响广泛，治疗会更为困难。

无论感染关节是自身关节还是人工假体关节，治疗都应遵循体内感染的治疗原则：必须使用抗生素并充分引流感染的密闭腔隙。临床情况与之前的实验室资料有助于抗生素的选择。宿主因素、关节外其他部位感染、滑液的革兰染色涂片都是早期选用抗生素的最佳指导。

如果在患者滑液中发现革兰阳性球菌，或医生怀疑有来自皮肤的葡萄球菌感染，则有窄谱抗生素的应用指征。如果患者可能对甲氧西林耐药，则选用耐青霉素酶的青霉素或万古霉素。如果滑液提示革兰阴性菌感染或有泌尿系的感染，则选用针对大肠埃希菌和其他普通尿路感染病原体的特异性抗生素（如氨苄西林、头孢菌素类抗生素）。当健康年轻的性活跃者发生社区获得性化脓性关节炎且关节液涂片革兰染色未发现细菌时，应选择能覆盖淋球菌的头孢曲松。如果滑液中发现革兰阳性球菌，应选择万古霉素，因现在大部分社区获得性金黄色葡萄球菌感染为耐甲氧西林的金黄色葡萄球菌。在培养结果出来前，合理的经验性抗感染治疗可选择能覆盖淋球菌、金黄色葡萄球菌和链球菌的头孢曲松加万古霉素。对年老体弱患者或性传播疾病低危人群，如果其滑液涂片革兰染色为阴性，应首选抗多种病原菌（包括金黄色葡萄球菌、链球菌和革兰阴性杆菌）的广谱抗生素。经典的治疗方案是：联合使用抗葡萄球菌类抗生素（如万古霉素）加三代头孢菌素（如头孢曲松）。

一旦细菌培养和药敏结果出来，应根据结果及时改用最有效、最安全和窄谱的抗生素治疗。早期治疗首选胃肠外途径给药，如果口服药能够达到并维持有效的血药浓度，则之后可改为口服给药。由于抗生素可从血液自由扩散至滑液，所以无证据支持关节内给药是治疗化脓性关节炎的必须或首选方法。在不能确定疗效的病例中，可通过测定血清或滑液中抗生素水平了解药物浓度是否达到治疗水平。

虽然一些临床医生认为，自体关节化脓性关节炎患者需紧急外科引流，但医学文献建议并非如此。在行关节腔穿刺滑液分析后，绝大多数化脓性关节炎对恰当的抗生素治疗反应良好。在对感染性关节炎的实验研究中，早期使用抗生素治疗能减少胶原的丧失和关节表面的破坏，而很少需要开放性外科引流。目前一致认为，感染关节及时充分的引流可大大降低关节功能丧失的风险，但最好的关节引流方法尚存争议。

回顾性研究显示，与开放性外科引流相比，每天对感染关节进行穿刺抽液能更好地保存关节的功能，但后者的总体死亡率更高。对该现象的解释是：选择每日进行关节抽液的患者比适合进行外科开放引流患者的并发症多。如果在连续关节抽液过程中，滑液细胞计数和多形核细胞比例不断下降，那么抗感染治疗可能已起效。如果出现以下几种情况，则应马上选择外科引流：穿刺抽液存在技术上的困难（如髋关节或肩关节）或关节无法得到彻底的引流，关节积液不能及时消除；关节液的杀菌治疗延误；感染的关节之前已被类风湿疾病破坏，感染的滑膜组织或骨骼需行清创术。关节镜的出现降低了外科死亡率，且伤口愈合更快，康复时间缩短，因此关节镜已替代了关节切开术。近期，一例来自英国的前瞻性分析表明，大多数患者可通过反复抽液痊愈，而不需要外科引流（关节镜或关节切开术）。虽然统计学差异不明显，但药物治疗确实能给住院患者带来更好的治疗效果和更少的功能恶化。另一项针对20例自体髋关节化脓性关节炎患者的研究表明，对于有临床症状，尤其病程大于3周的患者，预示需行关节切除成形术。以上这些结果提示对感染时关节炎患者选择外科治疗需谨慎而行。

抗生素治疗化脓性关节炎的最佳疗程尚无前瞻性研究。对于淋病奈瑟菌引起的自体关节感染，头孢曲松治疗时间为1周。对于非淋球菌引起的化脓性关节炎，疗程为2~6周。根据类型、微生物敏感性和是否存在骨髓炎而定，若选择长效抗生素治疗（4~6周），肠外抗生素治疗2周后临床症状改善，炎性标志物下降，可改为敏感抗生素口服。对于由敏感微生物引起的、无并发症的自身关节感染，抗生素治疗时间较短，约2周；而对于自身关节感染严重且免疫力低下的患者，治疗时间需延长至4~6周。对于流感嗜血杆菌、链球菌和革兰阴性球菌引起的化脓性关节炎，抗生素治疗时间通常是2周；葡萄球菌所致的化脓性关节炎的疗程需3~4周；肺炎链球菌或革兰阴性杆菌感染的疗程至少持续4周。

在治疗疾病的最初几天，通过外固定制动受累关节及有效止痛能减轻痛苦。一旦患者能够运动关节，应尽快物理治疗。开始为被动活动，然后逐渐过渡到主动活动。因为早期积极活动训练有益于关节功能的最终恢复。矫形外科医生和理疗师参与治疗，有利于选择最佳的引流方法，并使关节功能得到最大程度的恢复。

七、人工假体关节感染

对晚期关节炎患者进行全关节置换是20世纪医学界的主要进步之一，在21世纪仍在蓬勃发展。假体关节感染虽不常见，但却是关节置换术的严重并发症。2006年，在美国，每年约有80万例全膝和全髋关节置换手术，感染率为1%~3%。由于之前的假体感染而实施人工假体再植入术的感染率更高（髋关节感染率为3%，膝关节感染率为6%）。类风湿关节炎患者的关节假体感染的风险大约是骨关节炎患者的2倍。

人工假体关节感染的风险与多种因素有关。一项对462例骨科置换术后感染的病例进行回顾性研究发现，最重要的感染危险因素包括：

1. 非假体部位的手术部位感染（比值比OR为35.9）。

2. 国家院内感染监视系统手术患者风险指数评分在2分以上（OR为3.9）。

3. 存在恶性疾病（OR为3.1）。

4. 关节成形手术史（OR为2.0）。

在一些并发其他疾病的患者（如糖尿病或RA患者）中，感染的危险性更高。其他外科危险因素包括：双侧同时关节成形术、手术时间长（>2.5小时）、输血、泌尿道感染、金黄色葡萄球菌菌血症。

矫形置换术可以损伤宿主的防御能力。人工假体装置可削弱调理素活性并降低中性粒细胞的杀菌能力。多形核白细胞可将溶酶体酶和过氧化物释放到人工假体周围，导致组织损伤和局部血流阻断。吞噬细胞聚集到植入的假体周围可导致能抵抗感染的细胞更少。最后，聚甲基丙烯酸甲酯骨水泥能抑制中性粒细胞和补体的功能，而且聚甲基丙烯酸甲酯聚合时所产生的热能可损伤邻近的骨皮质，造成无血管的坏死区域，而这是细菌生长的有利条件。置换术后，人工假体迅速被宿主蛋白质所覆盖，这些蛋白质包括白蛋白、纤维蛋白原和纤维连接蛋白。金黄色葡萄球菌带有大量宿主蛋白质结合受体（MSCRAMMs），不容置疑成为人工假体关节感染最常见的致病菌。有人工关节的患者发生金黄色葡萄球菌菌血症时，有近1/3的人会发生假体感染。

影响感染发生的另一关键机制是：细菌具有形成可覆盖假体表面的生物被膜的能力。生物被膜的定义是"紧密附着于表面的微生物细胞集合体，外包有主要由多糖物质构成的基质"。生物被膜的形成是一自然过程。微生物可在内置的医疗设备、饮用水系统管道和活体组织内生长。表皮葡萄球菌尤其擅长于附着在人工假体关节等异物上并形成生物被膜。这些细菌少数来自患者的皮肤或黏膜，或者来自术者和医务人员的手，在植入假体时污染并转移到矫形外科装置上。葡萄球菌表面蛋白SSP-1和SSP-2是一种伞状聚合物，有助于表皮葡萄球菌黏附到聚苯乙烯上。表皮葡萄球菌能产生一种叫多糖/黏附素的物质，这对形成黏液这种细胞外基质非常重要。

人工假体关节感染可分为早期感染（置换术后3个月内）、延迟感染（术后3~24个月）和晚期感染（置换术后24个月以后）。早期感染和延迟感染常与置换术时手术污染有关，而晚期感染常是由细菌经血行播散至关节所致。由于金黄色葡萄球菌的高致病力，它是绝大多数早期和晚期感染的致病菌。金黄色葡萄球菌小集落突变株可能是人工假体植入后持久、反复感染的原因。这些金葡菌亚种感染很难治愈，因为它们生长缓慢，且对于作用于细胞壁的抗菌药和氨基糖苷类药物相对耐受。延迟感染通常是由毒力较弱的微生物引起，如凝固酶阴性的链球菌和短棒菌苗属。然而这些低毒力的微生物也是最常见的皮肤污染菌，所以谨慎解读培养结果很重要。

临床上，人工假体关节感染的最常见症状是感染的关节疼痛。鉴别疼痛来自关节假体机械性松动还是假体感染很困难。一般来说，无感染的假体松动所致的疼痛发生在活动时，关节感染所致的疼痛在休息和活动时均出现。早期和晚期关节感染常出现发热和假体部位的皮温升高、红肿和积液，而这些在延迟假体感染时并不明显。临床表现的不同很可能提示这三类感染相关的最常见微生物的毒力不同。当出现有脓性分泌物排出的窦道时，说明感染已累及植入物，是取出假体的指征。

在假体感染的诊断中，炎性标志物有不同的敏感性和特异性。在近期的荟萃分析中，IL-6和CRP（分别为97%和88%）的升高比白细胞计数或ESR（分别为45%和75%）升高的敏感性更高。与WBC（87%）、CRP（74%）和ESR（70%）的升高相比，IL-6升高（91%）的特异性最高。关节成形术后炎性标志物升高后恢复至正常水平的时限各不相同。IL-6在术后几天内恢复正常，CRP水平可持续升高达3周，ESR可持续几个月。因此在可疑假体感染的患者中，较低或正常水平的CRP或IL-6有很好的阴性预测价值。连续拍X线片可能有所帮助，出现骨膜反应和连接皮质的窦道对诊断有特异性。[99m]锝标记的亚甲基二磷酸盐骨扫描对诊断假体感染非常敏感，但缺乏特异性，因为在关节假体植入后最初6~12月行骨扫描者都呈阳性。如果怀疑为晚期假体关节感染，骨扫描可能是有用的检查方法。因为金属植入物能使CT影像产生假象，故其使用受到限制。MRI只能用于钛或钽材质的假体患者。

关节穿刺抽液有助于鉴别关节疼痛是感染引起的还是非感染因素引起的，对非类风湿关节炎患者尤其适用。在一项研究中，滑液白细胞计数超过1.7×10^9/L的诊断敏感性为94%，中性粒细胞分类超过65%的诊断敏感性则达97%。如果无炎性基础疾病如类风湿关节炎，这两个指标的特异性分别为88%和

98%。滑液涂片革兰染色敏感性低（<20%），但特异性高（>97%）。窦道分泌物培养无意义，除非培养出了金黄色葡萄球菌。

外科手术时，通常至少留取三块组织标本，包括关节囊壁、滑膜衬里层、骨水泥界面、脓性分泌物或死骨片，关节拭子敏感性低，应避免留取。如果患者无败血症或其他系统性疾病，在外科修复术前至少应中断 2 周抗生素治疗。在留取所有组织标本培养前，应避免围手术期的抗生素使用。采用这种方法培养出特定病原微生物的组织标本数目与感染概率呈正相关。如果所有标本培养均呈阴性，那么感染的概率<5%。如果三块或更多标本培养为阳性，感染的可能性超过 94%。最后，阳性培养结果应参考假体关节部位，如从单一膝关节假体标本中分离出痤疮丙酸杆菌，相比肩关节假体获得而言，从膝关节假体分离出的痤疮丙酸杆菌更有可能是污染。

对于近期接受过抗生素治疗的患者，在假体移出时可进行超声处理。近期研究表明，在过去 14 天接受过抗生素治疗的患者中，移出假体经超声处理清除细菌其培养获得阳性结果的敏感性（75%）比假体周围组织（45%）的更高。

假体关节感染的药物治疗始终充满挑战性。存在生物被膜的微生物对抗生素有更强的抵抗力。一方面，药物很难穿透生物被膜层。有生物被膜的微生物比普通悬浮微生物生长得更慢，所以作用于快速分裂细菌的抗生素不能有效治疗与医疗装置有关的感染，如万古霉素、青霉素和头孢菌素类。另一方面，由于利福平、氟喹诺酮等能更有效地作用于静止期微生物，它们可能会更有效。虽然大多数专家推荐利福平联合其他药物治疗对利福平敏感的金黄色葡萄球菌，但支持联合治疗的临床证据还不充分。较新的抗生素的疗效目前还不明确，如利奈唑胺、达托霉素和替加环素。在金黄色葡萄球菌骨髓炎兔模型中，替加环素联合利福平 100%根除了 14 只兔的感染。

晚期假体关节感染的治疗是综合性的。对于大多数患者来说，有效的治疗要求移除假体装置，并联合使用抗生素。不移除感染的人工假体可导致复发率增高，这可能与植入物的生物被膜形成有关。在移除关节假体和感染骨同时植入新假体与感染高复发率有关。研究表明，一期修复术或保留假体的清创术在某些情况下可能有效。对于关节肿胀疼痛症状少于 8 天或 3 周的患者和关节假体稳定、几乎不伴软组织破坏及窦道的患者来说，如果术前滑液培养为阴性，或培养出容易治疗的微生物，则适合进行保留关节假体的清创术。多数患者的治疗分为两个阶段，先移除感染假体和清除感染骨，用抗生素浸渍的甲基丙烯酸甲酯隔离物固定关节并静滴抗生素 6 周（第 1 阶段），然后再植入新的假体（第 2 阶段），该方法的成功率为 80%～90%。在少数情况下，当去除感染人工装置风险太大、人工装置无松动或口服抗生素可控制感染时，抗生素不一定需要持续应用。

假体关节细菌感染的发病机制非常复杂。部位、毒力和宿主因素均影响疾病的预后和治疗方法。只有理解其中的相互作用，才可以找到更好的治疗方法和预防措施，如对择期关节置换术的患者使用针对荚膜抗原或表面黏附素的疫苗。

八、假体关节感染的预防

术前评价患者是否存在牙周病、菌尿等隐性感染及在关节置换前彻底清除所有感染已成为预防假体关节感染的共识。在围手术期预防性地使用抗生素能明显减少术后早期感染这一观点上也已达成共识并成为常规做法。然而，在能引起短暂菌血症的诊疗操作（尤其是牙病）前预防性地使用抗生素能否防止晚期假体关节感染却很有争议。

美国口腔医学会2010 年发表的文章指出："鉴于抗生素可能发生药物不良反应、细菌耐药及费用高等，对于植入人工关节的患者，建议不必预防性应用抗生素"。许多矫形外科、口腔科、颌面外科医生对此表示反对，在牙病治疗期间预防性使用抗生素也是毫无科学根据的。

与操作相关的菌血症所引起的晚期假体关节感染率极低，每年每 10 万例全关节置换患者中仅有 10~100 例。但是，在进行所有可致短暂性菌血症的操作之前为所有关节置换患者行抗生素治疗的费用却十分昂贵。这种预防性抗菌治疗的效果也不明确，而且成本-效果分析的结果也不一致。这些差异源于缺乏可靠数据的支持和计算中所用的假设不同。在感染风险最高的患者中，导致菌血症的侵入性操作有时能引起全关节置换的感染。因此有必要将预防性使用抗生素的利弊与患者商议，以便做出医患双方都满意的治疗方案。

我们有使用生物制剂治疗类风湿关节炎及其他炎症性关节炎的经验，但在择期矫形手术前使用肿瘤坏死因子抑制剂和氨甲蝶呤是否会增加感染风险尚不清楚。对 10 例术后感染患者的回顾性分析显示，肿瘤坏死因子抑制剂的使用与严重感染的发生显著相关［比值比（OR）为 4.4］。应用肿瘤坏死因子抑制剂时必须仔细权衡风险和益处，根据个体情况充分告知患者如何使用该药。

九、结论

21 世纪，化脓性关节炎患者的患病年龄越来越大，易感因素与并发症也越来越多。随着人类寿命的延长和老年患者的增多，人工假体关节患者也逐渐增多，因此全关节置换发生感染的病例也逐渐增多。但是病原菌并无显著变化，葡萄球菌（44%~66%）仍是最常见的致病菌，其次是链球菌（18%~28%）和革兰阴性杆菌（9%~19%）。化脓性关节炎治疗的新挑战主要是如何改善预后，如何治疗耐药菌感染及怎样改善预后不佳患者的全身状况。

化脓性关节炎的预后可通过死亡率、感染关节的功能改善程度或长期和短期疗效进行评价。在关节感染幸存者中，关节软骨丧失、活动能力丧失或受累关节疼痛加剧都是功能性结局不良的表现。切除患肢、需手术融合关节或重建关节功能也提示结局不佳。大多数研究报道的是成年化脓性关节炎患者出院时的情况，而缺少长期随访资料。受累关节退行性病变的发生率、感染的复发和再发率、关节功能受损随时间的进展率都无详细研究。

许多回顾性研究描述了影响患者出院时预后不佳的典型特征。一项以社区调查为基础的前瞻性研究发现，在 154 例成人和儿童细菌性关节炎中，33% 的幸存者预后不佳。单因素变量分析显示，高龄、之前具有其他关节疾病、假体关节感染都是预后不佳的因素。英国一项大型的回顾性研究显示，243 例患者中 11.5% 死于化脓性关节炎，31.6% 死于其他原因。多因素分析显示，预测死亡的重要因素包括：就诊时临床表现复杂、年龄超过 65 岁、多关节感染和肘关节受累。预测发病的易感因素包括年龄大于 65 岁、糖尿病、开放性外科引流、除金黄色葡萄球菌外的革兰阳性菌感染。

（曾思洁）

第二节　莱姆病

莱姆病是经蜱传播由伯氏疏螺旋体感染引起的多系统受累性疾病。20 世纪 70 年代后期，在康涅狄格州莱姆镇进行的一项幼年型关节炎群体病例的研究使该病首次受到医学界的关注。特征性的皮疹表现为单一或多发的扩展性红色斑点，常预示关节炎的发生。在欧洲，这种称为移行性红斑的皮疹及后续发生的神经病变与硬蜱的叮咬有关。进一步研究发现，关节炎是皮肤、心脏、关节和神经系统多系统累及的临床表现之一。1982 年，Burgdorfer 从硬蜱中分离出病原体，即伯氏疏螺旋体。莱姆病患者可产生针对该病原体的抗体，并且皮肤、脑脊液和滑膜组织的培养证据证实了该病是一种感染性疾病。它是目前美国最常见的虫媒传播性疾病。

一、生态学和流行病学

莱姆病呈全球性分布，报道的病例大多数来自北美洲、欧洲和亚洲。硬蜱属家族的硬壳蜱是上述地区已知的仅有的莱姆病的带菌者。其他节肢动物和吸血昆虫，例如蚊子，则不能传播此类疾病。莱姆病的发病率随地域的差异而不同，这与感染伯氏疏螺旋体蜱的流行情况有关。在美国的 50 个州和哥伦比亚地区，均有莱姆病的病例报道，但是大多数病例聚集在东北和大西洋中部地区、中西部的上游和加利福尼亚北部。

与莱姆病有关的螺旋体属于 B. burgdoferi sensulato（Sl），其中包括狭义伯氏疏螺旋体（B. burgdorferi. ss），伽氏螺旋体（B. garinii）和阿弗西尼螺旋体（B. afzelii）。这三个基因型在欧洲均有发现。基因型的差异可以解释在两个大陆之间莱姆病临床表现的不同：B. garinii 与神经病变有关，B. afzelii 与晚期皮肤损害有关，B. burgdorferi 与关节炎有关。由于 B. burgdorferi ss 感染有突出的肌肉关节表现，所以本章节着重介绍北美洲的莱姆病。

二、蜱和莱姆病

莱姆病主要发生在人类容易接触到觅食的蜱的温带地区。硬蜱生存期为 2 年，其中经过三个发育阶段——幼虫、若虫、成虫，每一阶段仅需进食一次。伯氏疏螺旋体的延续不是以排卵的方式进行，而是以寄生宿主和蜱之间传递的方式得以延续。小型啮齿类动物是 B. burgdorferi 和 B. afzelii 的主要贮存宿主，而 B. afzelii 的主要贮存宿主是鸟类。在美国南部，蜱主要依靠蜥蜴生存，而蜥蜴不是伯氏疏螺旋体适合的宿主，这可能是该地区莱姆病少见的原因之一。

在初春，幼虫叮咬一个受感染的贮存宿主后，获得伯氏疏螺旋体，然后蜕变成若虫，并保持休眠状态至晚春和夏天。莱姆病的发病高峰是在夏季的几个月间，这时人们开始与觅食的若虫接触，若虫具有更杂乱的觅食方式。饱食的若虫蜕变为成虫蜱，后者几乎专门依靠鹿生存，鹿供给蜱群生存和繁殖，但伯氏疏螺旋体不能在鹿体内存活。

三、发病机制

（一）伯氏疏螺旋体对哺乳动物宿主的侵入

在蜱叮咬过程中，伯氏疏螺旋体从蜱的中肠移行到唾液腺，之后随唾液进入被叮咬的宿主。移行的过程大约需要 24 小时，在这一过程中螺旋体开始繁殖，并且发生表型改变，使伯氏疏螺旋体能够在新的宿主体内存活。螺旋体首先是在蜱叮咬的皮肤部位繁殖，如果没有被皮肤的免疫系统清除，它们能够短时通过组织和血流播散感染任何器官。伯氏疏螺旋体造成组织损害的程度取决于螺旋体的毒力，其存在部位的生长条件，以及宿主调节炎症反应等各种因素。

伯氏疏螺旋体基因组分析显示，其没有与其他细菌性病原体共同的已知致病因子，这可以帮助解释莱姆病的发病机制。然而其基因组富含编码假生脂蛋白的基因，目前仅对其中的一小部分进行过详尽的研究。外在表面蛋白 A 是螺旋体定居蜱所必需的一种中肠植物血凝素。Osp C 是初发感染哺乳动物所必需的，但是在螺旋体播散并定植在其他组织后则非必需。伯氏疏螺方体可抑制宿主的纤维蛋白溶酶，以便于其在组织间移动；同时表达细胞表面配基，包括核心蛋白多糖结合蛋白 A 和 B、BBK32 和 p66，以便于伯氏疏螺旋体与细胞外基质和细胞表面整合素结合。螺旋体可表达抗原变异的外在表面蛋白 VIsE，这是其能够在具有免疫力的宿主体内持续感染所必需的因素。

（二）莱姆病的病理学

在组织标本中很少看到完整的螺旋体，并且螺旋体的基因组显示没有已知毒素，因此认为莱姆病病理学的基础是机体对伯氏疏螺旋体成分的炎症反应，而不是螺旋体本身直接破坏组织。对 EM 病变、心脏组织、滑膜活检标本和神经系统组织（脑脊膜、脊髓和神经根）的组织病理学研究显示，有不同程度的单核细胞和淋巴样浆细胞浸润，特别是在血管周围，这些细胞对巨噬细胞、T 细胞和 B 细胞表面标记染色呈阳性。莱姆病关节炎患者的关节渗出液呈现白细胞计数升高的急性炎症反应，其滑膜与类风湿关节炎相似，表现为由单个核细胞浸润介导的慢性炎症和由 T 细胞、B 细胞和浆细胞形成的假性淋巴滤泡。在滑膜和少数神经周围区域，血管周浸润可能与闭塞性动脉内膜炎有关。

（三）对伯氏疏螺旋体的免疫反应

天然免疫细胞是通过模式识别受体的 Toll 样受体家族的衔接来识别伯氏疏螺旋体，尤其是 TLR2/TLR1（二聚体脂蛋白）、TLR5（鞭毛蛋白）和 TLR9（螺旋体 DNA），结果导致炎性细胞因子（包括 IL-1β 和肿瘤坏死因子-α）、趋化因子（IL-8）、一氧化氮和前列腺素产生，使炎症细胞能够聚集到感染部位。伯氏疏螺旋体也能够通过 TLR 依赖性和非 TLR 依赖性途径诱导组织基质金属蛋白酶表达而致病。伯氏疏螺旋体经过吞噬细胞的消化后还能作用于其他模式识别受体，包括细胞内 NOD2 受体；NOD2 受体可识别肽聚糖，且体外研究已证实其还可以强化炎症反应。

体液免疫是宿主抵抗伯氏疏螺旋体感染的主要防御因素。伯氏疏螺旋体脂蛋白是 B 细胞分裂素，是在无 T 细胞辅助下产生的抗体，它足以消除炎症，并且能够预防莱姆病小鼠模型的攻击性感染。随着适应性免疫的产生，含有 IgG 的免疫复合物和冷球蛋白开始出现于莱姆病患者的血清中，而且浓集于莱姆病关节炎患者的关节中。在神经疏螺旋体病患者的脑脊液中能够发现病原特异性抗体和招募 B 细胞的趋化因子如 CXCL13，这些抗体中的一部分也能够结合神经抗原。

伯氏疏螺旋体感染可激活 CD4⁺和 CD8⁺T 细胞，并且 1 型 T 辅助细胞免疫应答占优势，这与更严重的关节炎和神经疏螺旋体病有关。Th₁₇细胞也参与其中，因为伯氏疏螺旋体中性粒细胞激活蛋白 A 能够诱导离体滑液 T 细胞分泌 IL-17。T、B 细胞对 Osp A 的免疫应答与抗生素不敏感的莱姆病关节炎形成有关。尽管自身免疫的病因学存在证据支持，但是莱姆病关节炎的自限性特点也提示，检测到的免疫应答是适度的，并且可能是直接清除持续存在的抗原而不是活的微生物。除此之外，当病原体和炎症产物已被清除时，关节炎持续的可能是由于宿主的免疫反应异常或调节延迟所致。CD₂₅调节性 T 细胞缺陷能导致小鼠莱姆病关节炎病程延长，从莱姆病关节炎患者滑液中分离出来的 γδT 细胞能够通过诱导 Fas 依赖性细胞凋亡，调节伯氏疏螺旋体特异性 CD4⁺T 细胞的免疫应答。

（四）螺旋体持续存在的机制

在机体内，伯氏疏螺旋体主要存在于结缔组织的细胞外基质中。尽管在细胞内偶尔可见到螺旋体，但尚未发现伯氏疏螺旋体的生活周期有细胞内阶段。伯氏疏螺旋体利用细胞外病原体的免疫逃避，可直接抑制吞噬细胞的摄取和由抗体、补体所介导的溶解作用。伯氏疏螺旋体表达 Erp 和补体调控因子，能够通过获取表面蛋白与宿主 H 因子结合，抵抗补体介导的裂解作用。在感染进程中，伯氏疏螺旋体通过抗原变异和减少脂蛋白的表达来防止抗体介导的清除作用。VlsE 基因通过对其表达位点的随机重排产生抗原性不同的 VlsE 变异体，这种变异体是螺旋体在体内生存必需的一种蛋白质。在小鼠伯氏疏螺旋体感染的慢性期，结缔组织（尤其在皮肤）的细胞外基质内可以见到螺旋体，而不伴有相关的炎症反应。

四、临床表现

当螺旋体在皮肤和后续播散的远处器官定植后，莱姆病的症状随着机体对螺旋体免疫应答的发生分阶段出现。临床表现的特征取决于患者首次就诊时疾病所处的时期。莱姆病的典型特征是：临床表现未经特殊治疗可以自行消退，患者也可以不出现疾病早期的症状，而直接表现出疾病晚期的临床特征。

（一）早期的局部感染

游走性红斑（EM）是莱姆病的特征性皮肤损害，80%的患者有此表现。在蜱叮咬后 1 个月内（平均 7~10 天）局部出现皮损，尤其易出现在成人的皮肤皱褶或衣服束绑部位以及儿童的发际周围。EM起初像一个红色的斑点，之后以每天 2~3cm 的速度扩展，直径可以扩大到 70cm 以上，有明确的流行病学史及直径超过 5cm 的特征性皮损有助于确立莱姆病的诊断。EM 最常表现为均一性的红斑，但是在较大皮损的中心区域，红斑可以消退，而呈现一种典型的"牛眼"征。中心区域很少出现水泡或坏死，而且除麻刺感或烧灼感外，也很少出现其他症状。通常也不出现剧烈的瘙痒感或疼痛感，否则应该考虑其他的诊断。

EM 可以伴有流感样全身症状，包括低热、不适、颈痛或僵硬、关节痛和肌痛。如果出现特别严重的全身症状，医生应该警惕是否并发了另一种经蜱传播的病原体感染，例如果氏巴贝虫或嗜吞噬细胞无形体（人粒细胞边虫病的病原体，曾称为人粒细胞埃立克体）。莱姆病也可以不出现 EM，而只表现全身症状。莱姆病缺乏上呼吸道或胃肠道症状，故有助于和普通病毒感染鉴别。与莱姆病有关的骨骼肌肉症状以及虚弱疲乏应该与纤维肌痛综合征和慢性疲劳综合征鉴别，通常后两种病起病更隐匿，并且没有客观的体征和实验室指标异常。

（二）早期播散性感染

在发生感染的数周内，伯氏疏螺旋体可以通过皮肤、血液和淋巴系统播散，而累及多个器官组织。此时在皮肤、心脏或神经系统通常可以发现明显的临床症状。播散感染的患者有虚弱疲乏和不适的表现。典型的局部体征和症状可轻可重，但患者通常主诉极度疲乏。

（三）皮肤病变

50%的未经治疗的莱姆病患者出现多发性 EM 皮损，这是播散性感染的一种表现。典型的继发性皮损较小，可以出现在身体的任何部位，但最显著的部位则是躯干部。这种皮损通常呈扁平的斑疹，可发展成部分中央皮疹消退。EM 可以伴有持续数小时至数天的游走性肌肉、关节以及关节周围疼痛，但明确的关节炎则认为是疾病后期的表现。

（四）心脏病变

近年来心脏受累的发生率降低到 1%，这或许可归因于对伯氏疏螺旋体感染的早期诊断和治疗。心脏病变最常发生于感染的最初 2 个月，表现为不同程度的房室传导阻滞，偶尔伴有轻微的心肌炎、心包炎。虽然可能存在心脏多个层面的累及，但电生理学研究发现，传导阻滞主要发生在希氏束以上的部位，并且可累及房室结。重度的充血性心力衰竭罕见。出现莱姆病心脏损害的患者常有 EM 病史，并可同时伴有关节痛和肌痛，无瓣膜病变有助于莱姆病心脏炎与风湿热的鉴别，严重的心肌功能异常或心包受累则提示存在其他感染性疾病的可能。

（五）神经系统受累

急性神经性莱姆病的发生率低于 10%，其最常见的表现是颅神经麻痹或脑膜炎，偶尔也可见到神经根病和脑脊髓炎。8% 的患者出现颅神经麻痹，通常累及第 VII 对颅神经，导致单侧或双侧面瘫。其他颅神经（III、IV、V、VI 或 VIII）很少受累。与病毒性脑膜炎相似，莱姆病脑膜炎表现有发热、头痛和颈强直，同时伴有 CSF 淋巴细胞增多和蛋白升高。对于儿童，脑膜炎可伴有 EM、颅神经受累和颅内压增高（视盘水肿）症状，但这些表现在成年患者中罕见。典型的莱姆病神经根病症状类似于机械性神经根病，表现为受累区域的疼痛、软弱、麻木和反射消失。当无椎间盘病变的诱发因素，且影像学未能显示相应神经根水平的病变时，应当考虑莱姆病的诊断。未经治疗的莱姆病神经根病可发展为双侧性，这也有助于与机械性病变鉴别。当躯干受累引起单侧胸痛或腹痛时，莱姆病神经根病常常被误诊为内脏疾病或尚未出现水泡性皮损的早期带状疱疹。

（六）其他器官系统受累

由于播散性伯氏疏螺旋体的感染，其他多个器官也可能出现病变，包括眼（角膜炎）、耳（感觉神经性耳聋）、肝（肝炎）、脾（坏死）、骨骼肌（肌炎）以及皮下组织（脂膜炎）。一般而言，当与莱姆病其他典型的表现同时存在或不久前刚出现过时，则提示莱姆病的诊断。

（七）晚期病变

感染发生数月后，未经治疗的患者可以出现莱姆病的晚期表现，常常累及关节、神经系统和皮肤（随后单独详述）。在这一阶段，伯氏疏螺旋体双重血清学检测［酶联免疫吸附测定（ELISA）和 IgG 免疫印迹］常呈阳性。

（八）晚期神经病变

目前晚期神经性莱姆病已经罕见，患者可表现为脑脊髓炎、周围神经病变或脑病。脑脊髓炎主要见于欧洲的 B. garinii 感染，是一种缓慢进展的单病灶或多病灶的中枢神经系统的炎症性疾病，在 MRI 呈现脑白质的 T_2 高信号。CSF 检查通常显示淋巴细胞增多、蛋白升高和葡萄糖正常，并且可以发现血清抗伯氏疏螺旋体 IgG 和鞘内抗体阳性。这些发现有助于莱姆病脑脊髓炎与多发性硬化症的鉴别，后者血清和 CSF 标本中偶尔出现针对伯氏疏螺旋体的阳性反应的 IgG，但是无鞘内抗体产生。伴有莱姆病血清学阳性的多发性硬化症患者对用于神经莱姆病病变的抗生素治疗无反应。

晚期周围神经系统受累表现为"袜套和手套"样分布的轻度感觉运动神经病变。电生理学研究显示，有轻度融合性多发性单神经炎的证据。患者可出现间断的肢体感觉异常，以及偶发的神经根痛。查体最常见的异常是下肢振动感觉减退。血清存在抗伯氏疏螺旋体 IgG，但是 CSF 检查正常，即与局限于周围神经系统的病变一致。对伴有这种形式的神经病变的患者，应该考虑其他感染性疾病（梅毒、人类免疫缺陷病毒感染和丙型肝炎病毒感染）、代谢性疾病（尤其是维生素 B_{12} 缺乏、糖尿病和甲状腺疾病）和自身免疫性疾病［抗核抗体（ANA）或类风湿因子相关的疾病］。

莱姆病脑病患者有记忆力减退和认知功能障碍，系统的神经心理学测验有助于诊断。患者偶尔可能出现 CSF 异常，如蛋白升高、淋巴细胞增多和鞘内抗伯氏疏螺旋体抗体阳性。然而，考虑莱姆脑病的诊断时，血清抗伯氏疏螺旋体 IgG 应该存在。在莱姆病脑病出现轻微认知功能障碍时，必须与继发于慢性应激反应、失眠、纤维肌痛、慢性疲劳综合征或年龄因素等引起的认知缺陷鉴别。也应该排除任何慢性脑病、代谢性中毒方面的原因。脑部的影像学检查通常显示正常或非特异性改变，对莱姆病相关脑病的诊断并无帮助。

（九）晚期皮肤病变

晚期皮肤损害表现为慢性萎缩性肢端皮炎，主要出现在欧洲，与 B. afzelii 感染有关，不过任何种类的伯氏疏螺旋体感染都可引起这种皮损。慢性萎缩性肢端皮炎可隐袭性进展数年，最常出现在手或足的背部。它最初表现为单侧的蓝红色肿胀性病变，然后进展为皮肤萎缩及玻璃纸样改变，伴有明显的血管显露。大约 60% 的患者同时伴有受累肢体的周围感觉神经病变。皮肤活检标本显示，有大量的淋巴浆细胞浸润。抗生素能够改善疼痛和肿胀，但对皮肤萎缩无效。

五、莱姆病关节炎和莱姆病的其他骨骼肌肉表现

各期莱姆病都常伴有骨骼肌肉症状，包括关节、肌腱、滑囊和肌肉的游走性疼痛。典型的肌肉骨骼疼痛每次累及一或两个部位，任何部位的受累仅持续数小时至数天，伴有极度疲劳。近年的研究显示，明确的关节炎的发生率由早年报道的 50% 下降到了不足 10%。当有关节炎存在时，滑膜和滑液的培养结果通常呈阴性，但是 ELISA 和 IgG 免疫印迹法检测伯氏疏螺旋体呈阳性，聚合酶链反应也能检测到伯氏疏螺旋体 DNA。虽然莱姆病关节炎可类似于寡关节幼年型关节炎或反应性关节炎，但通常患者 ANA、类风湿因子和抗环瓜氨酸肽抗体呈阴性，且 HL-B27 等位基因的频率并未增加。关节液分析和滑膜组织病理学不能区分这些疾病。中轴和骶髂关节受累并非是莱姆病的特征，但是可以发生肌腱端炎。大多数莱姆病关节炎患者伯氏疏螺旋体感染双重血清学检测呈阳性。

关节炎通常在感染伯氏疏螺旋体后数月或数年才出现，半数的患者先有游走性关节痛。最具特征性的表现为单关节或寡关节炎，累及一个或数个大关节（总数不超过 5 个），80% 的患者有膝关节受累。关节皮温高，伴有大量渗出液，在膝关节通常超过 100mL，而疼痛相对轻微。滑液呈炎症性，白细胞计数在 $(2\sim70)\times10^9/L$ 之间（平均约为 $24\times10^9/L$），分类以中性粒细胞为主。大量的渗出液可导致 Baker 囊肿形成和破裂。颞颌关节也常受累，有研究显示，其占关节炎患者的 25%，在受累关节中排第一位。通常受累的其他关节包括肩关节、踝关节、肘关节、腕关节和髋关节。莱姆病关节炎很少主要累及小关节，与此同时，持续 12 个月以上的单关节炎也较少见。莱姆病关节炎通常为间歇性，发作期持续数周至数月。复发性关节炎突出表现为少量渗出液、进展性滑膜肥厚、骨侵蚀和软骨破坏。少部分（<10%）的间歇性关节炎患者进展为慢性关节炎，通常仅累及一个关节，常常为膝关节。

莱姆病关节炎的自然病程提示为一种自限性疾病。20 世纪 70 年代后期，在应用抗生素治疗莱姆病之前，Allen C. Steere 等随访观察了 21 例未用抗生素治疗的患者，这些患者都是先有 EM 后出现莱姆病关节炎，随访时间为 1~8 年。6 例患者仅有单次关节炎发作，其他 15 例虽出现反复发作的关节炎，但是在随访期间，其发作关节炎的频率逐渐减少。持续存在反复发作的关节炎患者数以平均每年 10% ~ 20% 的幅度递减。类似的结果也见于那些被延误 4 年才开始应用抗生素治疗的儿童患者。

少数莱姆病关节炎患者经过标准方案的抗生素治疗后仍有持续性关节炎和增生性滑膜炎，并对进一步的抗生素治疗无反应。"抗生素不敏感"的莱姆病关节炎的发生机制尚不明确，可能是由于螺旋体或其抗原持续存在所诱导的自身免疫或炎症反应失调所致。一项对治疗前已留存组织标本的回顾性研究显示，感染了侵袭力更强的 RST1 伯氏疏螺旋体菌株的患者更易发展成抗生素不敏感的莱姆病关节炎，这

说明螺旋体的毒力在抗生素不敏感的莱姆病关节炎中扮演着重要角色。虽然在抗生素不敏感的莱姆病关节炎患者的组织中没有发现存在螺旋体 DNA 阳性的 PCR 证据，但莱姆病小鼠模型的实验证明，当抗生素杀死感染性螺旋体之后，特别是在病原体原始负荷高的情况下，在疾病的进展期，螺旋体的残骸，包括伯氏疏螺旋体 DNA，可持续存在于软骨和肌腱起始点。最近发现在抗生素不敏感的莱姆病关节炎患者中普遍存在 TLR1 的单核苷酸多态性（TLR11805 GG），其损害了宿主对伯氏疏螺旋体的天然防御，并且有与类风湿关节炎相关的等位基因 HLA-DRB1 * 0401、HLA-DRB1 * 0101 和 HLA-DRB1 * 0404 频率的增加，提示这类关节炎患者存在遗传易感性。由于在抗生素不敏感的关节炎患者中，存在着大量对伯氏疏螺旋体 Osp A 有反应的 B 细胞和 T 细胞，因此有学者提出，在病原体被清除后，由感染触发的对 Osp A 的免疫反应可能是由自身抗原来维系。已发现对应于 163～175 位氨基酸的 Osp A 多肽（OspA163～175）与人类白细胞功能相关抗原 1α——一种在炎症组织中表达的黏附分子——有共同表位。但是，人类白细胞功能相关抗原 1α 多肽对 Osp A163～175 特异性 T 细胞仅有微弱的刺激作用，通常不能促使抗生素不敏感关节炎的 Th_1 细胞产生 γ-干扰素。已在抗生素不敏感的莱姆病关节炎患者的血液和滑膜组织中，发现了针对细胞角蛋白 10 的抗体，它是滑膜毛细血管的一种成分。这些抗体也能结合 Osp A，可能促成了感染被清除后的持续性炎症反应。在 50% 的抗生素不敏感的莱姆病关节炎患者中发现了链接 T 和 B 细胞对表皮细胞生长因子的反应，但其在延长炎症反应中的作用尚不清楚。如果自身免疫导致了抗生素不敏感的莱姆病关节炎的发生，其最终必定受控于免疫调节，因为这种形式的莱姆病关节炎通常也在 4～5 年内痊愈。由此看来，在抗生素不敏感的莱姆病关节炎患者中，调节性 T 细胞的比例应与治疗后关节炎的治愈速度呈正相关。

六、诊断

对于有相应临床表现、且有伯氏疏螺旋体感染的蜱暴露风险的患者，应该考虑莱姆病的诊断。阳性的血清学证据是诊断各期感染所必需的，但早期局部感染除外，在该期仅凭 EM 的形态学特征就可确认。常规实验室检查是非特异性的，一些患者表现为外周血白细胞（中性粒细胞）计数轻度升高、红细胞沉降率（血沉）增快和肝功能异常。临床标本的螺旋体培养或显微镜观察敏感性低，不能作为诊断的常规检查。取 EM 皮损最边缘的皮肤活检标本培养是一个例外，这些标本中超过 40% 可检测到伯氏疏螺旋体，但这极少用于确认 EM。

（一）血清学检查

莱姆病的实验室诊断主要依靠抗伯氏疏螺旋体抗体。然而，抗伯氏疏螺旋体抗体的存在充其量表明曾经感染过该病原体，不应视为活动性感染的证据。在非流行区，大约 5% 的正常人可以出现莱姆病血清学阳性；在流行区，大约 7% 的人群出现无症状性抗伯氏疏螺旋体 IgG 抗体阳性结果。

推荐应用两种方法检测伯氏疏螺旋体特异性抗体，初筛时应用 ELISA 或间接免疫荧光法检测伯氏疏螺旋体反应性 IgM 和 IgG，然后应用免疫印迹法来验证其阳性或可疑的结果是由结合伯氏疏螺旋体抗原的抗体所致。ELISA 和免疫荧光检测法敏感性高，但缺乏特异性，因为伯氏疏螺旋体抗原与其他细菌性病原体存在交叉反应。对 ELISA 和免疫荧光检测的阳性结果应进一步用伯氏疏螺旋体蛋白的免疫印迹分析来验证。早期感染的显带特征包括抗 41kD 鞭毛蛋白和 Osp C（其分子量范围在 21～24kD，取决于所用的伯氏疏螺旋体株）的抗体。在播散感染期，尤其是莱姆病晚期，可见到与多种伯氏疏螺旋体蛋白反应的 IgG。

一些商业实验室应用重组抗原建立了检测方法，应用尚未验证的和尚未在同行评议文献上发表过的标准来解释免疫印迹的结果。因此，疾病预防控制中心（CDC）建议，对于莱姆病的血清学诊断只运用由美国食品和药品管理局核准的验证试验。

对于疑诊莱姆病，而症状与体征均不足 1 个月的患者，应该做 IgG 和 IgM 的双重检测，然而疾病病程长时则只出现 IgG 阳性结果。如果患病后 1 个月，血清 IgM 单独阳性，则很可能是假阳性，这种情况见于其他感染性疾病（尤其是传染性单核细胞增多症以及其他螺旋体和蜱传播的感染）、类风湿关节炎（有或无类风湿因子）和 ANA 阳性相关性疾病（系统性红斑狼疮）。如果 ELISA 或免疫荧光检测结果是阴性，则不需再做进一步的检测。总之，双重检测对 EM 的敏感性在急性期为 29%~40%，在恢复期为 29%~78%；在神经、关节炎和其他晚期的莱姆病患者中，则大于 95%。

一种基于肽段的 ELISA 试剂盒现已投放市场，该方法用的是一种名为 C6（IR6）的 VIsE 蛋白的高度保守恒定区。C6 肽 ELISA 检测在莱姆病的各个时期都有高度的敏感性和特异性，尤其在莱姆病的早期十分有用。阳性或可疑阳性的结果，应该通过 IgM 和 IgG 免疫印迹确认。

在使用抗生素治疗之后，由全细胞 ELISA 或 C6 肽 ELISA（仅 IgG）检测到的抗伯氏疏螺旋体 IgM 和 IgG 含量通常缓慢下降，但其阳性结果可持续数年，故不推荐把重复血清学检测作为评估治疗效果的方法。

（二）脑脊液中抗伯氏疏螺旋体抗体的检测

在疑诊的神经疏螺旋体病患者，常常要通过检测 CSF 和血清中抗伯氏疏螺旋体 IgG 的比例来评估鞘内抗体的产生。在欧洲神经疏螺旋体病鞘内抗体的产生通常比在北美莱姆病更常见，这可能是由于在中枢神经系统感染中，B. garinii 比 B. burgdorferiss 更多见。在莱姆病治疗后，抗伯氏疏螺旋体抗体可持续存在于 CSF 中，因此不适合用于疗效的评估。

（三）聚合酶链反应（PCR）

PCR 已被用于检测多种临床标本中伯氏疏螺旋体 DNA，但其阳性率各异。临床上 PCR 最常用于莱姆病关节炎的诊断，PCR 检测伯氏疏螺旋体 DNA 的敏感性为 85%。而 PCR 检测 CSF 伯氏疏螺旋体 DNA 的敏感性较低（<40%），患者更常见的阳性指标是脑脊液淋巴细胞增多。尿液标本不推荐做 PCR，因为存在敏感性差异以及非伯氏疏螺旋体 DNA 靶点的非特异性放大。虽然目前已有某些商业实验室可提供血液或尿液标本中伯氏疏螺旋体 DNA 的 PCR 检测，但都未被正式批准。FDA 尚未批准用 PCR 技术检测患者标本中的伯氏疏螺旋体 DNA。

（四）莱姆病的其他检测

为了协助莱姆病的诊断，一些商业实验室提供了尿抗原检测、细胞壁缺陷型伯氏疏螺旋体的免疫荧光染色检测和淋巴细胞转化检测。这些实验的准确性和临床应用价值尚未得到充分的肯定，并且也遭到了疾病预防控制中心的反对。

（五）影像学诊断

影像学对诊断莱姆病所起的作用有限，因为缺乏确定诊断的特征性表现。有炎症的关节拍摄普通 X 线片所显示的变化与炎症性关节病一致，包括关节积液、滑膜肥厚、关节周围骨质疏松、软骨缺损、骨侵蚀和附着点钙化。有炎症的关节做 MRI 检查，可以证实 X 线的发现，并且能够显示伴发的肌炎和淋巴结肿大，对儿童患者而言，可能有助于鉴别莱姆病关节炎与化脓性关节炎。

神经疏螺旋体病患者的头颅和脊柱的 MRI 在 T_2 加权像能够显示与炎症性或脱髓鞘进程一致的局部结节性病灶或斑片状白质病灶。这些病灶通常在莱姆病治疗后即可消退，在某些情况下数年后消退。莱姆病后综合征患者的脑 MRI 和更敏感的液压转向复原技术检查显示，大约有 50% 的患者正常或显示非特异性小的白质损害。正电子发射断层扫描术和单光子发射型计算机断层成像术通常是正常的，或仅显示皮质下或皮质血流灌注不足的非特异性改变。

现已公布了莱姆病临床评估和治疗的最新指南。未经治疗的莱姆病的许多表现可自行消退，抗生素治疗的目的是加快症状和体征的消退，以及预防后期临床表现的发生。对于 EM、播散性 EM、单纯的面神经麻痹、轻度心脏炎（Ⅰ°房室传导阻滞）和关节炎，通常口服抗生素治疗即可。播散性感染和晚期莱姆病则需要较长疗程的抗生素治疗，与早期莱姆病相比，其症状消失的滞后时间通常更长。对于非妊娠的成人和 8 岁及以上的儿童患者，抗生素应选多西环素，因为其有可能对与早期莱姆病一起发生的嗜吞噬细胞无形体亦有效。阿莫西林和头孢呋辛酯也可用于治疗莱姆病的 EM、面神经麻痹和其他非神经表现。大环内酯类抗生素比其他抗生素效果差，仅适用于对多西环素、阿莫西林或头孢呋辛酯不能耐受的患者。第一代头孢菌素类对莱姆病的治疗无效。

明确的神经系统受累（不包括单纯的面神经麻痹）和有症状的心脏受累是静脉注射抗生素的两个主要指征。静脉应用 2~4 周的头孢曲松是首选的抗菌治疗方案，备选的抗生素是头孢噻肟或青霉素 G。然而越来越多的证据表明，口服多西环素吸收好，中枢神经系统穿透性高，对脑膜炎和神经根病有效。对有脑膜刺激征的颅神经麻痹患者建议做腰椎穿刺，因为 CSF 淋巴细胞增多是静脉用药治疗的一个指征。无症状性 CSF 淋巴细胞增多可出现于面神经麻痹，不是静脉用药治疗的指征。对于慢性神经病变不推荐重复治疗，除非存在复发的客观征象。

伴有心脏受累症状（胸痛、气短、晕厥）的患者或有明显传导系统病变（Ⅰ°房室传导阻滞伴 P-R 间期≥0.3 毫秒、Ⅱ°房室传导阻滞或Ⅲ°房室传导阻滞）的患者，应该住院进行心脏监护和静脉抗生素治疗，建议咨询心脏病科医生，必要时安装临时心脏起搏器。出院时可将静脉注射抗生素改为口服抗生素以完成抗生素的疗程。

对于关节炎，推荐应用多西环素或阿莫西林口服 1 个月，如果炎症在治疗 3 个月内未消退，再重复一次口服治疗过程。对于经 1 个月口服抗生素治疗后，仍有中重度关节肿胀的患者，可用头孢曲松静脉注射 2~4 周；尽管关节炎通常不需额外治疗，可以自行消退，但当炎症轻微时仍可以考虑再应用 1 个月的口服抗生素治疗。当关节液伯氏疏螺旋体 PCR 转为阴性时，延长抗生素的疗程不会带来更多的益处，在这种情况下，推荐应用非甾体消炎药和羟氯喹治疗抗生素不敏感的莱姆病关节炎。对极少数经缓解病情抗风湿药治疗无反应的患者，应用氨甲蝶呤和肿瘤坏死因子-α 抑制剂取得了成功。对大多数经药物治疗无效的患者，关节镜滑膜切除术可将其治愈。关节内注射糖皮质激素可能与更高比例的抗生素治疗无效有关，目前已极少应用。

（一）妊娠和莱姆病

对于妊娠和哺乳期的女性莱姆病患者，除多西环素以外，其他推荐给非妊娠期患者的治疗方案都可以使用。伯氏疏螺旋体的确可以母婴传播，但是与妊娠期的梅毒不同，无证据表明该病原体可引起先天性综合征。只要确保妊娠期患者应用推荐的莱姆病治疗方案，母亲的莱姆病感染就不会对胎儿造成伤害。

（二）预期结局

大多数莱姆病患者经过足够疗程的抗生素治疗后，疾病的所有症状和体征均可消退。大约15%经过治疗的莱姆病患者出现赫氏反应，即在抗生素治疗开始24~48小时内出现自限性的症状加重。在治疗的第一周内，极少数患者会出现疾病进展，即使出现新的EM或面神经麻痹，随着治疗的进行，这些表现也会逐渐改善。大多数莱姆病关节炎患者在经过1个月的抗生素治疗后关节炎症消退，少于10%的患者发展成抗生素不敏感的关节炎，尽管如此，其也能在4年之内消退。

治疗后莱姆病的疲乏和肌肉骨骼疼痛可持续数月，当患者诉有持续性疼痛和疲乏时，应该评估是否并发果氏巴贝虫或嗜吞噬细胞无形体的感染。有并发感染的患者，往往就诊时有更多的症状，与单纯的莱姆病相比，症状消退的更迟缓。客观的非进展性的体征，如面神经麻痹后的轻微面肌无力，可能是由不可逆的组织损伤所致，进一步的抗生素治疗似乎是无益的。

（曾思洁）

第三节　骨与关节的分枝杆菌感染

在美国和其他发达国家，如何识别骨骼肌肉系统的结核和其他分枝杆菌感染已经成为风湿病科医生的一个重要挑战。1999年前，大多数风湿病科医生整年都看不到一例分枝杆菌感染的病例。这种病例即使在学术中心也很少见，往往是在临床研讨会上作为一个不寻常的教学病例展现出来。

然而，1999年抗肿瘤坏死因子药物在美国上市并在临床常规应用后，风湿病学科医生发现结核病例数出现了难以估量的增加。幸运的是，皮肤结核菌素试验和其他方法的常规筛查使新发病例的数量明显减少，特别是潜在感染复发相关的病例。

在美国，21%的肺外结核病例与获得性免疫缺陷综合征有关。在发展中国家，HIV流行导致了并发骨关节结核分枝杆菌感染显著增加。这些病例的特征有：提示血行播散的多发病灶，进展迅速，多与肺部感染并存。在任何继发性肌肉骨骼结核分枝杆菌感染患者中，HIV检测应作为一个常规项目。自引入有效的抗反转录病毒治疗后，HIV患者并发结核和非结核分枝杆菌感染的发病率在美国已经显著下降。

尽管在发达国家非HIV感染人群中，结核分枝杆菌感染并不常见（在美国，一般人群的结核分枝杆菌感染率稳定下降），但在发展中国家仍然是一个重要问题。在发展中国家，结核仍然是灾难性疾病，每年出现900万新发病例和160万死亡病例。在世界范围内，结核病是仅次于HIV/AIDS的致死性感染性疾病。世界上每一秒钟都会有新发的结核分枝杆菌感染病例。全世界大约1/3的人口感染过结核，这就像一个病原体库，使结核病的全球控制复杂化。更令人担忧的是，极端耐药结核杆菌的出现。这些菌株对所有一线和大部分二线抗结核药物都耐药。在南非，一次XDR-TB的暴发感染导致了100%的病死率，患者诊断后的平均存活时间仅为16天。世界经济全球化正在增进发达国家和发展中国家人民之间的联系。新近从疫区进入美国的移民，形成了一个不断扩大的潜在性结核分枝杆菌感染的病原体库。

诊断肌肉骨骼分枝杆菌感染的挑战性不仅仅在于其少发。这种感染常常难以察觉，可能缺乏疼痛、发热、寒战等骨骼肌肉系统细菌感染的典型症状。另外，除非一开始就考虑到了结核感染，否则常规的培养技术将不能分离出病原体。由于没有提高对这种类型感染的警惕性，骨骼肌肉系统结核分枝杆菌的诊断经常被延误，并且这种现象将持续存在。

基于上述原因，21世纪的风湿病科医生需要了解一组在他们常规的医学训练中很少或没有经历的疾病。

一、临床分类

为了洞悉风湿病科医生在处理分枝杆菌感染过程中遇到的临床问题的全貌，可以将结核分枝杆菌感染分为不同类别来考虑。

（一）直接累及肌肉骨骼系统

肌肉与骨骼系统的分枝杆菌感染的典型表现为：骨骼、脊柱、周围关节局限性的慢性、无痛病变，当累及软组织时可产生局部的非特异性疼痛，常无肿胀。由组织直接转移引起的感染，损伤的程度往往比较轻微，或者在临床发病后很久才出现。诊断可能被延误数月甚至数年，部分原因在于早期症状轻微，常常被误认为是非感染性的，直到疾病进展和功能丧失才促使医生采用更积极的诊断措施。

全身症状通常轻微或不存在，实验室炎性指标往往正常。关节积液一般很少，即使获得了液体样本，也只提示非特异性炎性反应。虽然新型影像学技术可以用于发现较早期的病变和分辨结核病灶与其他感染或肿瘤，但影像学异常仍有可能较晚出现。典型的肺内或肺外表现并非总是存在。例如，不到50%的骨关节结核患者存在陈旧性和活动性肺部疾病的证据。TST和γ干扰素释放试验为病因学提供了线索，但其结果并非总是阳性，尤其是在免疫衰竭和免疫抑制的患者中。在大多数病例中，正确的诊断依赖于显微镜检查和受累组织培养去证实有感染原的存在。

在HIV感染病例中，分枝杆菌感染的诊断往往在确诊AIDS之前，并可导致AIDS的发现和确认。不典型的肺结核和肺外结核（多病灶的）很常见，在AIDS并发结核感染的病例中，60%～70%发生肺外结核，而肺外结核仅占所有结核患者的16%。

骨结核的临床类型包括脊柱炎、骨髓炎、外周关节感染和软组织脓肿。对230例未接受抗生素治疗的结核患者进行连续观察发现，5.2%有骨骼受累，其中60%侵犯脊柱。骨关节结核为血源性播散。最易感染的部位是脊柱和髋关节，其次为膝关节和腕关节，其他关节很少受累。肌肉骨骼结核的全身症状不常见，如果出现，提示其他器官感染了结核。脊柱结核引起的脊椎塌陷，起初有可能被误认为是较常见的骨质疏松导致的脊柱压缩性骨折。结核很少累及骨骼肌，但是对于扩大的肌肉损害，需要注意鉴别诊断。累及肌腱、转子囊、阔筋膜的散发病例显示，本病存在多种可能性。诊断需要活检和培养。影像学检查难以有效区分结核与肿瘤。

在非流行地区，骨结核通常发生在年老体弱的人群，大部分是位于中轴骨的孤立性溶骨病灶。骨结核与首次感染之间通常相隔很长时间，提示是先前的亚临床感染的再次活动。患者出现TST假阴性的几个原因包括长期应用糖皮质激素或并发其他消耗性疾病，如类风湿关节炎或慢性肾功能不全，从而导致抵抗力下降和TST无反应。由于对肺结核的药物治疗有效，非流行区域儿童的脊柱结核已经明显减少。

相反，在感染率高的地区，结核感染更多地发生在儿童和中青年人。这些患者中多灶性骨结核的发病率高，常累及肋骨、骨盆、椎骨附件、颈椎棘突、足和长骨骨干，他们的TST反应呈阳性。骨的感染来源于血源性播散，有时继发于其他肺外病灶。当发生在肺部时，典型的表现是粟粒型肺结核。骨的感染也可以来自感染的淋巴结，可以是局部直接扩散，也可以来自淋巴管引流。

1. 脊柱结核　脊柱是骨结核感染的主要部位，占所有骨结核的 50%～60%。在 HIV 阴性患者中，48%～67% 的病灶位于脊柱的下胸段和胸腰段，而在 HIV 阳性的患者中，腰椎最常受累。感染通常首先发生在邻近椎间盘的椎骨前方的软骨下方。骨变化的进程需要 2～5 个月，首先扩散到骨松质和骨皮质，而后穿过椎间盘扩散到邻近的椎骨。骨组织破坏可造成椎体塌陷，多发生于椎体前部，导致驼背畸形。孤立的神经弓受累和脊柱内脓肿也可发生。

椎旁脓肿起源于前纵韧带下感染的扩散。在胸椎，可以蔓延至胸膜腔和肺实质。在颈椎，可以出现在颈后三角或咽后间隙。在腰椎，冷脓肿特征性地造成腰大肌向外侧移位，沿其长轴分布，表现为位于腹股沟三角、臀肌或大腿上部内侧的占位性病变。对于个别病例，冷脓肿还可以不伴有明显的骨受累。

这种表现的特殊变异类型是韧带下结核，感染沿着纵韧带下方在脊柱上下蔓延，引起前侧椎体的多发性扇形病灶，而不累及椎间盘。这在颈椎更加常见。

脊柱结核的临床表现通常包括局部疼痛，常伴有低热、体重减轻、寒战和一些非特异性全身症状。不同的研究显示，1%～27% 的患者出现下肢轻瘫或截瘫。与化脓性和布鲁杆菌脊柱骨髓炎相比，脊柱结核更常表现为病程长、胸段受累、无发热、脊柱畸形、神经缺陷和椎旁或硬膜外肿块。结核性脊椎炎有时表现为慢性炎性背痛，类似典型的脊柱关节病。

骨活检标本的分枝杆菌菌落计数相对较低。腰大肌脓肿涂片和培养的阳性率只有 40%。在一组按照严格的临床和影像学标准诊断的患者中，73%～82% 的活检标本有相对应的组织学特征；其中 80%～95% 的培结果是阳性。鉴别诊断的范围很广，包括化脓性和真菌性骨髓炎、原发性和转移性肿瘤、结节病、多发性骨髓瘤和嗜酸性肉芽肿。

颈椎结核相对少见，在美国大约占肺外结核的 0.4%～1.2%。最常见的症状是颈部疼痛和僵硬，也可以出现声嘶、吞咽困难、斜颈、发热、厌食和神经系统症状。如果不能早期诊断，脊柱结核可以蔓延至脊髓。X 线片可以发现椎体前部特征性的溶骨现象，而椎体后部没有受累，还可发现驼背畸形、椎间盘累及和椎旁部分钙化的肿块。CT 和 MRI 有助于了解椎管内情况。咽后壁感染可以蔓延至颅颈连接处，甚至可能引起寰枢椎脱位和神经系统并发症。

骶髂关节结核占骨结核病例的 10%。所有单侧骶髂关节炎的病例都必须怀疑感染，尤其是结核感染特别是缺乏脊柱关节病的其他特点时。来自疫区和既往有结核病史者患结核的可能性更大。受累侧臀区疼痛是最主要的症状，常伴有患侧的下肢疼痛和神经根痛。体格检查可发现骶髂关节部位的压痛和触痛。骶髂关节影像学显示关节间隙变宽和侵蚀性病变。ESR 增快和贫血常见，典型的患者 TST 阳性。骶髂关节活检显示肉芽肿性组织学特征，或非特异性炎症，大多数病例的组织培养呈阳性。

10% 的患者出现非典型的脊柱病变，可能导致诊断和治疗的延误。单个椎体不典型的影像学表现包括椎体向心性塌陷、硬化灶和选择性椎弓和肋椎骨横突关节受累。多个椎体受累可以表现为连续性或跳跃性的病变。不典型的临床表现也可能是椎间盘突出、难治性背痛综合征、脊髓肿瘤或脑膜肉芽肿。

2. 结核性骨髓炎　骨损害多开始于病原体在骨髓的血源性种植。受累最多的是干骺端，且感染病灶可穿过生长板累及邻近的关节，这通常发生在疾病的晚期。骨损害为典型的破坏性改变。少见部位如耻骨联合、骶髂关节和肘关节的溶骨性损害可能被误诊为恶性肿瘤。骨髓炎可发生于以前受过创伤的骨和关节。

儿童和成人都可发生结核性骨髓炎。虽然任何骨骼都可以受累，但股骨和胫骨受累最常见。儿童患者也可发生指/趾炎。来自流行地区的一个大型病例研究报道，结核性骨髓炎占骨关节结核的 19% 和血源性骨髓炎的 15%。骨痛是最常见的表现，其次为局部肿痛。诊断延误时间平均为 28 个月。

多灶性骨关节结核是较少见的类型，但来自流行地区的多灶性骨破坏的患者都应该考虑结核感染。

为了明确骨关节结核的诊断，必须对受累部位进行组织活检。在 CT 上，软组织病变可见特征性的边缘强化。CT 还有助于进行经皮穿刺活检和脓肿穿刺引流。组织活检一般为肉芽肿性炎症。在一个有 121 例病例的研究中，活检组织病原菌培养阳性的占 33%，呈现肉芽肿性组织学特征的占 46%，两者同时存在的占 21%。大约 50% 的病例的 X 线可见周围有薄层硬化的空腔形成，有时空腔内可见骨碎片。由于临床表现不明显，骨骼受累的真实程度很难确定。虽然 ^{99m} 锝骨显像（^{99m}Tc）较常规 X 线检查敏感，但一些早期病例、无痛病例和严重破坏的病例会出现假阴性结果。超过 80% 的病例 TST 呈阳性反应。

化疗常常是有效的。少数病例需要接受外科清创术。在获得培养结果之前，应以组织学检查结果为基础开始治疗。在抗结核治疗前后，窦道分泌物的培养常可发现化脓性细菌，但一般考虑污染所致。病灶边缘硬化提示治愈。误诊为化脓性骨髓炎会导致不必要的手术和抗结核治疗被延误，引起感染扩散至关节内导致慢性残疾。

3. 化脓性关节炎　结核分枝杆菌的关节感染仅次于脊柱感染。典型类型是发生于大中关节的单关节炎，最常见的是髋和膝关节。其他常见的关节为骶髂关节、肩关节、肘关节、腕关节和跗骨关节。感染开始于滑膜，破坏性病变的进展较化脓性关节炎慢。假体关节的结核分枝杆菌感染已有报道，通常为潜在感染的复发。

关节结核常被误诊。在 1970 年至 1984 年，一组连续病例观察研究了关节结核的典型特征。在 23 例肌肉骨骼结核病例中，脊柱受累 9 例，髋关节受累 1 例，其余 13 例均为外周关节受累。大部分患者为 50 岁以上的男性。一般否认结核病病史和接触史。所有病例均诉有关节疼痛和肿胀。4 例患者有活动性肺结核的证据，2 例患者有无菌性脓尿，尿培养发现结核分枝杆菌。接受 TST 筛查的 10 例患者仅有 5 例为阳性反应。11 例患者的 X 线检查提示，7 例患者有侵蚀性关节炎改变，其他 4 例未见关节变化。诊断延误时间平均为 8 个月。

获得正确的诊断需要采取积极的措施，通常需要滑膜活检和培养。最初的检查经常引起误导，并可能导致误诊和漏诊。滑液分析的结果多种多样，不能帮助区分关节结核与其他关节炎和化脓性关节炎。在更多的情况下，细胞计数仅仅提示炎症，而不是化脓性关节炎，即使是中性粒细胞占优势。滑液抗酸染色发现病原体有助于确诊，但阳性率仅有 10%～20%。相比之下，滑液培养更容易获得阳性结果。影像学改变与其他化脓性关节炎相似，初为关节周围骨质丢失，进而发生骨边缘侵蚀和关节软骨破坏。

采用开放性活检技术，超过 90% 的病例可见肉芽肿性组织学特征和组织培养阳性。直接扩增试验在关节结核诊断中缺乏可应用的数据，但对可疑病例可获得早期诊断。单独的组织学检查不可靠，因为肉芽肿性滑膜炎也可见于非结核分枝杆菌感染、结节病、结节性红斑、布鲁菌病、克罗恩病和异体反应。如前所述，滑液抗酸染色涂片的诊断价值有限。结核性关节炎也见于儿童，有时见于疾病的早期阶段；滑液活检和培养被推荐用于儿童单关节炎和 TST 阳性的病例。

在类风湿关节炎并发化脓性关节炎时，应该考虑到结核的可能性，尽管这种情况在发达国家并不常见。相反，类风湿因子阳性可见于结核病，当存在有慢性单关节炎时易导致误诊。

（二）治疗风湿性疾病期间出现的结核病

由于接受免疫抑制药物的治疗，一些风湿性疾病患者的免疫功能失调。这种受损的免疫反应可诱发潜在的结核活动。TNF 在肉芽肿的形成和局限中具有关键作用，可促进对结核分枝杆菌的包裹。在抗 TNF 药物广泛使用前，类风湿关节炎患者中结核病的发生率大约为 6/10 万，尽管有人认为结核病在类风湿关节炎患者中的发病率高于普通人群。在一个大样本调查中，类风湿关节炎患者中估计与英夫利昔单抗治疗有关的结核病发病率超过 1 000/10 万人年。在美国，同期的比例为 52/10 万人年。依那西普诱发结核再发的风险低于英夫利昔单抗：接受依那西普治疗的类风湿关节炎患者结核病发病率为 10/10 万人年，而英夫利昔单抗为 41/10 万人年，该数据来源于美国食品和药品管理局。最近，英国和法国生物制剂使用的注册数据均显示，使用阿达木单抗和英夫利昔单抗发生结核感染的风险更高。新的 TNF 拮抗剂相关的数据资料较少，而且在同类第一代药物被批准使用后，广泛进行的治疗前筛查，使得药物间的比较变得更加复杂。TNF 特异性单克隆抗体在导致结核分枝杆菌肉芽肿扩散方面的作用强于 TNF 受体。无论如何，对任何一种 TNF 拮抗剂均应保持同样的警惕性。而且，对所有的该类药品均应假设会导致新的感染和潜在感染复发的风险增加。

其他生物制剂诱发结核复发的风险相对较低，因为其作用机制与细胞内微生物相关的宿主防御关系并不密切。动物研究提示，阿巴西普并不削弱小鼠对结核分枝杆菌感染的免疫反应，但该结果尚未在人类中获得确认。在临床试验中，接受阿巴西普和托珠单抗治疗的患者均为已通过 TST 预筛查排除阳性反应的患者，故难以进行直接对比。几乎没有证据提示 B 细胞在包裹结核分枝杆菌的过程中发挥主要作用，因此利妥昔单抗的说明书中没有建议行 TB 筛查。

潜在结核患者应用糖皮质激素也存在较大的风险。导致这种风险的原因很多，例如细胞免疫应答和单核细胞趋化及功能受损，包括单核细胞产生 TNF 的功能。最近英国的一项大样本病例对照研究发现，糖皮质激素的使用可使结核发病危险增加 5 倍。这种风险具有剂量依赖性，但也见于应用生理剂量的泼尼松（7.5mg/d）时。与抗 TNF 治疗类似，这种结核发病风险在治疗早期最大。最近法国的一项研究发现，每天给予 10mg 或更大剂量的泼尼松与结核病发病风险的增加有关，但剂量较小则无关。

抗 TNF 治疗诱发的结核活动通常发生于治疗的 6 个月之内，多表现为肺外结核。类风湿关节炎患者结核筛查记录的设立和使用肿瘤坏死因子（TNF）拮抗剂之前治疗潜在的结核，可使活动性结核的发病率降低 78%。为高危人群制订治疗潜在结核感染的策略，可以有效并安全地降低接受抗 TNF 治疗者发生活动性结核的可能性。确实，这提示该情况下发生活动性结核主要归咎于不完整的筛查计划。相反的是，一项包括 84 例 PPD 阳性且接受依那西普治疗的患者的单中心研究显示，有 78 例患者接受预防性治疗，其中 26 例没有进行完整的治疗，但在平均 2 年的随访中没有出现一例活动性结核的报道。虽然对潜在结核感染的筛查已经降低了活动性结核的发病率，但 TST 的假阴性降低了筛查效果。

对于需要接受抗 TNF 治疗而又伴有潜在结核感染的患者，其治疗方法尚未制订统一标准的方案。一些学者建议，对于 TST 阳性、但 X 线胸片正常且从未接受抗结核治疗的患者，在开始抗 TNF 药物治疗前，如果没有其他特殊原因，应先接受至少 1~2 个月的抗结核治疗，以确认他们可以耐受全疗程的抗潜在结核治疗。合适的方案包括 9 个月的异烟肼或 4 个月的利福平。发现有活动性结核的患者在考虑使用抗 TNF 药物前，应接受完整疗程的标准抗结核治疗。

虽然抗 TNF 治疗和糖皮质激素的应用是发生结核的特殊危险因素，但所有接受削弱细胞免疫的免疫抑制剂治疗的风湿病患者均应该考虑到这种风险的存在。老年人、营养不良者和来自结核病高流行率国家的患者应格外考虑到这种风险。

（三）抗结核治疗导致的风湿病

使用抗结核药物后可引起多种多样的风湿病表现。其中包括异烟肼和利福平引起的药物诱导性狼疮。与其他药物诱导性狼疮病例一样，这种狼疮与抗核抗体阳性和抗组蛋白抗体的存在相关。通常这些患者症状较轻，停止药物治疗后疾病可逆转。

已有应用氟喹诺酮类药物导致关节和肌腱病变的报道，特别是环丙沙星和左氧氟沙星。肌腱断裂（通常是跟腱）的风险在 50 岁以上者最大，而同时应用糖皮质激素可增加这种风险。

吡嗪酰胺干扰肾小管分泌尿酸，与成人的高尿酸血症和痛风的发生相关。

一些患者在开始抗结核治疗后病情出现恶化。这种病情变化可能是潜在疾病的复发，特别是发生在由于感染而停用免疫抑制药物时。症状包括发热、不适、体重减轻以及呼吸系统症状加重。这种反应的机制尚未完全明确，但已被归于免疫重建炎症综合征的范畴。这种反应更多见于 HIV 感染患者，也见于停用其他抗 TNF 治疗后使用英夫利昔单抗的患者。糖皮质激素能减轻这种反应。

（四）结核病的免疫反应现象

免疫反应现象的多样性与结核分枝杆菌感染有关。在临床实践中并不常见。

Poncet 病是一种无菌性多关节炎，见于结核活动时。虽然多个关节可被累及，但最常见于膝关节、踝关节和肘关节。其机制被认为与继发于少见感染的其他形式的反应性关节炎相似。绝大部分病例在结核得到良好处理后好转。已有治疗膀胱癌时使用卡介苗膀胱灌注后发生反应性关节炎的病例报道。其他已报道的与结核分枝杆菌感染有关的少见免疫反应模式包括结节红斑、硬红斑和淀粉样变（AA 型）。

二、诊断

（一）结核菌素皮肤试验（TST）

TST 也被称为纯化蛋白衍生物，已经应用近 1 个世纪，但仍是使用最广泛的结核分枝杆菌筛查试验。在开始抗 TNF 治疗前，已常规进行该项检测。TST 代表了来自结核分枝杆菌天然抗原的混合，但同时受到假阳性和假阴性的困扰。它不能区分潜在感染和活动性感染，且在严重的活动性结核中可能为阴性。糖皮质激素（≥15mg/d 泼尼松）可使结核菌素（PPD）试验检测潜在结核时呈阴性。老年人和营养不良者也可能不表现出阳性的 TST 结果。

假阳性结果同样可能发生于非结核分枝杆菌感染和以前接种过卡介苗的患者。在接种过卡介苗的患者中，随着时间的延长，PPD 阳性率会下降，但每个个体下降的速度可能有所不同。一些原因会影响可信度，包括接种卡介苗的次数和后来接受 PPD 试验的次数。一些患者在接种卡介苗（BCG）15 年后仍阳性。但是，20mm 或更大的 PPD 结果却很少是由 BCG 接种导致的。另外，在面对高危状况如开始抗 TNF 治疗时，假如硬结的直径在 5mm 左右，需要考虑潜在结核的可能。

风湿病科医生应认识到，TST 是一个重要但不完美的潜在结核分枝杆菌感染筛查工具，敏感性和特异性大约为 70%。TST 结果阴性不应该降低临床医师监测正在接受抗 TNF 治疗患者复发或新发结核的警觉，特别是在高危人群中。

（二）影像学检查

影像学的早期特征可能很少或没有。X 线胸片多是正常的，或不能显示结核的特征。常规 X 线片有助于确定骨破坏、病变范围和邻近的软组织损害方面的情况。MRI 对于确定早期病变更加有用，能帮助评价疾病的程度。锝和镓闪烁扫描也能帮助定位骨和软组织的病变，但疾病早期常出现假阴性结果。CT 有助于行细针穿刺组织检查。在中轴和外周骨骼的骨关节结核中，相对于粗针活检和手术活检，细针活检是一个更可行的方法，其好处在于无须全身麻醉。MRI 和 CT 均有助于治疗中的监测。

（三）培养

几乎所有种类的分枝杆菌均生长缓慢，其中结核分枝杆菌生长最慢。如果样本未置于特殊培养基中，其他细菌会先于结核分枝杆菌生长。在临床感染部位能找到的结核分枝杆菌数量很少，这使结核感染的确诊更加困难，同时也导致以抗酸染色法检测滑液和其他体液的阳性率很低（仅为10%~20%）。

相对于组织培养，滑液和其他体液的培养更少出现阳性结果。如果怀疑一个关节存在结核分枝杆菌感染，应进行滑膜活检。关节镜获取的组织培养阳性率高于针穿刺活组织检查。CT引导下穿刺活检对脊柱结核的病例不能提供有价值的信息。组织病理学特征可以为结核提供早期的假定诊断，包括干酪样变和非干酪样变的肉芽肿，这一点比培养结果更有优势，因为培养结果可能需要4~6周才能确定。

（四）进一步的诊断试验

1. γ-干扰素释放试验（IGRAs）　传统的PPD试验在敏感性和特异性以及明确潜在结核上存在局限性，这促使了以T细胞为基础的新型试验方法的发展。这种试验检测的是被特异性结核分枝杆菌抗原刺激后全血单核细胞的γ-干扰素的产量。γ-干扰素释放试验对潜在结核感染具有良好的敏感性和特异性，因此已经成为潜在结核的有效筛查试验。这些试验能为区别结核分枝杆菌与其他非分枝杆菌感染以及最近接种卡介苗者提供特别的帮助。它们还有可能避免TST试验中发生的操作失误，并且不需要患者返回以读取试验结果。IGRAs在一些中心已经取代TST而成为潜在结核感染的常规筛查。

在免疫介导炎症性疾病的患者中，使用抗TNF治疗之前应用IGRAs诊断潜在结核感染的作用尚未确定。但已有证据提示，在这些患者中，应用IGRAs筛查潜在结核感染比TSTs具有更好的敏感性和特异性。在不同的中心，依据检测精度不同，IGRAs的效力范围为1.2%~28.6%。总而言之，由于TSTs阳性率更低，IGRAs与TST的一致性较差。IGRAs阴性与TST阳性结果的不一致与之前的BCG接种有关，IGRAs阳性与TST阴性结果的不一致则与糖皮质激素的使用有关，提示前者为TST假阳性，而后者为TST假阴性。无论如何单独IGRAs阳性或TST阳性等不一致，结果并不足以说明此类患者需接受针对可能存在的潜在结核分枝杆菌感染的治疗。当TST结果阳性，而IGRA结果阴性时，则需要以临床提供证据排除潜在结核分枝杆菌的感染。如果只使用一种检测方法，最新分析发现，在接受抗TNF治疗前的筛查中，IGRAs的应用比TST的应用更有价值。

2. 核酸扩增　利用核酸扩增进行的分子诊断技术可能有助于诊断轻微分枝杆菌感染的患者，且能提供更快速的诊断结果。PCR抑制物的存在，特别是在肺外标本中，会导致假阴性结果。尽管拥有超过10年的使用历史，核酸扩增试验在诊断结核分枝杆菌中的作用仍然有争议。在检测肺外组织标本和临床上只是低度怀疑感染时，需要审慎对待其测试的结果。在一小组脊柱骨髓炎患者中，骨活检标本结核分枝杆菌感染的多重PCR检测达到90%的敏感性和100%的特异性，表明这项技术具有提供快速而准确的诊断价值。

三、治疗

骨和关节结核感染的治疗是一个复杂的动态过程。抗生素的选择和疾病进展的监测应当有感染科医师的共同参与。但是，风湿病专科医生应熟悉基本的处理原则。

累及肌肉骨骼系统的结核分枝杆菌感染的治疗采用与肺结核一样的联合化疗方案。肌肉骨骼结核的治疗疗程较肺部和其他肺外结核而言，前者需要更长的时间，这是由于药物在骨组织穿透力差和复发率高。

疾病预防控制中心（CDC）、美国胸科协会和美国感染性疾病协会联合发布的当前结核治疗指南推荐，除骨（6~9个月）和中枢神经系统（9~12个月）外，所有部位使用6个月疗程的治疗方案。利福平是允许短程治疗方案的关键性药物。

目前美国的结核治疗标准方案（所有肺部和肺外部位）包括四种药物联合［异烟肼（INH）、利福平、乙胺丁醇和吡嗪酰胺］的起始治疗，被称为IREZ治疗。一旦结核分枝杆菌被确认对INH敏感，乙胺丁醇可停药。吡嗪酰胺需给药2个月，而利福平和INH则应在整个治疗过程中持续应用。

那些对治疗反应较慢的患者应使用长程治疗方案。结核病的影像学特征甚至在治疗超过6个月后也不会有变化，因此治疗的反应主要以临床特征为依据，包括疼痛缓解、全身症状消退和活动性改善。复发和耐药菌感染的患者建议使用长程治疗方案。

外科手术很少用于骨关节结核的早期处理。除非是病情严重和进展性的患者，或脊柱后凸40°及以上者。多重耐药结核分枝杆菌感染者也是进行外科清创术的相对适应证。在足疗程的化疗后，患者仍有严重的关节破坏和活动受限时，可选择外科手术。

在成功的化疗后，可进行髋关节和膝关节的关节成形术，其效果通常较好。如果手术在感染后数年进行，且手术中获取的组织培养阴性时，假关节几乎不会出现感染复发；但是对于一个在足疗程的化疗后仍不能行动的患者来说，这是不切实际的。这种患者在手术过程中应持续抗结核治疗，并至少坚持至术后3个月。如果假关节出现结核复发，有时仅仅需要抗生素治疗。然而，在很多病例中，去除假关节对于完全消除感染是必要的。

逐渐增加的耐药型结核病发病率，使药物的合理选择复杂化。在美国，在大约7%的结核病菌株对INH具有原发性单药抗药性。只要能被鉴定，这种耐药菌株就不会对治疗结果产生实质性的影响。多重耐药结核是指对INH和利福平均耐药的菌株。过去10年间，美国的发病率相对稳定，小于1%。在世界其他地方，耐多药结构病（MDR-TB）的发病率在新发病例中超过6%，而在曾接受过治疗的患者中超过30%。MDR-TB的治疗较为复杂，常需要使用多种二线药物（常具有毒性），疗程18~24个月，甚至更长。XDR-TB指菌株对所有一线药物和至少三种二线药物均耐药。至少17个国家已有泛耐药结核（XDR-TB）的报道，其中哈萨克斯坦、伊朗和南非的发病率特别高。治疗XDR-TB的选择非常有限，出现治疗失败和死亡的概率很高。

未坚持完整的治疗是继发耐药的一个特别重要的危险因素，且复发后治疗时耐药的风险增加。为了减少感染的扩散和耐药性结核的发生率，应强烈主张直接督导治疗。

四、非结核分枝杆菌引起的骨关节感染

结核分枝杆菌在环境中广泛存在，包括在土壤、水和动物宿主中。它们通常不经人-人传播。感染这些病原体的病例报道越来越多。尽管这些病原体感染绝大部分发生于肺部，但在正常宿主，也可导致皮肤和软组织感染，儿童可能发展为局灶性淋巴结炎。骨关节的感染通常由病原体直接接种或由邻近组织感染扩散所致。钝伤已被确定为非结核分枝杆菌感染导致脊柱骨髓炎的一个危险因素。存在免疫抑制的宿主可能发生肌肉骨骼系统的非结核分枝杆菌感染，但这些感染的发生率明显低于结核分枝杆菌。与结核分枝杆菌相比，非结核分枝杆菌可能更多地导致腱鞘炎、滑膜炎和骨髓炎，而较少导致脊柱感染。尽管已知存在超过120种非结核分枝杆菌，但大多数肌肉骨骼系统的感染主要由海分枝杆菌、堪萨斯分枝杆菌和鸟型分枝杆菌（又名鸟分枝杆菌复合体，M. aviumcomplex，MAC）等引起，但嗜血分枝杆菌、龟分枝杆菌、蟾分枝杆菌的肌肉骨骼系统感染也有报道。

已报道的非结核分枝杆菌感染后肌肉骨骼系统病变有三种不同类型：腱鞘炎、滑膜炎和骨髓炎。腱鞘炎的典型表现为慢性单侧手和腕关节肿胀。滑膜炎的典型表现为膝关节、手和腕关节的慢性无痛性非对称性肿胀。已发现有一些种类的分枝杆菌与这些症状相关，而且从接受免疫抑制剂治疗的患者体内分离的分枝杆菌种类越来越多。除免疫抑制和直接接种等易患因素外，还包括环境接触和既往存在关节疾病。

非典型分枝杆菌的肌肉骨骼感染必须与结核分枝杆菌感染相鉴别，因此正确的诊断通常需要行组织活检和培养。如果能获得滑液标本，滑液呈典型的炎性表现；滑液的培养只有在符合分枝杆菌的培养要求时才有所帮助。从组织活检标本中检出抗酸杆菌和肉芽肿性炎症常可为微生物学的鉴定提供证据，但组织学特征并非总是显示肉芽肿形成。为了证实临床表现和组织学发现，有必要做分枝杆菌培养。直接扩增试验对于更快明确组织标本中分枝杆菌的种类可能有所帮助，但来自肌肉骨骼系统病例的数据有限。除分枝杆菌外，可导致肉芽肿性滑膜炎的其他病因包括真菌、布鲁菌病、结节病、炎性肠病和非金属异物。这些病例中有相当部分是由海分枝杆菌以外的其他非结核分枝杆菌引起。

MAC 已成为 HIV/AIDS 患者并发分枝杆菌感染的最常见病原体，这些患者更容易发生播散性疾病。幸运的是，随着有效的抗反转录病毒治疗和 MAC 预防措施的引入，HIV/AIDS 并发 MAC 的发病率已经明显下降。

结核分枝杆菌的分离具有显著的临床意义。相反，面对非结核分枝杆菌菌株时，临床医师必须判断其是否为污染、无意义的定植或疾病的病因。相关的指南已被证实对这方面有帮助：

1. 疾病应与一种或多种分枝杆菌感染相当的综合征相一致。

2. 应排除其他病因，如结核和真菌。

3. 分离出的分枝杆菌与人类疾病有关，当这种分枝杆菌一般不出现在周围环境污染中（堪萨斯杆菌、海分枝杆菌、猿猴分枝杆菌、苏加分枝杆菌、溃疡分枝杆菌），则最有意义。

4. 分离病原体的部位应是真正的感染部位，而非污染或定植部位（在骨标本、滑膜组织和滑液标本中获得病原体强烈支持感染，而呼吸道分离的病原体可能是污染或定植）。

5. 大量增殖提示严重感染。

6. 多次培养结果阳性提示严重感染。

由于实验室明确病原体和药物敏感测试可能需历时数周至数月，故最初的治疗应包括可覆盖结核分枝杆菌和其他分枝杆菌的多种药物。一种常见的经验性起始治疗方案是：针对结核分枝杆菌的标准 IREZ 治疗与克拉霉素联合治疗，直到最终培养结果出现。在治疗特殊病例时，特别是耐药菌的感染，感染部位的外科清创术可能具有重要作用。目前对最有效的药物依然存在争议，延长疗程经常是有必要的，且复发并不少见。与结核治疗一样，针对不同患者的个体化治疗，在非结核分枝杆菌感染的治疗中具有决定性作用。有效治疗的关键在于明确菌株的独特性及其对药物的敏感性。

五、风湿病治疗中出现的非结核分枝杆菌感染

暂无已发表的数据显示接受包括 MTX 在内的非生物制剂缓解病情抗风湿药时发生非结核分枝杆菌感染的风险。由于认识到转变治疗方案如糖皮质激素和生物治疗可能带来更大的风险，故中断或继续治疗均应依据个体化原则，并听取感染性疾病专家的意见。

在接受抗 TNF 治疗的患者中，应逐渐将非结核分枝杆菌考虑为重要的病原体感染。或许因为采用相关的筛查试验，目前在美国，这种感染的发生率是结核感染的 2 倍，最近一篇针对 Med Watch 数据库

所报道的 239 例非结核分枝杆菌感染病例的综述表明了这种感染的复杂性。绝大部分已报道的病例发生于患有类风湿关节炎的老年女性，这可能是由于类风湿关节炎并发非结核分枝杆菌感染在该组患者中较常见，同时大部分患者接受糖皮质激素和（或）MTX 治疗。据报道，在该组患者中存在多种不同病原体的混合感染，伴 MAC 感染是最常见的类型。与结核分枝杆菌感染类似，该组患者的患病风险与所有药物相关而非与某种特定药物相关，尽管其中以英夫利昔单抗所致的感染报道最多。肺外疾病是常见表现，通常见于所有的病原体。与结核分枝杆菌感染相似，应用英夫利昔单抗治疗后 MAC 存在相矛盾的治疗反应。虽然发生非典型分枝杆菌感染后停止抗 TNF 治疗是恰当的选择，但在治疗海分枝杆菌过程中安全地重新开始依那西普治疗亦有报道。

应用抗 TNF 治疗中对非结核分枝杆菌感染的风险管理已经成为挑战。虽然在治疗时进行筛查有助于降低结核分枝杆菌感染的风险，但目前尚没有方法用于筛查非典型分枝杆菌感染。由于这种感染更多见于患有肺疾病的个体，临床医师应考虑对类风湿关节炎并发支气管扩张的患者在应用抗 TNF 治疗前进行更严格的评估。尽管 CD4$^+$T 细胞数量低于 50 或更低的 HIV 阳性患者推荐进行 MAC 感染的预防，但目前对于抗 TNF 治疗中 MAC 感染的预防没有经验和指南可供参考。1 例表现类似于类风湿关节炎的海分枝杆菌感染的病例，在应用英夫利昔单抗治疗过程中出现了滑膜炎和皮下结节，进一步表明这些感染的复杂性。

（杨晓梅）

第四节 骨与关节的真菌感染

真菌感染是引起骨髓炎和关节炎相对少见但却十分重要的原因。可以引起骨髓炎的常见真菌病包括球孢子菌病、芽生菌病、隐球菌病、假丝酵母菌（念珠菌）病和孢子丝菌病。真菌性关节炎较少见，常与孢子丝菌病、隐球菌病、球孢子菌病、芽生菌病、假丝酵母菌（念珠菌）病相关，偶尔也与其他的真菌感染相关。本章中将讲述真菌感染的流行病学特征、肌肉骨骼的临床表现和治疗。

在某些病例中，深部真菌感染的流行病学特征和临床特征可能给诊断带来提示，但其潜在的症状常与其他非感染性疾病相似，可能会误导诊断。旅行和移民已经改变了真菌感染的地域分布特征。在使用免疫抑制剂的患者中，真菌感染可能会非常严重并很难控制；对于这些患者，主要的风险是播散性真菌感染。风湿病治疗中所使用的抗细胞因子药物及其他免疫抑制剂治疗，尤其是那些 TNF 靶向治疗，与播散性真菌感染相关，就像适应性免疫缺陷综合征（AIDS）、妊娠以及针对器官移植和恶性肿瘤的治疗一样。在一些病例中，风湿科医生需要认真考虑播散性真菌感染的诊断，而且在使用生物制剂之前评价其风险时也要慎重考虑这一点；播散性真菌感染可能会使关节炎的临床过程变得更为复杂。

通常可以通过组织学检查或相关组织培养来诊断真菌感染。改良后的组织活检技术使真菌诊断变得更容易，如果考虑有真菌感染的可能，应该做此种实验室检查。真菌感染的滑液白细胞计数和培养结果个体差异很大，有时会误导临床。血清学检测有助于真菌感染的诊断和分类。某些情况下能够进行血液和组织中真菌抗原和 DNA 的检测，但是这些方法的临床应用仍在研究之中。

一、球孢子菌病

在吸入土壤真菌粗球孢子菌的孢子后通常会导致原发性呼吸道疾病，也可导致自限性的急性肺炎，常伴随诸如关节痛、结节性红斑（溪谷热）等全身性表现，但其传染性常常不显著，而且罕有病例转化为慢性或播散性疾病。球孢子菌病是美国西南部和美洲中部和南部的地方病，但是因为旅游、来自污染物的感染和陈旧性感染的再活动，在非流行病地区诊断的病例数开始不断增加。当土壤被污染或在刮风的情况下，感染的病例数会增加。人与人之间的直接传播罕见。肺外感染是肺原发性病灶血源性播散引起的。骨和关节是感染播散的常见部位，尤其是对于免疫功能减弱的患者。

感染性膝关节炎较常见，一般是来自滑膜的直接感染。另一种关节感染是由邻近的骨髓炎（包括椎骨、腕、手、踝、足、骨盆和长骨）扩散引起的。其临床特征是：逐渐加重的疼痛和关节僵硬，但肿胀不明显，有早期的影像学改变。在一项队列研究中，57 例球孢子菌病患者中有 51 名仅有关节炎表现，其余 6 名有其他系统症状。

骨关节球孢子菌病误诊很常见，主要是由于首次感染后数月到数年才出现迟发性播散，以及临床症状不典型。诊断的标准包括：相应的临床表现、血清学依据、组织病理学检查和培养。在全身播散性感染出现之前的早期感染，常常可以通过沉淀素试验检测到 IgM 型球孢子菌素抗体阳性。对于大部分患者来讲，检测 IgG 抗体的补体结合试验的血清学效价在一定范围内可以提示播散性疾病，并且在有效治疗后明显下降。在感染及免疫抑制患者中，早期的球孢子菌血清学检测可能为阴性。一种特异的针对尿中球孢子菌半乳甘露聚糖抗原的酶免疫测定法（EIA）有助于重症球孢子菌感染的诊断。常通过活检样本证实有肉芽肿性滑膜炎和典型的小球体而确诊，部分病例可以通过阳性的培养结果和直接扩增试验来明确诊断。滑液中的白细胞计数并非必要的，可能淋巴细胞占优势。滑液培养的阳性率较低；滑膜组织的培养或许更有助于诊断。放射性核素骨扫描有助于确定感染部位。

对于早期诊断的滑膜炎，单纯的抗真菌治疗即可，起始治疗一般口服氮二烯五环类抗真菌药物，通常为氟康唑及伊曲康唑。两性霉素 B 为推荐的可选择的治疗药物，尤其是损伤可能迅速恶化及特别关键部位的感染，例如脊髓炎。已经证实脂质体两性霉素 B 与普通的脱氧胆酸两性霉素 B 相比，具有较小的肾毒性以及输注相关不良反应，而且对传统的两性霉素 B 耐药的病例可以给予剂量较高的脂质体两性霉素 B，但这些尚无正式的临床试验研究。对于更为广泛的播散性感染或关键部位的感染，如脊柱，以及对于高风险的患者，抗真菌治疗方案的选择以及疗程比较复杂。倾向于外科手术的因素为：大脓肿，脓肿进行性增大或破坏性损害，死骨形成的存在，脊柱的不稳定性或关键器官组织的创伤（例如受硬膜外脓肿压迫的脊髓）。长期氟康唑预防性治疗可以减少免疫抑制患者再复发的风险。

球孢子菌滑膜炎也可发生于免疫复合物介导的炎症过程中，典型的是多关节炎，这使原发性肺部病变和播散性疾病更为复杂。它伴有发热、结节红斑或多形红斑、嗜酸性粒细胞增多和肺门淋巴结肿大，可在 2~4 周内消退。

二、芽生菌病

芽生菌病由皮炎芽生菌引起，在美国的中北和南部地区流行。感染通常导致散发和群发的肺部疾患，原因是接触被病原体污染的腐烂木屑的泥土和灰尘。除了病原体接触史外，患者没有任何独特或易感的特征。临床表现包括：高热和其他全身症状，肺部和皮肤的受累，其病死率相当高。白细胞增高及红细胞沉降率加快很常见。骨痛、局部肿胀、软组织脓肿是骨关节疾病最常见的表现，血源性播散很常见；皮肤病变和骨关节病变更常发生。25%~60% 的播散性病例发生骨病变，3%~5% 出现关节炎。在一项 45 例骨骼芽生菌病的研究中，41 例发生骨髓炎，12 例发生脓毒症性关节炎。最常累及的骨是长骨、椎骨和肋骨（图 9-1）。

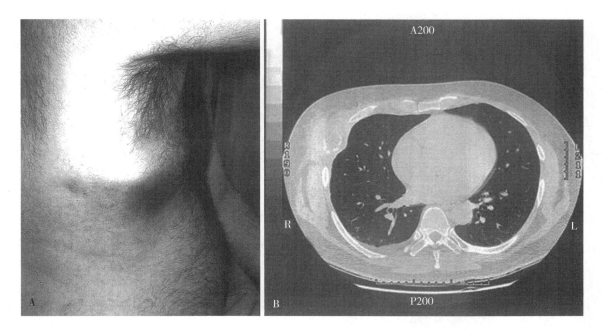

图 9-1　A. 肋骨和胸廓的芽生菌病骨髓炎；B. CT 表现：原发于血液的感染可以传播至骨骼

　　在芽生菌病中出现的关节炎是单关节炎，最容易发生关节炎的部位是膝关节、踝关节和肘关节，偶尔为多关节受累。仅在一小部分病例中，关节感染仅仅累及骨骼；关节影像学通常表现为穿凿样骨病变（图 9-2A）。滑液一般为化脓性的，与培养一样，显微镜检查可以明显发现病原体。滑膜的组织病理检查表现为上皮样肉芽肿，伴出芽酵母形成（图 9-2B）。通常也可以通过受累的非关节部位病理检查做出诊断。尿液抗原检测非常敏感，但是在其他的流行性真菌感染患者中可能会出现假阳性。对于中重度到重度芽生菌病患者，推荐应用两性霉素 B 治疗 1~2 周或病情明显改善后口服伊曲康唑至少 12 个月。对于轻度到中度病例，建议口服伊曲康唑 12 个月。在患者治疗至少 2 周后应检测伊曲康唑血药浓度，以确保适当的药物浓度。

图 9-2　芽生菌病关节感染；A. X 线照片通常显示骨的穿凿样改变；B. 滑膜病理学检查示伴有发芽酵母菌的上皮样肉芽肿

三、隐球菌病

隐球菌病的病原体是新型隐球菌。后者在生物界普遍存在，可以在鸽粪中找到。隐球菌病与热带的一种桉树有关，另外还与温哥华岛、加拿大周围以及美国的西北部疾病暴发有关。它是仅与细胞介导的宿主防御缺陷有关的常见病原体，包括 HIV 感染、移植、淋巴网状内皮系统恶性肿瘤、赘生物、接受肿瘤坏死因子-α 抑制剂及糖皮质激素治疗的患者。

隐球菌病临床表现各异，疾病初期肺部受累常见，但有时可通过血行播散到很多不同的部位，包括中枢神经系统和皮肤。虽然骨的感染常见，但是造成溶骨病变的仅占 5%～10%。关节累及的报道很罕见。骨的病变需要与转移性肿瘤鉴别（图 9-3）。

图 9-3　隐球菌病。散在的溶骨灶伴周边硬化，在某些部位，可以见到骨膜反应（箭头所示）。此病中，骨隆突受累并不罕见，如跟骨；后期的表现类似与其他真菌病（尤其是球孢子菌病）和肿瘤

据报道，隐球菌关节炎中 60% 是无痛性单关节炎，其余为多关节炎。其中膝关节是最常受累的关节。有腱鞘炎合并腕管综合征的个案报道。在 AIDS 出现之前，报道的几例患者大部分是影像学证实的关节周围的骨髓炎。这些患者都是青年人，没有消耗性疾病，也没有播散的证据，仅 50% 有肺部病变。滑膜组织表现为急性或慢性滑膜炎、多核巨细胞和明显的肉芽肿形成以及特殊染色下大量的出芽隐球菌。近期有大量关于免疫抑制的患者出现播散感染的病例报道。值得一提的是，骨关节的隐球菌感染与结节病有关，虽然目前还不清楚这个相关性是结节病本身还是由于应用免疫抑制剂治疗所致。血清隐球菌抗原检测非常敏感，部分原因是因为骨关节感染为血源性播散导致。治疗方案根据感染的解剖学部位和宿主的免疫状态而定，两性霉素 B 和氟康唑疗效比较好。严重隐球菌感染的病例，常在开始的 2~4 周用 5-氟胞嘧啶联合两性霉素 B 或氟康唑作为诱导治疗。

四、假丝酵母菌（念珠菌）病

假丝酵母菌（念珠菌）是广泛存在的酵母菌。白假丝酵母菌（白色念珠菌）是人类的正常寄生菌，其他种类的假丝酵母菌可以在非动物环境中生存，例如土壤。从 20 世纪 40 年代开始应用抗生素起，由于免疫抑制剂和胃肠外营养的普遍应用，皮肤黏膜和深部器官的假丝酵母菌感染发病率正在逐渐增加。虽然很少有骨髓炎的报道，但在儿童和成人中，它是血源性播散的一个潜在的严重并发症。假丝酵母菌感染也可发生在外科手术和假丝酵母菌污染的海洛因注射过程中，通过直接的组织接触也可发生假丝酵母菌感染。在两性霉素 B 成功治疗其他部位的感染后可以出现骨的感染。感染通常位于两个相邻的椎体之间或位于单独的长骨。外科手术的接触可能发生胸骨、脊柱、下颌骨的感染。少部分患者可以累及多个部位。全关节置换术后也可发生假关节的假丝酵母菌感染。

骨关节假丝酵母菌感染在临床上表现为局部疼痛，其他症状和实验室异常在个体中差别较大。有症状部位的影像学检查常可以发现骨髓炎的骨变化。开放性或穿刺针活检可获得病变的骨组织，通过组织培养可以发现各种假丝酵母菌而得到正确的诊断。用唑类（如氟康唑、伊曲康唑、伏立康唑、泊沙康唑）、棘球白素类（如卡泊芬净、米卡芬净、阿尼芬净）或两性霉素 B 治疗可能有效。菌种鉴定及药物敏感试验有助于抗真菌治疗药物的选择。例如，光滑假丝酵母菌通常对唑类抗真菌药及两性霉素敏感性差，但是对棘球白素类敏感。克鲁斯假丝酵母菌对唑类抗真菌药耐药，对两性霉素敏感性差，但是对棘球白素类抗真菌药物敏感。葡萄牙假丝酵母菌对两性霉素耐药，近平滑假丝酵母菌对棘球白素类敏感性差。外科清创术的应用必须个体化，单药治疗椎体受累但无神经并发症的假丝酵母菌感染是有效的。

假丝酵母菌（念珠菌）病不是单关节炎的常见病因。虽然已有报道化脓性关节炎是由于其他类型的假丝酵母菌感染引起，但白色假丝酵母菌是最常见的病原体，有报道其常累及膝关节，发生在多灶性关节外假丝酵母菌感染的前后，常伴有全身症状，儿童和成人都可以发生。易感因素包括胃肠道和肺部疾患、麻醉剂成瘾、白细胞减少、免疫抑制剂治疗（包括 TNF 抑制剂）、应用广谱抗生素和糖皮质激素。一些患者既往有关节炎病史，在关节腔穿刺后发生感染。影像学检查可以发现绝大多数病例同时存在骨髓炎。滑液白细胞计数差别较大，所有患者的滑液中都可以培养出假丝酵母菌属，但涂片检查不一定能够发现。滑膜的病理学检查表现为非特异的慢性炎症，而不是肉芽肿。

五、孢子丝菌病

孢子丝菌病是申克孢子丝菌感染引起，它是一种广泛存在于土壤和植物中的腐生菌。通过皮肤接触在人类传播，极少数通过呼吸道吸入传播。它通常在热带和亚热带工作的劳动者之间传播。最常见的感染部位是皮肤和淋巴管，但也可以由肺部播散到中枢神经系统、眼、骨骼和关节。在具有免疫功能的宿主中，典型的感染是单一部位的感染，而在免疫缺陷的宿主中，包括在接受抗细胞因子治疗的患者中，可以出现多发性病灶。

与相对常见的皮肤感染相比，关节孢子丝菌病少见。在一项队列研究中，84%的病例没有皮肤感染，提示感染途径是通过肺部。孢子丝菌病常发生在患有可使宿主抵抗力发生改变的慢性疾患人群中，例如酒精中毒、骨髓增生异常。孢子丝菌病关节炎大多是无痛性的，可表现为单关节炎或多关节炎。常受累的关节有膝、手、腕、肘和肩关节。手、腕关节受累是其与其他真菌性关节炎的不同之处。关节感染有扩散到软组织形成窦道的倾向，全身症状少见。

影像学改变多种多样，从邻近关节的骨质减少到常见的穿凿样骨病变。滑液通常呈炎症性改变。滑膜炎的总体特征是破坏性的血管翳形成；其显微镜下特征为：肉芽肿性病理学改变或少数非特异性炎症。在病变的组织中很难发现病原体，常通过关节液或感染组织的阳性培养结果进行诊断。室温孵育有助于菌丝S期的生长。血清学检查对孢子丝菌病的诊断没有意义。在一小部分病例中，孢子丝菌病播散可能导致一种潜在的致命性感染，其特征性表现是：低热、体重下降、贫血、溶骨病变、关节炎、皮肤病变、眼部和中枢神经系统受累。这种病例发生在免疫抑制的患者中，如血液系统恶性肿瘤或HIV感染患者。

报道44例孢子丝菌病患者中，关节清创术与大剂量静脉注射两性霉素B的联合治疗的效果是最理想的（11例治疗患者全部治愈），而单独使用两性霉素的疗效稍差（19例治疗患者中14例治愈）。最近已有研究证实，伊曲康唑对大多数患者初始治疗是有效的。伊曲康唑治疗无效和多部位感染可以选择两性霉素B。相反，氟康唑对骨关节孢子丝菌病的治疗效果不佳。对罹患AIDS的患者需长期使用伊曲康唑治疗。

六、曲霉菌病

曲霉菌无处不在，但是免疫功能正常的人很少感染。对于免疫抑制的儿童和成人，曲霉菌侵袭性感染却是一种致命的并发症。感染可以从肺部直接扩散到邻近的椎体、椎间盘和肋骨（多为儿童），或通过血液扩散（图9-4）。伴有相邻骨髓炎的单关节炎也有报道，膝关节受累最为常见。在感染的组织中可以发现病原体（图9-4B）。已有研究证实，酶免疫分析法（EIA）检测半乳甘露聚糖可以作为侵袭性曲霉菌病的标志物，另外（1→3）-β-D-葡聚糖测定同样可以提示侵袭性真菌感染。采用外科清创术和抗真菌药物联合治疗的方案一直存在质疑。对于侵袭性曲霉菌病，伏立康唑优于两性霉素B，是目前推荐的首选治疗。采用脂质体两性霉素B、泊沙康唑、卡泊芬净和米卡芬净对上述治疗无效病例的补救治疗有效。目前尚未有研究证实联合治疗优于单药治疗。

七、组织胞浆菌病

荚膜组织胞浆菌是一种可以导致地方病的土壤寄生菌，流行地区为美国的中西和东南地区。组织胞浆菌的骨关节感染少见，但有膝关节、腕关节和踝关节感染的报道。包括应用TNF拮抗剂后处于免疫抑制状态的成人和儿童易患播散性的组织胞浆菌病，临床上可能与结节病、结核和反应性炎性疾病混淆。此病的诊断依赖于适当的真菌染色、培养方法、抗原检测和血清学抗体试验。有个案报道强调人工假体真菌性关节炎的发生率很低。更常见的组织胞浆菌骨关节炎的表现是一种伴有急性肺部感染的高敏综合征，它的特征是自限性多关节炎、结节红斑和多形红斑。伊曲康唑联合脂质体两性霉素B是治疗严重感染的首选药物，而伊曲康唑用于治疗一般的组织胞浆菌感染。

图9-4　曲霉菌病所致椎骨的骨髓炎和椎间盘炎；A. 曲霉菌可以从肺直接播散或血源性播散到邻近的椎骨、椎间盘和肋骨（儿童更常见）；B. 感染组织中可以发现典型的病原体

八、足放线菌病

　　足放线菌是存在于环境中的真菌，可存在于免疫功能正常和免疫功能抑制的宿主中。在皮肤接触后可以导致病灶的侵入性和播散性感染。芽生足放线菌常累及骨和软骨，导致化脓性关节炎和骨髓炎。外科治疗和抗真菌治疗很难消除感染，病原体对两性霉素 B 耐药。有病例报道，单用伏立康唑或伏立康唑联合特比萘芬能有效控制感染。

九、真菌感染的治疗

　　在过去的几十年里，抗真菌化学药物治疗已经得到了明显改进，最初是两性霉素 B 的引入，后来是包括氟胞嘧啶、酮康唑、氟康唑和伊曲康唑等口服抗真菌药物的发展。近期的进展包括比两性霉素 B 毒性小的脂质体两性霉素 B 以及两性霉素 B 脂质体复合物的出现。目前已经证实，广谱抗真菌药伏立康唑和泊沙康唑是广谱唑类抗真菌药，对曲霉菌病和毛霉菌病的治疗效果较好。现在有另一类可选择的新的抗真菌药——棘球白素类（卡泊芬净、米卡芬净和阿尼芬净）可以用来治疗曲霉菌病和假丝酵母菌感染。有些综述报道了详细的治疗指南。在正确选择药物和疗程方面，临床医生必须考虑到感染的病原体疾病的临床表现、患者的免疫状态、耐药情况、药物的不良反应、治疗的直接和间接费用。由于感染患者可能同时存在接受抗移植排斥治疗、免疫紊乱、恶性肿瘤或 AIDS 而免疫系统防御能力下降的情况，治疗变得更为复杂。

　　伊曲康唑是地方性真菌病（芽生菌病、组织胞浆菌病和孢子丝菌病）的首选治疗。推荐的负荷剂量是 200mg，每日 3 次，连用 3 天，之后每日 200~400mg。伊曲康唑的吸收是不可预知的，需要测定血液中伊曲康唑的浓度以保证充分的药物疗效。伊曲康唑的吸收需要胃酸，所以给药的同时应避免使用质子泵抑制剂、H_2 受体拮抗剂等药物所致的胃内酸度下降。治疗疗程至少 6 个月，部分病例可能需要治疗 1 年。对于隐球菌病，氟康唑是推荐的氮二烯五环类抗真菌药物。脑膜受累和威胁生命的感染首选两性霉素 B。

十、抗风湿病治疗可继发真菌感染

许多与骨关节疾病相关的同种真菌感染可导致接受抗风湿治疗的患者感染，特别是接受生物制剂治疗的患者。真菌感染的动物模型提示，TNF 在宿主防御反应中起着重要的作用，这些病原体包括曲霉菌、假丝酵母菌（念珠菌）、隐球菌、球孢子菌和孢子丝菌。

在美国的西南部球孢子菌感染流行地区，已有接受 TNF 拮抗剂治疗后出现球孢子菌感染的病例报道。在一项已经发表的最大的报道中，13 例中有 12 例是发生于英夫利昔单抗治疗后，1 例发生于依那西普治疗后。这些病例中 2 例表现为新发感染而不是疾病复发。在同一个医疗中心，英夫利昔单抗治疗与其他抗风湿治疗相比，球孢子菌感染的相对危险度为 5.23。在所有病例中，球孢子菌感染无其他已知的危险因素，包括糖尿病、妊娠、HIV 感染。也有报道，球孢子菌感染发生于非流行病地区，推测可能与病原菌暴露有关。

在美国中部密西西比河谷区域球孢子菌感染流行地区，也有接受 TNF 拮抗剂治疗后发生播散性感染的报道，应用英夫利昔单抗后球孢子菌感染发生率高于其他生物制剂治疗。目前原因不明，可能的原因包括英夫利昔单抗独有的作用机制、接受该药治疗的患者较多、联合其他免疫抑制剂治疗，或者上述某几种因素的同时存在。在大多数病例中，发生于 TNF 拮抗剂治疗后的组织胞浆菌病感染的患者，都曾接受过另外的免疫抑制剂治疗。患者的典型表现为：咳嗽、呼吸困难、发热、全身不适，可能会快速进展为严重疾病。92%播散性组织胞浆菌病患者的尿液中可检出组织胞浆菌抗原，而且该检测有助于快速诊断。暴露于组织胞浆菌可导致无症状潜伏性感染，然而，这就很难确定到底是继发于有症状性感染疾病复发还是有新发感染。TNF 拮抗剂治疗后隐球菌肺部感染和播散性感染均有报道，也有曲霉菌、假丝酵母菌、足放线菌、孢子丝菌感染的报道。

目前尚未有阿巴西普或利妥昔单抗治疗后真菌感染的报道，是否与这些药物风险较低有关，还是与接受这类药物治疗的患者较少有关，还需要进一步观察。

卡氏肺囊虫肺炎（PCP）是由一种最初分类为原虫的真菌（卡氏肺囊虫）感染引起。PCP 是一种与 HIV 感染相同的机会性感染，有报道发生于一些接受抗风湿治疗后的患者，如接受环磷酰胺及小剂量 MTX，通常联合糖皮质激素治疗的患者。有意思的是，日本报道 PCP 与小剂量氨甲蝶呤治疗有着特殊的关系，无症状肺囊虫病发生率在老年人中高达 18.8%，该作者提出 PCR 检测可能鉴定治疗过程中高风险 PCP 携带者。包括利妥昔单抗及 TNF 拮抗剂的生物制剂的应用与 PCP 的发生有关，PCP 表现为发热、干咳和喘息。接受免疫抑制剂治疗的患者临床表现比 HIV 感染的患者病情更严重。病原体可以在 HIV 患者痰中检出，但在风湿病患者中很少检出。PCR 方法检测出卡氏肺囊虫 DNA 可以做出诊断。血清中升高的 β-D-葡聚糖（一种常见的真菌细胞壁成分）也有助于诊断。一项 21 例的病例研究证实，接受英夫利昔单抗治疗的患者中，年龄较大、既往有肺部疾病史、大剂量糖皮质激素治疗，以及血清白蛋白和 IgG 偏低是患 PCP 的潜在危险因素。PCP 胸部 X 线片表现为弥漫性浸润影，CT 扫描表现为磨玻璃影（图 9-5、图 9-6）；胸部 X 线片表现很难将其与 MTX 性肺炎鉴别，治疗方案包括外源性辅助供氧，以及甲氧苄啶/磺胺甲噁唑（TMP/SMX）或喷他脒羟乙磺酸盐治疗。在 HIV 合并 PCP 的患者中，大剂量激素常常用于辅助治疗，而采用免疫抑制剂治疗的研究较少。

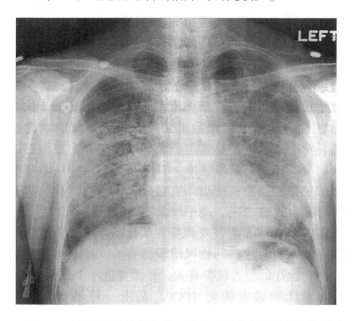

图 9-5　卡氏肺囊虫肺炎胸部 X 线表现为弥漫间质性浸润影

图 9-6　卡氏肺囊虫肺炎胸部 CT 扫描表现为磨玻璃样模糊影

　　PCP 感染也与接受非生物制剂的免疫抑制治疗有关，特别是应用环磷酰胺治疗系统性红斑狼疮、血管炎以及其他自身免疫性疾病时，也有发生 PCP 的风险，尽管风险较低。在最近的一项回顾性研究中，分析了 76 156 例接受环磷酰胺治疗的系统性红斑狼疮患者，发生 PCP 的风险为 15.88 例/1 0 000 例患者，即 0.158%。潜在危险因素包括大剂量糖皮质激素的应用、淋巴细胞数减少（特别是 CD4 淋巴细胞计数减少）、肾疾病以及高疾病活动度。肺部受累的血管炎患者 PCP 风险是增高的，这类患者以及系统性红斑狼疮肺部受累发生 PCP 的诊断均比较困难。遗憾的是，目前还没有关于自身免疫性疾病 PCP 预防的公开指南，也没有这种情况下明确的护理标准指导意见。最近关于血管炎的临床研究常把 PCP 的预防作为方案的一部分，建议用它来做护理的指南。近期针对美国风湿病学家的两项调查，发现常规处方预防性抗生素的比例分别仅是 50.4% 和 69.5%。专业的风湿病医生以及刚毕业的医学生更偏向使用预防性治疗药物。TMP/SMX 似乎比氨苯砜或雾化吸入喷他脒更有效，尽管它们能明显增加狼疮患者磺胺过敏的风险。除了肺囊虫，对于真菌感染的预防性治疗目前还没有统一的标准或建议。

　　鉴于接受生物制剂治疗有发生真菌感染的风险，慎重选择患者很重要。有真菌感染史以及明显有病原体接触史的患者，只有在可选择的治疗无效或不能耐受时，才考虑应用生物制剂。接受生物制剂治疗过程中尽可能地减少暴露于感染源［例如：避免暴露于被组织胞浆菌污染的老旧建筑里（拆除、修建、清洁），以及鸡舍、鸟舍、木屋或洞穴（洞穴探险）］，还应避免暴露于球孢子菌流行区域的户外灰尘。迄今为止，还没有筛选潜在感染及预防性治疗的实践经验。暴露于球孢子菌的患者血清中 IgG 和 IgM 抗体滴度可能会升高，抗体滴度在最初暴露后的 3~6 个月是正常的，然而，这些检验不适合识别远期感染。迟发型超敏反应试验可能有助于较长时间的感染的诊断，但是这个试验在美国尚未普遍应用。此外，在这种情况下绝大多数球孢子菌感染表现为急性感染而不是疾病再发。胸部影像学表现为钙化性肉芽肿及先前的组织胞浆菌感染，但这是非特异性表现。在日本，对接受 MTX 治疗的无症状卡氏肺囊虫携带者，建议 TMP/SMX 治疗至 PCR 试验正常，可以减少发生肺炎的风险。缺乏有效的筛选试验使得早期识别感染和制订治疗方案很困难。

（杨晓梅）

第十章

脊柱关节炎

脊柱关节病是一组具有共同的特定临床表现并与遗传基因相关的重叠的疾病。这组疾病包括强直性脊柱炎、反应性关节炎、银屑病关节炎及脊柱炎、肠病性关节炎及脊柱炎、幼年起病的脊柱关节炎和未分化脊柱关节炎。这些疾病临床表现和遗传倾向的相似性提示这组疾病有着共同的发病机制。

第一节 强直性脊柱炎

强直性脊柱炎（AS）是一种原因不明的炎症性疾病，主要累及中轴骨和外周关节，关节外结构也可受累。常在10多岁或20多岁起病；男女患病比例在2：1~3：1。"中轴型脊柱关节炎"一词，常用来描述不能满足AS诊断标准的早期或轻型的脊柱关节炎。

一、流行病学

AS与人类组织相容性抗原B27显著相关，在世界范围内都以大致相似的比例发生在B27阳性人群中。在北美白种人中，B27的阳性率为70/0，而在AS患者中B27的阳性率为90%，但HLA-B27与疾病的严重程度无关。

人群调查显示，1%~6%的遗传了B27的成年人会患有AS，相反，在AS患者B27（+）的一级成年亲属中AS的患病率是10%~30%。同卵双胞胎中共同发病率为65%。AS的患病易感性在很大程度上是由遗传因素决定的，而HLA-B27在遗传因素中占50%的分量。与HLA相关联的其他基因也对AS发病的易感性起一定的作用。全基因组单核苷酸多态性分析已确定在编码ERAP1（染色体Sq15）和IL-23R基因（染色体1p31.3）上存在其他的AS易感的等位基因。编码TNFSF15、TNFSFIA、STAT3、ANTXR2和ILLR2的基因和至少6个其他染色体区域也与AS发病的易感性相关。

二、病理学

AS中轴骨的炎症位置是常规活检所不能达到的部位，因此很难通过外科手段来进行活检。因此，我们对中轴骨组织病理学的了解绝大多数来自较为晚期的患者。骶髂关节炎常是AS患者最早的病理表现，也可出现滑膜炎、血管翳、黏液状骨髓、软骨下肉芽组织形成、骨髓水肿、附着点炎、软骨分化。巨噬细胞、T细胞、破骨细胞广泛存在。最终被破坏的关节边缘逐渐被纤维软骨替代，然后发生骨化，关节间隙完全消失。

在脊柱的盘状软骨纤维环和椎骨缘连接处有炎性肉芽组织。外纤维环被侵蚀，最终被骨所替代，形成韧带骨赘的起始部位，然后骨赘持续地软骨内骨化，最终在相邻椎体间形成骨桥。这个过程的上行性进展导致放射学上的"竹节样脊柱"。脊柱的其他病变包括广泛的骨质疏松、椎间盘边缘的椎体侵蚀、"椎体方形变"，椎间盘-骨边界的炎症和破坏。骨突关节的炎症性关节炎常见，伴血管翳造成的软骨侵蚀，随后常出现骨性强直。疾病早期脊柱和近端股骨骨密度减低。

AS 患者的外周滑膜炎表现为明显的血管增多、滑膜衬里层增生、淋巴细胞浸润和血管翳形成。常见软骨下肉芽肿增生导致的中央软骨侵蚀。

AS 和其他 SpA 的特征性损伤是发生在纤维软骨附着点处的炎症，这一区域是肌腱、韧带或关节囊附着于骨的地方，在中轴和外周关节都可出现这种炎症。附着点炎与相邻的骨髓出现的明显水肿相关，以最终发展为骨化的骨侵蚀为特征。

三、发病机制

AS 的发病机制被认为是免疫介导的，但没有自身免疫参与发病的直接证据。关于疾病起始的主要部位尚不清楚。目前的共识是 AS 的疾病过程开始于关节软骨、韧带和其他与骨相连的部位。疾病对肿瘤坏死因子 α 受体拮抗剂戏剧般的反应提示，这一细胞因子在 AS 免疫发病机制中起重要作用。

发生炎症的骶髂关节被 CD4⁺、CD8⁺T 细胞和巨噬细胞所浸润，并显示有高水平的 TNF-α，特别是在疾病的早期。在更晚一些的病变中发现有大量的转化生长因子 β（TGF-β）。AS 和其他脊柱关节炎的外周滑膜炎以中性粒细胞、表达 CD68 和 CD163 的巨噬细胞、CD4⁺ 和 CD8⁺ 的 T 细胞和 B 细胞浸润为特征性表现。细胞间黏附分子 1（ICAM-1）、血管细胞黏附分子 1（VCAM-1）、基质金属蛋白酶 3（MMP-3）和髓相关蛋白 8 和 14（MRP-8 和 MRP-14）染色很明显。与风湿关节炎的滑膜不同的是，没有发现瓜氨酸化的蛋白和软骨 gp39 肽主要组织相容性复合体（MHC3）的表达。虽然与反应性关节炎和炎症肠病的重叠提示肠道细菌可能在发病中起重要作用，但是目前还没有发现触发疾病的特殊事件或外源性物质。最近附着点的微损伤触发固有免疫受到普遍重视。基因流行病学研究和 B27 转基因小鼠可以自发地出现关节炎和脊柱炎的研究发现，为 B27 在发病机制中起直接作用提供了有力证据。但是，B27 在发病中的作用仍未得到彻底揭示。因为没有 CD8⁺T 细胞的 B27 小鼠仍可出现关节炎和脊柱炎，那么经典的将肽抗原呈递给 CD8⁺T 细胞就可能不是主要的疾病发病机制。但是，AS 与强烈影响 MHC Ⅰ类肽功能基团表达的 ERAP1 的关联仅见于 B27+的患者，提示与 B27 相结合的肽段是非常重要的。B27 重链有非常强的异常折叠倾向，这种异常折叠过程是致炎的。人类的遗传和功能研究提示，自然杀伤细胞（NK）在 AS 的发病中起一定作用，可能是通过与 B27 发生相互作用来参与发病的。研究一致发现，有发生 SpA 倾向的 B27 大鼠的树突细胞功能是有缺陷的，但在人体是否是这样，还没有进行深入研究。

四、临床表现

常在青少年后期或成年的早期首次出现能够引起注意的疾病症状。5% 的患者在 40 岁后出现症状。最初的症状常是隐匿出现的钝痛，感觉在下腰或臀区深部，伴随下背部持续数小时的下腰部晨僵，晨僵活动后改善，休息后再次出现僵硬。在起病的最初几个月内，疼痛常为双侧持续性疼痛。夜间疼痛加重常迫使患者起床活动。

在一些患者中，骨触痛（认为这是附着点炎或骨炎的反应）可伴有背痛或僵硬，而在另一些患者中，这可能是最突出的主诉。常见部位，包括肋胸骨交界处、棘突、髂嵴、大转子、坐骨结节、胫骨粗隆及足跟。25%~35%的患者会出现髋和肩（"根"关节）关节炎。严重的孤立性髋关节炎或胸骨痛也可以是一些患者的首发症状。除髋和肩关节炎的外周关节炎，通常表现为非对称性的，可发生在高达30%的患者。由于颈椎受累造成的颈痛和僵硬常是相对晚期的表现，但有时也是最主要的症状。偶有患者，特别是年龄较大的患者，突出的表现是全身症状。

发展中国家AS常在幼年起病。这些患者的外周关节炎和附着点炎常很突出，在青少年后期才出现中轴症状。

最初的体格检查反映了炎症病变过程。最特征性的查体发现，有脊柱活动度消失，腰椎前屈、侧屈和伸展运动及胸廓扩张运动受限。运动受限常与骨强直的程度不成比例，反映了存在继发于疼痛和炎症的肌肉痉挛。可以在直接按压或挤压骶髂关节时引出该关节的疼痛。此外，在触诊有症状的骨压痛部位和痉挛的椎突旁肌时常会出现触痛。

改良的Schober试验对检查腰椎屈曲情况很有帮助。让患者挺直站立，足跟并拢，在腰骶交界处（在双侧髂后上棘之间水平线位置）和以上10cm处做标记。然后让患者膝盖伸直，向前最大限度地弯腰，测量两个标记之间的距离。两个标记之间的距离≥5cm为活动度正常，两个标记之间的距离<4cm为活动度减低。测量男性第4肋间隙或女性乳房下位置在最大吸气和最大用力呼气之间的差别来测量胸廓的扩张度，测量时患者手放于头上或头后。正常的胸廓扩张度为≥5cm。

髋或肩关节受累时常存在其活动受限或疼痛。应该强调的是，在轻症患者的早期，症状可能很轻微且是非特异的，体格检查可能完全正常。

疾病的病程变异非常大，从轻度晨僵、放射学正常，到脊柱完全融合、严重的双髋关节炎，伴有严重外周关节炎和关节外表现不等。在疾病早期疼痛呈现持续存在的倾向，然后表现为间断出现疼痛，加重期和静止期交替出现。在典型的、严重的未治疗病例中，脊柱炎可进展到骨赘形成，患者姿势发生特征性的改变，出现腰椎前突消失、臀肌萎缩及明显的胸脊后突。可能会出现颈部向前屈曲或髋部屈曲挛缩，伴膝关节代偿性屈曲。疾病的进展可以通过患者身高降低、胸廓扩张度和脊柱屈曲受限，以及枕墙距来做出临床估计。偶尔可以遇到已经出现严重畸形，但从来没有明显症状的患者。

关于预测疾病进展和功能预后的影响因素方面几乎没有共识。在一些但非所有研究中，青少年起病的AS和早期髋关节受累与预后差相关。虽然有些证据表明，女性的孤立的颈椎强直和外周关节炎发病率是增加的，但是女性AS患者较少发展为全脊柱强直。

在工业化国家，外周关节炎（髋和肩的远端）见于约50%的AS患者，常为晚期表现，然而在发展中国家，患病率要高得多。妊娠对AS的影响不一致，各有约1/3的妊娠患者妊娠期间分别会出现症状改善、不变或加重。吸烟与不良预后相关。

脊柱疾病最严重的并发症是脊柱骨折，即使很轻的创伤也能使僵直的骨质疏松的脊柱发生骨折。最常发生骨折的部位是低位颈椎。这些骨折常导致脊柱错位引起脊髓损伤。最近的一项研究提示在患者的有生之年，发生骨折的风险>10%。骨折通过椎体和椎间盘连接处和邻近的神经弓，被称为假关节，最常出现在胸腰椎，引起不能确定来源的局部持续性疼痛和（或）神经功能异常。胸椎楔形变也很常见，与明显的脊柱后突相关。

最常见的关节外表现是急性前葡萄膜炎，见于40%的患者，可先于脊柱炎出现。典型发作是单侧，引起眼部疼痛、畏光及泪液分泌增加。这些症状易复发，通常是在对侧眼复发。白内障和继发性青光眼是一种并非少见的后遗症。60%以上的患者有结肠或回肠炎症。结肠和回肠炎症通常无症状，但5%~

10%的 AS 患者可出现完全的炎症性肠病（IBD）。约 10%满足 AS 分类标准的患者有银屑病。一小部分患者会出现主动脉瓣关闭不全，有时会引起充血性心力衰竭，偶尔发生在脊柱疾病的早期，但常出现在病程较长的患者中。三度房室传导阻滞可单独或与主动脉瓣关闭不全同时发生。亚临床肺部损伤和心功能异常相对常见。马尾综合征和上肺叶纤维化是晚期的罕见并发症。腹膜后纤维化是罕见的伴发症。有报道 AS 患者中前列腺炎的患病率是增加的。

几个已被验证的评估疾病活动度和功能预后的方法在 AS 的研究和治疗中已被广泛应用，特别是评估疾病活动度的方法 Bath 强直性脊柱炎疾病活动度评分，一种评估日常生活活动能力受限的指标——Bath 强直性脊柱炎功能指数，以及几个评估放射学改变的方法。尽管疾病持续存在，绝大多数患者仍能从事有一定收入的工作。一些有关 AS 患者存活的研究显示，与普通人群相比，AS 患者的生存期是缩短的。AS 的主要死亡原因在很大程度上是由于脊柱创伤、主动脉瓣关闭不全、呼吸衰竭、淀粉样肾病或治疗的并发症，如上消化道出血引起的。肿瘤坏死因子拮抗剂治疗对预后和死亡率的影响目前仍不清楚，但是有证据表明肿瘤坏死因子拮抗剂治疗可显著提高工作能力。

五、辅助检查

（一）实验室检查

在多数人中，80%~90%的 AS 患者 HLA-B27 是阳性的。血沉（ESR）和 C 反应蛋白（CRP）常并非总是升高的，可能会出现轻度贫血。病情严重的患者可能有碱性磷酸酶水平升高，血清 IgA 水平升高常见。除非合并有其他疾病，否则大部分患者的类风湿因子、抗瓜氨酸肽抗体（CCP）和抗核抗体都是阴性，但是在肿瘤坏死因子拮抗剂治疗过程中可以出现抗核抗体（ANA）。AS 患者的外周关节的滑液是非特异性炎症性的。在胸廓运动受限的患者，肺活量减低和功能残气量增加常见，但气流是正常的，常能很好地维持通气功能。

（二）放射学检查

放射学可证实，AS 患者最终会出现骶髂关节炎。标准放射学最早的改变是软骨下骨皮质边缘模糊，随后出现侵蚀和硬化。侵蚀的进展导致关节间隙的"假性增宽"；由于纤维化和接着发生的骨性强直占上风，造成关节间隙消失。病变的改变和进展通常是对称的。

在腰椎，疾病的进展导致由于脊柱前突引起的腰椎变直及由于受侵蚀椎体前角的骨炎和随后发生的骨侵蚀引起的反应性硬化，导致一个或多个椎体"方形变"或者"桶样变"。进行性骨化最终导致边缘韧带骨赘形成，在 X 线片中可见相邻椎体前侧和外侧连接而成的骨桥。

很多患者是在数年后 X 线片上才出现明显的骶髂关节炎，因此 MRI 在 AS 诊断上的应用越来越广泛。动态脂肪饱和 MRI 显像是显示活动性骶髂关节炎的最好手段，如快速自旋回波 T_2 加权像序列或高分辨短时间反转恢复序列，或 T_1 加权强化对比成像。这些技术比传统放射技术在发现早期关节内炎症、软骨改变和骶髂关节炎骨髓水肿的敏感性更高。这些技术在评估急性和慢性脊柱改变方面也具有很高的敏感性。

股骨颈和腰椎的骨密度降低可以通过双能 X 线吸光测定法来检测。通过使用 L_3 椎体的外侧定位投射可以避免因脊柱骨化造成的假性数值增高。

六、诊断

在发展为不可逆畸形之前对早期 AS 做出诊断很重要。要达到这个目标尚存在以下挑战：①背痛非常常见，而 AS 并不常见。②早期的疑诊有赖于相当专业经验的临床判断。③早期 AS 的年轻患者常不愿意就医。广泛用于诊断的修订的纽约标准是基于出现明确的放射学骶髂关节炎的，对于早期或轻症患者太不敏感。国际脊柱关节炎评估工作组（ASAS）提出了中轴型脊柱关节炎的新标准（表 10-1）。这一标准适用于年龄<45 岁的、出现 3 个月以上背痛的患者。动态 MRI 是明确的骶髂关节炎活动性炎症与老标准中明确的放射学骶髂关节炎，对于诊断有同等重要的地位。

表 10-1　中轴型脊柱关节病的 ASAS 分类标准（患者背痛≥3 个月且年龄<45 岁）

影像学示骶髂关节炎加≥1 项 SpA 特征	或 HLA-B27 阳性加≥2 项其他 SpA 特征
骶髂关节炎影像	SpA 临床特征
·磁共振上活动（急性）炎症高度提示 SpA 相关骶髂关节炎[b] 和（或） ·改良纽约标准中的骶髂关节炎[c]	·炎性背痛[d] ·关节炎[e] ·附着点炎（足跟）[f] ·前葡萄膜炎[g] ·指炎[e] ·银屑病[e] ·克罗恩病或溃疡性结肠炎[e] ·对非甾体抗炎药反应好[h] ·SpA 家族史[i] ·HLA-B27 阳性 ·CRP 升高[j]

注：a，敏感性 83%，特异性 84%。仅有影像提示（骶髂关节炎）敏感性 66% 和特异性 97%；

b，磁共振增强 T，加权像或 STIR 像中骨髓水肿和（或）骨炎；

c，双侧≥2 级，单侧 3 级或 4 级；

d，见正文中的标准；

e，过去或现在由内科医师诊断；

f，过去或现在跟腱或足底筋膜疼痛或压痛；

g，过去或现在由眼科医师诊断；

h，应用足量非甾体抗炎药 24~48 小时，疼痛明显缓解；

i，第一级或第二级亲属患强直性脊柱炎（AS）、银屑病、葡萄膜炎、反应性关节炎（ReA）或炎性肠病（IBD）；

j，除外其他原因所致 C 反应蛋白（CRP）升高。

必须与很多更为常见的能引起下背痛的疾病相鉴别。要成为诊断中轴型 SpA 的炎性背痛的诊断标准，持续 3 个月以上的慢性背痛需要有以下 4 个方面或以上的特征：①起病年龄<40 岁。②隐匿起病。③活动后改善。④休息后无改善。⑤夜间痛，起床活动后缓解。其他炎性背痛的常见特点还有晨僵>30 分钟、后半夜背痛痛醒、交替性臀区痛。在做出临床诊断时，以上这些特点都要相加。引起背痛最常见的原因除了 AS 外，主要是机械性或退行性原因，而不是炎症性的，不具备上述这些特点。

其他导致背痛的较少见的代谢性、感染性和恶性原因也必须和 AS 相鉴别，包括感染性的脊柱炎、脊柱椎间盘炎、骶髂关节炎和原位或转移瘤。褐黄病能引起在临床和放射学上与 AS 相类似的表现。椎旁韧带的钙化和骨化见于弥漫性特发性骨肥厚（DISH），DISH 见于中年和老年人，常没有症状。韧带钙化在椎体前部形成"流蜡形"表现。椎间盘间隙存在，骶髂关节和脊柱骨突关节正常，有助于鉴别 DISH、脊柱炎和 AS。

七、治疗

AS 的治疗方案，均应包括功能锻炼以保持姿势和关节活动度。非甾体消炎药是 AS 药物治疗的一线用药。这些药物可以减轻很多 AS 患者的疼痛和压痛，增强活动能力。有证据证明，每日服用 NSAIDs 治疗也可以减缓放射学进展。但是，很多 AS 患者即使使用了 NSAIDs 治疗也会持续存在症状，出现畸形。自 2000 年开始，有报道表明，AS 和其他脊柱关节炎患者 TNF-α 拮抗剂的治疗出现神奇的疗效。使用英夫利昔单抗（人/鼠嵌合抗 TNF-α 单克隆抗体）、依那西普（可溶性 TNF-αp75 受体-IgG 融合蛋白）、阿达木单抗或戈利木单抗（人源抗 TNF-α 单克隆抗体）治疗的 AS 患者，临床和实验室活动度相关的指标都出现快速、显著、持续地降低。即使是在疾病病程长的和甚至脊柱完全强直的患者，疾病活动性和功能的主观及客观指标都有显著改善，这些指标包括晨僵、疼痛、脊柱活动度、外周关节肿胀、CRP 和红细胞沉降率（ESR）。MRI 研究显示，骨髓水肿、附着点炎和骶髂关节、脊柱和外周关节积液都明显吸收。在有关这四种药物的大规模的随机对照研究和许多开放标签的临床研究中都得到了相似的结果。约 50% 的患者可以达到 BASDAI 减少 50% 以上。这种治疗反应随着时间的推移也可保持稳定，部分或完全缓解非常常见。早在开始治疗 24 周后就可以检测到骨密度增加。有证据证明，TNF-α 抑制剂不能阻止骨赘形成，但是骨赘形成的临床意义尚不清楚。观察性研究发现，TNF-α 是通过上调 DKK-1 抑制骨形成的，但是 DKK-1 是促进成骨细胞的 Wnt 信号通路中的负性调节剂，根据这些研究提出了相关的机制。AS 患者血清 DKK-1 水平异常降低，也会因 TNF 抑制剂治疗而被抑制。

AS 患者治疗时使用的药物剂量与 RA 相似。英夫利昔单抗采用静脉输注，3~5mg/kg，2 周后重复给药，再 6 周后给药，然后每 8 周给药 1 次。依那昔普是皮下注射，每周 50mg。阿达木单抗是皮下注射，每 2 周 40mg。戈利木单抗是皮下注射，每 4 周 50mg 或 100mg。

虽然到目前为止，这些强效免疫抑制药还是相对安全的，但是以下 7 种不良反应也不少见：①严重感染，包括播散性结核。②血液学异常，如全血细胞减少。③脱髓鞘病变。④充血性心力衰竭加重。⑤系统性红斑狼疮相关自身抗体和临床表现。⑥过敏反应或注射部位的局部反应。⑦严重的肝损伤。在治疗 5 年的 AS 患者中，恶性肿瘤发病率无增加。

由于这些药物价格昂贵、有潜在的严重不良反应和长期影响的不确定性，这些药物的应用应该严格限制在诊断明确的、且疾病活动的患者，并且至少接受了两种不同的 NSAIDs 治疗仍不能获得充分缓解的患者。在开始 TNF-α 抑制剂治疗之前，所有患者都应检测结核反应，检测结果>5mm 的患者都应该进行抗结核治疗。禁忌证包括活动性感染或有感染的风险高或恶性肿瘤以及有系统性红斑狼疮、多发性硬化，或相关自身免疫性疾病的病史。妊娠和哺乳是相对禁忌证。持续治疗 12 周以后是否需要继续治疗，取决于 BASDAI 是否能够减少 50% 以上，或绝对值减少≥10 分中的 2 分，和专家的意见是否支持继续使用。每日 2~3g 柳氮磺吡啶对治疗以外周关节为主的 AS 患者的疗效一般。对于外周关节受累为主的 AS 患者，在使用任何一种 TNF-α 抑制剂之前都应该先使用柳氮磺吡啶治疗。MTX 虽然被广泛应用，但是对治疗 AS 时没有看到好的疗效，同样，金制剂或口服糖皮质激素的治疗作用也未得到证实。有报道沙利度胺治疗 AS 可能有效，每日剂量为 200mg，沙利度胺可能是通过抑制 TNF-α 来起效的。

AS 患者最常见的手术指征是严重的髋关节关节炎，全髋关节置换术能缓解疼痛和关节僵硬。极少数患者能够从外科纠正脊柱的过度屈曲畸形或寰枢椎半脱位中受益。

葡萄膜炎发作常可通过局部糖皮质激素联合散瞳剂得到有效控制，但是一些患者可能需要全身使用糖皮质激素、免疫抑制药或 TNF-α 抑制药治疗。TNF-α 抑制药可减少 AS 患者葡萄膜炎的发作次数，但是一些患者在使用 TNF 抑制药后仍会出现新的发作，特别是依那西普。

共存的心脏疾病可能需要置入起搏器和（或）置换主动脉瓣。目前中轴骨骨质疏松的处理同原发性骨质疏松，因为目前还没有专门针对 AS 的资料。

（方兴刚）

第二节 反应性关节炎

反应性关节炎（ReA）指体内其他部位的感染伴发的急性非化脓性关节炎。近年来，反应性关节炎一词主要是指肠道或泌尿生殖道感染后发生的脊柱关节炎。

有其他形式的与 B27 无关的其他类型的反应性和感染相关的关节炎，临床特征不同于脊柱关节炎，包括莱姆病和风湿热。

急性关节炎与腹泻或尿道炎发作的相关性已经被认识几个世纪了。在第一次和第二次世界大战期间，大量的病例使大家的注意力都集中在关节炎、尿道炎和结膜炎三联症上，常伴黏膜损伤。

证实能够诱发临床综合征的细菌类型和发现很多患者具有 B27 抗原使 ReA 的概念统一为在遗传学上易感宿主被特殊病原体诱发的临床综合征。多种细菌，如志贺菌、沙门菌、耶尔森菌或弯曲菌属引起的肠道感染，沙眼衣原体引起的生殖道感染，以及其他病原体都可以触发相似的临床表现谱。关节炎、尿道炎和结膜炎三联症代表的只是 ReA 临床表现谱的一小部分。在本章中，ReA 一词仅限于指那些至少有相关前驱感染证据的脊柱关节病。有 ReA 临床表现但缺乏前驱感染证据的患者被认为患有未分化脊柱关节炎，将会在下面讨论。

一、流行病学

在 ReA 与 HLA-B27 相关的首次报道之后，大多数在医院里进行的研究中发现志贺菌、耶尔森菌或衣原体是触发感染的病原体，60%~85% 的患者 B27 检测是阳性的，而沙门菌和弯曲杆菌触发的 ReA 患病率较低。在近期基于社区或一般人群的流行病学研究中，ReA 患者的 B27 检测阳性率常低于 50%。最常见的年龄范围是 18~40 岁，但 5 岁以上的儿童和老年人也会出现 ReA。

肠道感染后的 ReA 性别比将近 1：1，而性病获得性 ReA 主要见于男性。由于不同人群中触发感染的患病率和遗传易感因素的不同，很难获得 ReA 的总患病率和发病率。有报道斯堪的纳维亚的发病率是（10~28）：100 000。而在非洲的撒哈拉以南地区几乎以前是不知道有脊柱关节病的。然而，随着 AIDS 的流行，ReA 和其他外周型脊柱关节病现在已成为非洲最常见的风湿性疾病，这些疾病是与 B27 无关的，因为这些地区非常罕见有 B27 阳性。在非洲 HIV 感染相关的脊柱关节炎常发生在疾病 I 期（按照 WHO 世界卫生组织的分类）的患者。常是感染的首发表现，并常随着病情的进展而缓解。相反，西方白种人患有 SpA 和 HIV 感染者通常是 B27 阳性，随着 AIDS 的进展而出现关节炎发作。

二、病理学

滑膜病理表现与其他的 SpA 相似。附着点炎表现为纤维软骨的血管增多和巨噬细胞浸润。性病后 ReA 患者的结肠和回肠中偶尔会能发现有显微镜下组织病理学炎症的证据，但比肠病后 ReA 少见得多。与性病获得性 ReA 相关的主要皮肤病变是脓溢性皮肤角化病，在组织学上与银屑病的皮损无法区别。

三、病因学和发病机制

在四种志贺菌，宋内志贺菌、鲍氏志贺菌、弗氏志贺菌、志贺痢疾杆菌中，弗氏志贺菌最易触发 ReA，散发和流行均有。

其他已明确能触发 ReA 的细菌包括几种沙门菌属，如小肠结肠炎耶尔森菌、假结核菌、空肠弯曲杆菌和沙眼衣原体。还有证据表明其他几种微生物也可触发 ReA，包括难辨梭状芽孢杆菌、大肠弯曲杆菌、某些产毒大肠埃希菌，可能还有解脲支原体和生殖支原体。肺炎支原体引起的肺部感染也可能会触发 ReA。也有很多在其他细菌、病毒或寄生虫感染后出现急性关节炎的个案报道，甚至有出现在膀胱癌患者卡介苗治疗后发生 ReA 的报道。

目前仍不明确是否这些微生物在感染后都以同样的发病机制引发 ReA，也没有上述任何一种已知的能够触发 ReA 的细菌引起发病的机制被完全阐明。大多数触发的微生物能够产生脂多糖（LPS），都具有能攻击黏膜表面的能力，从而侵入宿主细胞并在细胞内存活。已证明在急性感染后来自衣原体、耶尔森菌、沙门菌和志贺菌的抗原可以在 ReA 患者的滑膜和（或）滑液白细胞中长期存在。在小肠结肠炎耶尔森菌触发的 ReA 中，触发感染后数年在外周血细胞中还可以找到细菌 LPS 和热休克蛋白抗原。在 ReA 患者的滑膜组织中可以检测到耶尔森菌 DNA、沙眼衣原体 DNA 和 RNA，提示有活的微生物存在，尽管从这些标本中始终未能培养出微生物。然而这些发现的特异性还不清楚，在其他风湿性疾病的滑膜中也发现有细菌染色体 DNA，已在 ReA 患者滑膜中发现有多种细菌中广泛存在的 16SrRNA。在几个更老的研究中，有报道发现滑膜内存在有针对诱发微生物抗原发生反应的特异性 T 细胞，主要是以 TH，或 T 调节表型的 CD4$^+$T 细胞为特征。更多的近期研究表明在 ReA 滑液中发现有高水平的 IL-17，但是其来源并不明确。HLA-B27 似乎与更严重的慢性 ReA 相关，但其致病作用仍有待确定。HLA-B27 的存在明显延长了细胞内小肠结肠炎耶尔森菌和肠炎沙门菌在人和鼠细胞系中的存活时间。细胞内细菌的存活延长，在 B27 或其他因子，或两者共同的促进下，使受感染的白细胞从最初感染部位进入关节，在关节内固有和（或）获得免疫对持续存在的细菌抗原的反应促发了关节炎。

四、临床表现

ReA 的临床的表现构成了一个疾病谱，从孤立的、一过性单关节炎或附着点炎到严重的多系统疾病。通过详细的病史常可发现反应性疾病症状开始前 1~4 周的前驱感染。然而，在少部分患者，找不到前驱感染的临床或实验室证据。在假定为性病获得性反应性疾病的患者中，常有近期有新的性伴侣的病史，即使没有感染的实验室证据。

全身症状常见，包括乏力、不适、发热和体重减轻。肌肉骨骼症状常急性出现。关节炎常是不对称的且逐渐增多，在几天到 1~2 周的时间内会出现新的关节受累。下肢的关节，特别是膝、踝、髁下、跖趾和趾间关节，是最常受累的部位，但腕和指关节也可受累。关节炎疼痛常很明显，这些关节出现明显的积液也并不少见，特别是在膝关节。在没有支撑的情况下患者通常无法行走。指炎或"腊肠指"，是指单一手指或趾的弥漫性肿胀，是 ReA 和其他外周脊柱关节病的特殊表现，但在多关节痛风和结节病中也能见到。肌炎和筋膜炎是特别有特征性的病变，引起多个附着点疼痛（附着点炎），特别是跟腱、足底筋膜及沿着中轴骨的附着点。脊柱和下背痛很常见，可能是由附着点炎症、肌痉挛、急性骶髂关节炎，或椎体间关节的关节炎所引起。

在整个病程中均可出现泌尿生殖系病变。在男性中，尿道炎可以很明显或相对无症状，可以伴随触发感染出现，也可以是疾病反应阶段的结果，前列腺炎也常见。类似地，在女性中，宫颈炎或输卵管炎也可由触发感染引起或由无菌性的反应过程所引起。

眼部疾病常见，可以从一过性的无症状的结膜炎发展到侵袭性的前葡萄膜炎，后者有时是难治性的，可能导致失明。

皮肤黏膜病变常见。口腔溃疡是表浅的、一过性的，且常无症状。特征性的皮肤病变，脓溢性皮肤角化病，由角化过度的小囊泡组成，在消失前最终形成痂。皮损在手掌和足底最常见，但也可发生在其他部位。在 HIV 感染患者中，这些病变通常相当严重，并且很广泛，有时是最主要的临床表现。这些皮肤病变可以发生在龟头，称为环状龟头炎；病变由很快破溃形成无痛性的浅表溃疡的小疱组成，在进行过包皮环切的患者可形成类似于脓溢性皮肤角化病皮损的痂。指甲病变常见，由甲松离、远端淡黄色变色和（或）堆积状的角化过度组成。

ReA 少见或罕见表现包括心脏传导异常、主动脉瓣关闭不全、中枢或外周神经系统病变，以及胸膜肺浸润。

关节炎通常持续 3~5 个月，但也有持续长达 1 年者。约 15% 的患者出现慢性关节症状，60% 以上的患者需要住院治疗。急性综合征复发也常见，患者由于持续的关节症状导致不能工作或被迫更换工作很常见。慢性足跟痛特别让人痛苦。下腰痛、骶髂关节炎，以及完全的 AS 也是常见的后遗症。大多数研究显示，HLA-B27 阳性患者较阴性患者的预后更差。耶尔森菌或沙门菌诱发的关节炎较流行性志贺菌引发的关节炎转变成慢性病程的患者要少。

五、辅助检查

在疾病的急性期 ESR 和急性时相反应物通常是升高的。可出现轻度贫血。滑液是非特异性的炎症性的。在多数种族里，有 50%~80% 的患者的 B27 是阳性的。在发生反应性疾病期间触发感染仍在初始感染黏膜部位持续存在者少见，但偶尔可以培养出病原体，如耶尔森或衣原体诱导的病例。可能存在近期感染的血清学证据，如耶尔森菌、沙门菌或衣原体抗体滴度明显升高。据说晨尿中沙眼衣原体 DNA 的 PCR 有较高的敏感性。

在早期或轻症患者，可以没有放射学改变或仅有局限在关节旁的骨质疏松。病程长期持续存在的患者，可看到受累关节边缘存在的侵蚀和关节间隙消失。像所有脊柱关节病一样，伴有反应性新骨形成的骨膜炎是特征性表现。跖腱膜附着处骨刺常见。

骶髂关节炎和脊柱炎是晚期后遗症。与 AS 比较，不对称骶髂关节炎更常见，脊柱炎不是从下腰段对称性地向上发展，而是可以从腰椎的任何部位开始形成。韧带骨赘可以是非对称性的、粗糙的，不在椎体边缘形成，而是从椎体的中间开始出现，这种情况在原发 AS 中很少看到。进展到脊柱融合者不常见。

ReA 是个临床诊断，没有具有确诊意义的实验室检查或放射学检查发现。对于任何有急性炎症性、非对称性、逐渐增多的关节炎或肌腱炎患者，应该考虑 ReA 的诊断。评估应包括询问可能的触发事件，如腹泻或排尿困难。体格检查时，必须特别关注受累关节和肌腱的分布情况，以及可能的关节外受累部位如眼、黏膜、皮肤、指甲和生殖器。滑液分析有助于排除感染或晶体诱发的关节炎。培养、血清学或分子学方法可有助于证实触发感染的存在。

虽然在 ReA 中 B27 分型的阴性预测价值较低，但在判断疾病的严重性、长期性及是否容易发生脊柱炎和葡萄膜炎的倾向性方面有着重要的预后意义。此外，如果 B27 阳性，则有助于对不典型病例做出诊断，为了选择合适的治疗常需要进行 HIV 检查。

鉴别 ReA 和播散型淋病双球菌病是很重要的，因为这两者都最终能通过性传播并会伴发尿道炎。不像 ReA，淋球菌性关节炎和腱鞘炎累及上下肢的概率相等，没有背部症状，伴有特征性的水疱样皮肤损害。尿道或宫颈淋球菌培养阳性不能排除 ReA 的诊断；然而，从血、皮肤病变或滑膜中培养出淋球菌则可以确定播散型淋球菌病的诊断。对奈瑟淋球菌和沙眼衣原体的 PCR 分析可能有帮助。有时只有试验性抗生素治疗能将两者区分开来。

ReA 和银屑病关节病有很多相同的表现。然而，银屑病关节炎常缓慢起病；主要累及上肢；伴发关节周围炎者较少；通常不伴有口腔溃疡、尿道炎或肠道症状。

虽然急性关节炎的症状很少能够完全缓解，但绝大多数 ReA 患者经大剂量 NSAID 治疗都会有一定的效果，但也有一些患者对治疗根本没有反应。吲哚美辛，75～150mg/d，分次服用，是最初始的治疗选择，不过也可以尝试其他的 NSAIDs 药物。

及时、适当的抗生素治疗急性衣原体性尿道炎或肠道感染可以预防 ReA 的出现。然而，一些对照试验未能证明在关节炎出现后应用抗生素能够获益。一项长期随访研究提示，尽管抗生素对于急性发作的 ReA 没有作用，但它有助于防止之后出现慢性 SpA。另一项类似的研究未能证明抗生素的任何长期获益。最近一项令人鼓舞的双盲安慰剂对照研究表明，大多数因衣原体感染所致的慢性 ReA 患者抗生素治疗 6 个月后病情可以明显改善，具体用药方案为：利福平 300mg/g+阿奇霉素 500mg/d×5 天，然后改为 500mg 每天 2 次，共 6 个月；或利福平 300mg/d+多西环素 100mg，每日 2 次，共 6 个月。

多中心研究显示，柳氮磺吡啶剂量高达 3g/d，分次服用，对持续性 ReA 的患者有一定疗效。患有持续性疾病的患者使用硫唑嘌呤治疗可能有效，剂量为 1～2mg/（kg·d），或氨甲蝶呤，最大剂量可达每周 20mg。虽然还没有抗 TNF-α 治疗 ReA 的对照研究报道，但有零散证据支持这些药物可以用于治疗重症慢性 ReA 的治疗，虽然也观察到有的患者对这种治疗无效。

对于肌腱炎和其他附着点病变，病变内使用糖皮质激素治疗有效。葡萄膜炎需要积极的治疗来阻止严重后遗症的发生。皮肤病变一般只需对症治疗。很多 HIV 感染合并 ReA 的患者都有严重的皮肤病变，皮肤病变对抗反转录病毒治疗特别有效。心脏并发症可以按传统方法治疗；神经并发症的处理是对症性的。

综合处理包括对患者进行避免性传播疾病和避免接触肠病原体相关知识的教育及适当地进行物理治疗、职业咨询，以及对长期并发症如强直性脊柱炎进行持续监测。

（方兴刚）

第三节　银屑病关节炎

银屑病关节炎（PsA）是指一种特征性地发生在银屑病患者中的炎症性关节炎。

一、流行病学

据估计在银屑病患者中，PsA 的患病率是 5%~30%。据估计在白种人中，银屑病的患病率达 1%~3%。在其他种族没有 HIV 感染的情况下，银屑病和 PsA 相对少见。PsA 患者的一级亲属患银屑病、PsA 及其他形式的脊柱关节病的危险性是增加的。高达 30% 的银屑病患者的一级亲属会患病。据报道单卵双胞胎共患银屑病的比例为 35%~72%，共患 PsA 的比例是 10%~30%。与 HLA 相关性的报道也不一样。HLA-Cw6 与银屑病高度相关，特别是家族性幼年起病（Ⅰ型）的银屑病。HLA-B27 与银屑病脊柱炎相关。由于与 Cw6 的连锁不平衡，HLA-DR7、HLA-DQ3 及 HLA-B57 与 PsA 相关。其他与 PsA 相关的基因包括 HLA-B13、HLA-B37、HLA-B38、HLA-B39 及 HLA-DR4。近来的全基因组扫描发现银屑病和 PsA 在 HCP5 均有多态性，与 HLA-B、IL-23R、IL-12B（染色体 Sq31）及其他一些染色体的部位均紧密相连。

二、病理学

PsA 的炎症性滑膜与 RA 相似，虽然滑膜增生程度和细胞浸润程度较 RA 轻，但血管增多较 RA 明显。一些研究显示 PsA 的滑膜纤维化倾向更明显。与 RA 不同，PsA 患者的附着点炎更突出，在组织学上与其他脊柱关节病相似。

三、发病机制

几乎可以肯定 PsA 是免疫介导的，而且可能与银屑病有相似的发病机制。PsA 滑膜有 T 细胞、B 细胞、巨噬细胞及伴有白细胞归巢受体的上调 NK 受体表达细胞浸润。$CD8^+T$ 细胞克隆扩增在 PsA 中很常见。浆细胞样树突细胞在银屑病的发病中起重要作用，有一些证据证实了浆细胞样树突细胞参与了 PsA 的发病。PsA 患者的滑膜有很多致炎细胞因子的过度表达。在 PsA 的滑膜或滑液中有白介素-2、γ 干扰素及 IL-1β、IL-6、IL-8、IL-10、IL-12、IL-13 和 IL-15。TH17 细胞在银屑病和其他脊柱关节炎性疾病中很突出，与 IL-12/IL-23 轴上的基因有遗传相关性，以及对共同的 IL-12/23p40 亚单位的抗体的治疗反应，都支持 TH17 细胞产生的细胞因子对 PsA 的发病来说可能是重要的。与 PsA 广泛的骨损害一致，研究发现 PsA 患者外周血破骨细胞前体细胞明显增加，以及滑膜衬里层的 NF-Kβ 配受体激动高表达。

四、临床表现

60%~70% 的患者银屑病出现在关节病变之前。15%~20% 的病例两者相继在 1 年内出现。15%~20% 的患者，关节炎先于银屑病出现，这对诊断是一个挑战。男性和女性的发病率几乎相同，虽然不同性别间疾病表现的发生概率上稍有不同。疾病可在儿童期或老年开始，但典型的是在 40 岁或 50 岁发病，平均年龄是 37 岁。

与银屑病相关的关节病谱非常广。已提出过几种分类，最初由 Wright 和 Moll 提出的分类中包括五种疾病形式：①DIP 关节的关节炎。②非对称性寡关节炎。③类似于 RA 的对称性多关节炎。④中轴受累（脊柱和骶髂关节）。⑤毁损型关节炎，一种具有高度破坏性的疾病形式。这些类型并不固定，在很多患者中，慢性持续存在的疾病形式通常与最初起病时的表现不同。

最近应用一个更简单的分型包含三种形式：寡关节炎、多关节炎和中轴关节炎。90% 的 PsA 患者有手指或足趾的指甲改变，而无关节炎的银屑病患者只有 40%，脓疱型银屑病会伴有更严重的关节炎。PsA 有一些关节表现是有别于其他关节疾病的。30% 以上的患者会出现指炎；附着点炎和腱鞘炎也常见，虽然在体格检查时常没有被发现，但大多数患者会出现。由于溶骨造成的指变短是 PsA 具有的特征性表现，与 RA 相比，小关节的纤维化和骨强直倾向更明显。在疾病早期一个或多个近侧指尖（PIP）关节的快速强直并不少见。背部、颈部疼痛和僵硬在 PsA 中也常见。

约 15% 的患者会以局限于远侧指尖（DIP）关节的关节病为突出临床表现。受累的手指几乎都会伴有指甲改变。其他形式的 PsA 中这些关节也常常会受累。约 30% 的患者有不对称的寡关节炎。这种形式常累及单个膝或另一个大关节，同时有一些手指或足趾的小关节受累，常伴有指炎。约 40% 的 PsA 患者会发生对称性的多关节炎。在关节受累方面可能与 RA 没有区别，但常存在 PsA 的其他特征性表现。总体而言，虽然常存在炎症的征象，但 PsA 患者外周关节的触痛要比 RA 轻一些。几乎所有外周关节都可受累。没有外周关节受累的中轴关节病见于约 5% 的 PsA 患者。颈部受累更多和胸腰段脊柱受累更少是 PsA 的特点，以及特发性 AS 中没有指甲改变，但 PsA 与特发性 AS 是无法区别的。一小部分的 PsA 患者会出现毁损性关节炎，出现广泛的手指缩短（"望远镜"现象），有时同时存在其他手指的强直和挛缩。

已发现有 6 种形式的指甲受累：凹陷、横嵴、甲松离、甲缘黄色变、营养不良性角化过度，以及这些表现的混合表现。脊柱关节病的其他关节外表现也常见。有报道 7% ~ 33% 的 PsA 患者会出现眼部受累，表现为结膜炎或葡萄膜炎。与 AS 伴发的葡萄膜炎不同，PsA 患者的葡萄膜炎更常见的是双侧、慢性和（或）后葡萄膜炎。发现 <4% 的患者会出现主动脉瓣关闭不全，常发生在病程长的患者中。

对 PsA 临床转归的估计的报道差别很大。其中最差的伴有毁损性的 PsA 至少会像严重 RA 一样致残，最终致命。然而，与 RA 不同的是，许多 PsA 患者都会出现短暂的缓解。总体来说，大多数患者会出现侵蚀性病变，疾病进展致畸和致残常见，在一些已发表的大规模研究中，与一般人群相比，PsA 患者死亡率是明显升高的。

HIV 感染患者伴发的银屑病和相关的关节病有病情更严重的倾向。可以出现严重的附着点病、指炎及快速进展的关节破坏，但中轴受累很少见。对抗反转录病毒治疗或对抗反转录病毒治疗的反响很好的患者可以防止这种状况的发生。

五、辅助检查

没有能够诊断 PsA 的实验室检查。ESR 和 CPR 通常是升高的。一小部分患者可有低滴度的类风湿因子或抗核抗体阳性。约 10% 患者抗瓜氨酸肽（CCP）抗体阳性。银屑病皮疹广泛的患者尿酸可以升高。50% ~ 70% 有中轴疾病的患者 HLA-B27 是阳性的，但外周关节受累的患者中只有 ≤20% 是 HLA-B27 阳性。

PsA 中外周和中轴关节病分别有一些与 RA 和 AS 不同的放射学特征。外周 PsA 的特征包括 DIP 受累，包括典型的"笔帽征"样畸形，边缘侵蚀伴邻近骨增生，小关节强直，指和掌骨骨溶解、伴"望远镜"样手指，在附着点炎位置出现骨膜炎和增生的新骨。中轴 PsA 的特点包括不对称性骶髂关节炎；与特发性 AS 相比，发生椎骨关节突关节炎以及对称性的韧带骨赘者较少；在椎体前方会出现绒毛状的骨膜炎；严重的颈椎受累，有发生寰枢椎半脱位倾向但相对不累及胸腰椎，以及椎骨旁骨化。超声和MRI 两者都可以很好地显示附着点炎和在体格检查时很难发现的腱鞘积液。最近一项纳入 68 例 PsA 患者的 MRI 研究发现，35% 的患者存在骶髂关节炎，与 B27 无关，但与脊柱活动度受限相关。

六、诊断

2006 年的 PsA 分类标准已被大家广泛接受（表 10-2）。该标准的特异性和敏感性均超过 90%，并且有助于早期诊断。该标准基于病史、存在银屑病、特征性的外周或脊柱关节的临床表现、体征和影像学。当关节炎先于银屑病出现、银屑病未诊断或不明确、或关节受累与另一种类型的关节炎很相似时，都会给 PsA 的诊断带来一定的困难。对任何没有明确诊断的炎症性关节病的患者都应该高度怀疑 PsA。在病史采集时应询问患者及其家族成员中是否有银屑病。应要求患者脱去衣服进行体格检查，除了容易检查到的部位外，还应该检查头皮、耳朵、肚脐及臀部皮肤皱褶处是否有银屑病皮损；应仔细检查指甲和趾甲。中轴受累的症状或体征、指炎、附着点炎、强直、关节受累的方式，以及特征性的放射学改变都是有帮助的诊断线索。鉴别诊断包括可以与银屑病患者同时出现的其他所有形式的关节炎。与孤立性 DIP 受累的鉴别诊断较少。骨关节炎（Heberden 结节）通常是非炎症性的；累及 1 个以上 DIP 关节的痛风通常会累及其他部位并伴随有痛风石；非常少见的疾病包括多中心性网状组织细胞病累及其他关节，这种疾病会有特征性的小珍珠样甲周皮肤结节；不常见的疾病炎症性骨关节炎，像其他关节炎性疾病一样，没有 PsA 的指甲改变。放射学检查是助于将所有这些疾病与银屑病脊柱炎与特发性 AS 区别开来。

表 10-2　CASPAR（银屑病关节炎分类标准）[a]

符合 CASPAR 标准，患者必须有炎性关节病（关节、脊柱或指炎），同时满足以下 5 项中 ≥3 项：

1. 现症银屑病[b,c]，既往银屑病史或银屑病家族史[d]
2. 现在体检发现典型银屑病指甲营养不良[e]
3. 类风湿因子阴性
4. 由风湿科医生确定的现症指炎[f] 或既往指炎
5. 影像学发现手或足关节周围新骨形成[g]

注：a，特异性 99% 和敏感性 91%；

b，现症银屑病 2 分，其他各 1 分；

c，风湿科或皮科医师体检证实皮肤或头皮皮损；

d，家族史指第 1、2 代亲属中患有银屑病；

e，甲剥离，点蚀或角化多度；

f，整指肿胀；

g，关节边缘附近的骨化，除外骨赘形成。

七、治疗

理想的情况是能将针对皮损的治疗与针对 PsA 关节病变的治疗结合起来。像前面提到的 AS 治疗一样，抗 TNF-α 抑制剂的出现使 PsA 的治疗发生了革命性的改变。在大规模的随机对照临床研究中都观察到通过依那昔普、英夫利昔单抗、阿达木单抗和戈利木单抗治疗后，关节炎和皮肤损害会出现快速和戏剧性的好转。很多治疗有效的患者的病史很长，既往对多种治疗都无效，皮肤病变很严重。临床治疗反应比 RA 的改善更具戏剧性，并且影像学上也证实能够延缓疾病的进展。矛盾的是，在罕见的情况下，一些患者的银屑病会加重，在一些疾病中，使用 TNF-α 抑制剂治疗会诱发银屑病，在一些患者中可以继续使用 TNF-抑制治疗。

单克隆抗体乌思奴，是抗共享 IL-23 和 IL-12 的 p40 亚基的单克隆抗体，已被 FDA 批准用于治疗中重度斑块型银屑病。

其他治疗 PsA 药物是根据对 RA 和（或）银屑病治疗有效的药物来选择使用的。虽然在对照临床研究中发现，MTX 每周 15~25mg 及柳氮磺砒啶（通常应用剂量为 2~3g/d）在临床上都有效，但这两种药物都不能有效地终止侵蚀关节疾病的进展。据报道在其他银屑病中有效、对治疗 PsA 也有效的药物有环孢素、维甲酸衍生物，以及补骨脂素联合紫外线 A 照射（PUVA）。对已被广泛用于 RA 的金制剂和抗疟药在 PsA 中的疗效仍有争议。随机对照试验表明嘧啶合成酶抑制剂来氟米特对 PsA 和银屑病均有效。

所有这些治疗都需要密切监测。在 HIV 相关 PsA 中，即使 HIV 感染已经得到很好的控制，也应慎用免疫抑制治疗。

在一项大规模的前瞻性研究中，7% 的 PsA 患者平均在患病 13 年后需要进行肌肉骨骼手术。手术的适应证与 RA 类似，但 PsA 患者的手术转归不如 RA 那样令人满意。

（杨　帆）

第十一章　血管炎

第一节　嗜酸性肉芽肿性多血管炎

一、概述

1866 年，Kussmaul and Maier 成为第一个描述结节性动脉周围炎的学者，当时的描述为"一种不太清楚的累及动脉血管病变，以急性肾炎和快速进展的肌肉麻痹为伴随症状"。13 年后，Ehrlich 发现了嗜酸性粒细胞的浸润。1914 年 Albert Lamb 在结节性多动脉炎的标题下正式报道了第一例的 EGPA 病例，这是 1 名 26 岁的哮喘患者，血嗜酸性粒细胞达到 7.7g/L，入院治疗 1 个月后死亡，尸体解剖显示动脉周围嗜酸性粒细胞浸润性心肌炎和细胞新月体肾小球肾炎。随后有零星的病例报道和追踪观察，1939 年 Rackemann 和 Greene 观察到部分结节性多动脉炎患者伴有哮喘、嗜酸性粒细胞增多和肺内病变三联征的特点，直到 1951 年 Churg 和 Strauss 报道了 13 例的患者研究，突出的是对 9 例患者进行了病理解剖，他们的报道强调哮喘的严重程度，以及心衰、肾损害等主要并发症，组织病理学突出特征为坏死性动脉炎、嗜酸性粒细胞浸润和巨细胞肉芽肿。2012 年 CHCC 将现有的血管炎进行了新的分类和命名，Churg-Strauss 综合征（CSS）根据其病理改变，被赋予新的命名——嗜酸性肉芽肿性多血管炎（EGPA）。

二、病因

近年来，对于 EGPA 的流行病学特征有了更深入的了解。现有的证据表明，EGPA 的患病率和年发病率分别为（2~22）/百万和（0.5~3.7）/百万，比肉芽肿性多血管炎（GPA）和显微镜下多血管炎（MPA）低 2~10 倍，来源于西方国家的数据显示 EGPA 在英国的发病率与日本相当。来自德国和意大利的基因分析结果显示 EGPA 的发生有遗传因素参与，人类白细胞抗原 HLA-DRBI*04 和 HLA-DRBl*07 与其正相关，而 HLA-DRB3 则起着保护作用，IL-10 在 3575/-1082/-592 位点的 TAC 单倍型与 ANCA 阴性的 EGPA 有关。至于药物方面，尤其是抗哮喘药物，被认为是诱发 EGPA 的罪魁祸首，尤其是白三烯受体拮抗剂。已经有 2 个病例对照研究发现 EGPA 的发生与白三烯受体拮抗剂、其他抗哮喘药物的暴露有关，但是这 2 个研究也提示白三烯受体拮抗剂与 EGPA 的发生没有直接相关性，可能与哮喘的严重程度有关，而这又是 EGPA 发生的前兆。环境的证据提示疫苗可能是 EGPA 的激发剂，但是来自疫苗公司的数据中没有发现有关 EGPA 患者的信息，至于其他环境因素只有零星报道。

三、免疫病理

嗜酸性粒细胞是包含有颗粒蛋白，如：MBP，ECP，EPO 和 EDN 的多功能的双叶核细胞，它是在没有破坏细胞膜的情况下，通过胞吐作用或散发的方式完成脱颗粒过程，然而颗粒的内容物随着激活的嗜酸性粒细胞不同而有所区别。与囊泡在形态学上存在明显差的阔边囊泡能够携带颗粒到细胞质膜，嗜酸性粒细胞中的脂质体是负责炎症介质花生四烯酸合成的主要结构区域。嗜酸性粒细胞的功能包括大量产生介导过敏性炎症、血栓和纤维化的趋化因子、细胞因子、生长因子等。

目前已经基本明确，嗜酸性粒细胞浸润和抗中性粒细胞胞质抗体（ANCA）诱发的内皮细胞破坏是 EGPA 发生的重要机制。

嗜酸性粒细胞肉芽肿血管炎是以典型的 Th2 介导的疾病。EGPA 患者的外周 T 细胞能产生 Th2 细胞因子，如：IL-4 和 IL-13，IL-5 在活动性 EGPA 患者中明显升高，但是其临床表现却无法用 Th2 效应完全解释。研究人员发现：Th1 和 Th17 在 EGPA 的晚期阶段分泌大量的 IL-17A，以及调节 T 细胞的数量在活动性疾病中减少，均证实发病机制的复杂性。嗜酸性粒细胞在外周血和 EGPA 部位大量存在。有内皮细胞和上皮细胞产生的嗜酸性粒细胞趋化因子-3 在嗜酸性粒细胞的组织浸润方面起着重要作用，动物模型证实 IL-13 和 IL-4，非 IL-5 是趋化因子-3 合成的强烈引物。活化的嗜酸性粒细胞分泌大量的嗜酸性颗粒（如：嗜酸性基本蛋白 EBP，嗜酸性衍生的神经毒素）都会产生组织破坏。嗜酸性粒细胞通过分泌 IL-25，通过 Th2 效应维持着恶性循环。

EGPA 之所以被分类为 ANCA 相关性系统性血管炎，是因为其与其他 ANCA 阳性的血管炎在临床特征上存在着一定的相似性。然而，GPA 和 MPA 中，ANCA 阳性率可以达到 70%～90%，而 EGPA 中 ANCA 的阳性率比较低（大约 40% 左右），主要的荧光类型是针对 MPO 的外周型，这些发现导致人们产生有关自身抗体参与炎症反应的猜测，抗中性粒细胞胞质抗体可能导致粒细胞的活化和脱颗粒。临床研究和体内动物实验的结果已经提供明确证据，证明 ANCA 是 ANCA 相关性系统性血管炎（AASV）的原发和直接启动因素，它们通过激活粒细胞导致氧自由基，颗粒蛋白、细胞因子、趋化因子、黏附分子的释放。ANCA 活化白细胞黏附内皮，从而导致内皮损害。ANCA 阳性的 CSS 患者，可以表现为更加典型的血管炎的临床病理改变，但是较少累及心脏和出血性肺泡炎。因而有研究提出 2 个疾病亚型的假说，认为存在着不同的病理机制导致临床表现的不同。近年来，部分活动性 EGPA 患者中出现血清 IgG4 水平的升高，且与 IgE 水平的急剧升高同时存在，因而有说法认为 EGPA 属于 IgG4 相关性疾病。最近有研究显示，活动性 EGPA 患者的血清 IgG4 水平和 IgG4/IgG 比值较健康对照者、哮喘患者和 GPA 患者都明显升高，而免疫抑制剂的治疗可以显著降低其水平，从而认为 IgG4 可能是其选择性的靶点。

四、临床表现

EGPA 是一类病因不明的系统性坏死性血管炎，病理特征为血管炎，受累组织有大量嗜酸性粒细胞浸润和血管外肉芽肿形成，主要累及小动脉和小静脉，冠状动脉等中等血管也可受侵犯。

该病的发展，一般认为分为三个阶段，第一阶段是潜伏期，哮喘是此阶段的主要特征，哮喘发生在血管炎发病或诊断 EGPA 之前多年，其他早期表现是多年的鼻息肉、过敏性鼻炎。第二阶段是组织或血液中嗜酸性粒细胞增多。主要是肺部、心脏和胃肠道的嗜酸性粒细胞浸润。正常情况嗜酸性粒细胞不超过细胞总数的 5%，但 EGPA 的患者嗜酸性粒细胞可高达 60%。第三阶段是血管炎的表现：累及皮肤、肺、肾、神经和其他器官。并且根据 ANCA 是否阳性，将 EGPA 分为 2 种亚型。

1. 呼吸系统　EGPA 呼吸系统受累最为多见，变应性鼻炎常为初始症状，哮喘亦为主要表现之一，后期多数患者呈现肺内浸润性病变，胸片为游走性片状影。CT 相比胸片是更加敏感的检查手段。虽然游走性肺部浸润是 ACR 的 EGPA 分类标准之一，但是它们同样也可以在其他嗜酸性粒细胞相关的肺部疾病中见到。86% 的患者可出现磨砂玻璃样改变，66% 的患者可以出现支气管壁的增厚和扩张。

2. 皮肤表现　仅次于呼吸系统症状，常出现皮疹及皮下结节，后者为特征性表现，但相对少见，病理为嗜酸性粒细胞浸润性结节。

3. 心脏　为 EGPA 主要靶器官之一，由嗜酸性粒细胞浸润心肌及冠状动脉血管炎引起，主要表现为急性缩窄性心包炎、心力衰竭和心肌梗死，心脏受累常为 EGPA 的主要死亡原因。

4. 神经系统　外周神经受累为多见，可为多发性单神经炎、缺血性视神经炎。可表现严重的麻木、刺痛、放射痛，肌无力等。

5. 消化系统　EGPA 累及消化系统主要表现为嗜酸性粒细胞性胃肠炎症状，以腹痛、腹泻及消化道出血常见，严重时可有穿孔，当严重肉芽肿形成时，可出现结节性肿块。同时亦可以引起腹膜炎，腹水内可见大量嗜酸性粒细胞。

6. 肾脏　肾脏累及较少见，如为肾小血管受累主要表现为镜下血尿、蛋白尿，可自行缓解，极少进展为肾衰竭。

7. 关节和肌肉　主要表现为游走性关节痛，EGPA 早期常出现小腿肌肉痉挛，以腓肠肌受累最具特征性。

五、辅助检查

（一）实验室检查

EGPA 实验室检查，以外周血嗜酸性粒细胞增多为特征性指标之一，一般大于 $1.5 \times 10^9/L$；血 IgE 增高是另一特点。和所有血管炎一样，EGPA 缺乏标记性特异抗体，仅有 0%~40% 的 EGPA 患者 ANCA 阳性，其中绝大多数（70%）为 MPO-ANCAs。有关 ANCA 检测阳性率不高的研究，国外有报道，通过不同的 MPO 抗原包被技术的改进，如：直接 ELISA、捕获 ELISA 以及锚定 ELISA 技术，其 ANCA 阳性率有所提高。

（二）影像学检查

EGPA 影像学表现缺乏特异性，肺部以肺内片状浸润影及多发结节影多见。此外，尚有肺门及纵隔淋巴结增大，胸腔积液及心包积液、鼻窦炎等。

六、病理

EGPA 最初被描述为一个病理三联征：嗜酸性粒细胞浸润、坏死性血管炎和血管外肉芽肿形成，这些特点主要来源于尸检的结果。早期 EGPA 的特点是血管外的嗜酸性粒细胞浸润，几乎可以见于任何受累器官。一旦病情发展到"血管炎"阶段，以炎症为特征的病理改变就主要是见于小、中等大小的血管壁。特征性的血管炎是以血管壁纤维素样坏死和嗜酸性粒细胞浸润为代表。近年来，由于糖皮质激素的广泛应用，微小活检标本的采用，导致典型的肉芽肿病变并不常见。虽然肉芽肿常累及动脉，但是 EGPA 特异性的血管外肉芽肿表现为：中心嗜酸性坏死物质，周围是栅栏状分布的淋巴细胞、上皮样细胞和多核巨细胞。活检取材诊断血管炎的标本，可以来自腓肠神经、肌肉、肠、肝、肺、肾、皮肤等。

七、诊断

令人诧异的是，至今仍没有建立有关 EGPA 诊断标准的共识。1984 年 Lanham 报道了 16 例患者，并基于以前的文献提出过该病的诊断标准，包括：哮喘、嗜酸性粒细胞水平超过 1.5G/L 累及除肺部以外的 2 个器官的系统性血管炎。1990 年 Masi 代表美国风湿病学院（ACR）提出了 Churg-Strauss 综合征的分类标准，而此标准经常被错误地认作了诊断标准而广泛应用，比如，一名具有慢性特发性嗜酸性粒细胞肺炎的患者，由于合并哮喘和鼻窦炎，就有可能因为符合该标准而被错误诊断。一般认为，外周血嗜酸性粒细胞增高，经激素治疗后嗜酸性粒细胞可下降，但复发时又再次增高，血沉增快，C-反应蛋白阳性，IgE 升高，约 40% 的患者抗白细胞质抗体阳性，受累组织活检显示小血管的血管炎，血管周围肉芽肿及嗜酸性粒细胞浸润具有较高诊断意义。

八、鉴别诊断

本病的鉴别诊断，主要是从嗜酸性粒细胞增多和小血管炎两方面进行鉴别。

1. 嗜酸性粒细胞增多，主要分为反应性嗜酸性粒细胞增多症、克隆性嗜酸性粒细胞增多症和特发性高嗜酸性粒细胞综合征。

（1）反应性嗜酸性粒细胞增多症，主要见于：变态反应性，支气管哮喘、过敏性鼻炎、药物过敏，皮肤病等。

（2）克隆性嗜酸性粒细胞增多症，嗜酸性粒细胞本身为恶性克隆的组成部分。许多血液系统肿瘤常伴有嗜酸性粒细胞增高，如：慢性嗜酸性粒细胞白血病（CEL），骨髓增殖性肿瘤（MPN），骨髓增生异常综合征（MDS）等。

（3）特发性高嗜酸性粒细胞综合征（IHES），主要是指嗜酸性粒细胞增多而不能找出其确定的病因的情况。与克隆性嗜酸性粒细胞增多症的鉴别要点是有无克隆性增生的依据。

（4）肺嗜酸性粒细胞浸润症：表现为干咳、低热，痰中嗜酸性粒细胞增多，肺 X 线检查呈游走性斑片影，多于四周内痊愈。不伴心脏、神经系统及其他系统损害。

（5）变应性支气管肺曲菌病（ABPA）：表现为哮喘、外周血嗜酸性粒细胞增多，血清总 IgE 升高，曲菌皮肤试验呈即可阳性，肺部 CT 特征性表现为中心性支气管扩张，"指套"征、"牙膏"征，但无其他肺外系统改变。

（6）肺吸虫病：呼吸道症状，咳嗽和咳痰最为常见。其次胸痛，常伴胸腔积液。可伴有腹部症状、神经系统症状和皮下结节或包块。血象：白细胞总数及嗜酸性粒细胞计数均增高。痰、胸腔积液、肺泡灌洗液、胃液、粪便中查到肺吸虫卵可确定诊断，对可疑病例要反复检查。

（7）支气管哮喘或喘息性支气管炎：支气管哮喘是由多种细胞，特别是肥大细胞、嗜酸性粒细胞和 T 淋巴细胞参与的慢性气道炎症；在易感者中可引起反复发作的喘息、气促、胸闷或咳嗽等症状，多在夜间或凌晨发生；此类症状常伴有广泛而多变的呼气流速受限，但可部分地自然缓解或经治疗缓解；此种症状还伴有气道对多种刺激因子反应性增高。

2. 与肉芽肿类病变鉴别　淋巴瘤样肉芽肿病，肺出血-肾炎综合征等。

（1）肉芽肿性多血管炎（GPA，Wegener 肉芽肿）：30～50 岁为发病高峰，男性略多。临床表现：常有发热、关节肌痛等。鼻炎，鼻旁窦炎常是首发症状；继之出现咳嗽、咯血、肺炎或胸膜炎，X 线示肺内结节，薄壁空洞，多发性较单发性更常见，肺浸润可为弥散性或分叶性；局灶性坏死性肾小球炎常较晚些出现。组织学改变为小动脉、小静脉及毛细血管的肉芽肿性炎症及坏死。

（2）显微镜下多血管炎（MPA）：一种主要累及小血管的系统性坏死性血管炎，可侵犯肾脏、皮肤和肺等脏器的小动脉、微动脉、毛细血管和小静脉。常表现为坏死性肾小球肾炎和肺毛细血管炎。累及肾脏时出现蛋白尿、镜下血尿和红细胞管型。ANCA 阳性是 MPA 的重要诊断依据，60%～80% 为髓过氧化物酶 MPO-ANCA 阳性，荧光检测法示核周型 pANCA 阳性，胸部 X 线检查在早期可发现无特征性肺部浸润影或小泡状浸润影，中晚期可出现肺间质纤维化。

（3）结节性多动脉炎（PAN）：本病主要累及中型和（或）小型动脉，无毛细血管、小静脉及微动脉累及，是一种坏死性血管炎，极少有肉芽肿；肾损害为肾血管炎、肾梗死和微动脉瘤，无急进性肾炎，无肺出血。周围神经疾患多见（50%～80%），约 20%～30% 有皮肤损害，表现为痛性红斑性皮下结节，沿动脉成群出现。ANCA 较少阳性（<20%），血管造影见微血管瘤、血管狭窄，中小动脉壁活检有炎性细胞浸润。

（4）淋巴瘤样肉芽肿病：是多形细胞浸润性血管炎和血管中心性坏死性肉芽肿病，浸润细胞为小淋巴细胞、浆细胞、组织细胞及非典型淋巴细胞，病变主要累及肺、皮肤、神经系统及肾间质，但不侵犯上呼吸道。

（5）肺出血-肾炎综合征：是以肺出血和急进性肾小球肾炎为特征的综合征，抗肾小球基底膜抗体阳性。由此引致的弥漫性肺泡出血及肾小球肾炎综合征，以发热、咳嗽、咯血及肾炎为突出表现，但一般无其他血管炎征象。本病少见上呼吸道病变，肾病理可见基底膜有免疫复合物沉积。

九、治疗

目前，EGPA 的主要治疗药物，仍然还是糖皮质激素疗法及传统的免疫抑制剂治疗，分为诱导缓解期治疗和维持期治疗，其治疗原则类似于 GPA。对重症患者，可每日静脉注射甲泼尼龙 0.5～1g，连用 3～5 天后改为泼尼松 40～60mg/d 口服，8 周左右，酌减其量，维持治疗，一般治疗 1～2 年。若单纯激素治疗效果不佳，可加用环磷酸胶或硫唑嘌呤，这里不再赘述。

最新研究报告显示，利妥昔单抗（抗 CD20 单克隆抗体）在 EGPA 治疗中也有一定疗效。一些小的病例报道表明，利妥昔单抗在 EGPA 的治疗中确有一定的效果。这些成功的病例报告多为难治性患者在诱导期的治疗，也有一小部分病例证实 RTX 对于非难治性患者也有良好的效果。应用利妥昔单抗替代环磷酰胺的部分原因，源自保留生育能力的担忧。从现有的观察发现，利妥昔单抗似乎在减轻嗜酸性粒细胞浸润方面较血管炎方面更佳，但没有足够的数据支持这一种看法。目前利妥昔单抗更多应用于诱导缓解期的 EGPA 患者，至于维持期的疗效尚需要更多的数据去证实。

美泊利单抗（mepolizumab，抗 IL-5 单克隆抗体）也成为人们关注的重点。IL-5 是诱导、促进高嗜酸性粒细胞的重要细胞因子。增多的 IL-5 刺激了 EGPA 患者外周单核细胞的生成。一项随机对照试验中显示，抗 IL-5 单克隆抗体能明显降低高嗜酸性粒细胞性综合征所需的糖皮质激素用量，并能促进外周嗜酸性粒细胞计数的正常化。抗 IL-5 单克隆抗体在其他嗜酸性粒细胞相关性疾病中也有一定效果，如嗜酸性哮喘、嗜酸性食管炎。其中一项针对 10 例难治性或复发性 EGPA 患者研究中显示，8 例 EGPA 患者的病情得到缓解，而且多数患者在停止使用该药物后疾病活动性再次增强，因此，抗 IL-5 单克隆抗体应该包含在 EGPA 维持缓解的治疗方案中。已发表的研究结果表明美泊利单抗的安全性良好。虽然到目前为止，并没有可靠的数据显示其对 EGPA 的具体疗效，将来还是可以考虑抗 IL-5 单克隆抗体在 EGPA 中的超适应证使用。

十、预后

EGPA 在糖皮质激素问世之前，是致命性疾病。糖皮质激素及免疫抑制剂的使用，使得 EGPA 的预后得到极大的改善。50 年代，结节性多动脉炎患者（EGPA 尚未从中分离）的 5 年生存率仅为 10%，现在，EGPA 患者 5 年生存率已达到 97%。

发病初期的病情进展及累及的器官，对患者的预后有极大的影响，因此每一患者的预后并不相同。目前推荐使用初始预后评估系统（FFS），这是对 342 例血管炎患者（包含 82 例 EGPA）进行单变量及多变量分析所得出的评价系统，以下 5 个参数（任一因素为 1 分，评分越高死亡率越高）都将增加患者死亡的风险：①蛋白尿>1g/d。②肾衰竭，血清肌酐水平>140μmol/L（修订版 FFS 标准为 150μmol/L）。③心肌梗死。④严重消化道症状。⑤中枢神经系统受累。FFS 评分系统可评估患者复发率与死亡率的风险，根据其风险的高低调整免疫抑制剂的用药方案。根据对 1 108 例系统性坏死性血管炎（包括 GPA 患者）患者的最新研究结果，现已产生修正 FFS，新的 5 个参数（任一参数为 1 分）都能显著、独立增加 5 年死亡率：①年龄超过 65 岁。②心脏受累。③消化道症状。④肾功能不全，血清肌酐>150μmol/L。⑤耳、鼻、喉的临床表现。根据新的修正 FFS 评分，FFS=0、FFS=1、FFS=2 分别对应的 5 年死亡率为 9%、21%、40%。

十一、专家建议

2009 年欧洲呼吸学会和内科发展基金会成立了 EGPA 共识研究小组，小组成员来自欧美等 5 个国家，分别由 8 名肺科医生、6 名内科医生、4 名风湿科医生、3 名肾科医生、1 名病理科医生和 1 名过敏科医生组成，这 23 名成员在 2009—2013 年期间召开多次会议，于 2015 年 5 月在欧洲内科杂志上发表了有关 EGPA 的评估和处理的建议（包括证据等级），总计 22 条，具体内容如下（A. 结果一致的 I 级临床研究结论；B. 结果一致的 II、III 级临床研究结论或 I 级临床研究的推论；C. IV 级临床研究的结论或 II、III 级临床研究的推论；D. V 级临床研究的结论或任何级别多个研究有矛盾或不确定的结论；NA：证据等级不明确）。

1. EGPA 的患者应该在具有熟悉小–中血管炎专家的临床医疗中心得到综合性的治疗。

2. 为明确高嗜酸性粒细胞的病因，建议详细的体格检查和完善以下检查　弓蛔虫病、HIV、曲霉菌特异性 IgE 和 IgG 抗体、痰涂片或支气管肺泡灌洗液的曲霉菌培养、类胰蛋白酶及维生素 B12 检测、外周血涂片查找发育不良的嗜酸性粒细胞或恶变细胞、胸部 CT 平扫等。

3. 鼓励对疑似 EGPA 患者行活检。

4. 疑似 EGPA 患者，尽可能完善 ANCA 检测（间接免疫荧光法或 ELISA 法）。

5. 目前仍未找到可靠衡量 EGPA 活动性的生物标记物。

6. EGPA 一旦确诊，建议评估是否合并有肺、心脏、胃肠道和（或）外周神经受累。

7. EGPA 临床缓解定义　全身系统表现消失［排除哮喘和（或）耳鼻喉受累］。

8. EGPA 复发定义　出现新的临床症状，或反复出现原有症状、或现有临床症状较前恶化（除外哮喘或耳鼻喉受累），需要调增加糖皮质激素剂量，和（或）免疫抑制剂的用药方案。

9. 糖皮质激素对于 EGPA 症状的缓解有一定疗效　对于伴有器官受损或危及生命的临床表现者，可口服泼尼松，一般剂量为 1mg/（kg·d）。

10. 若患者伴有脏器受损或生命体征下降（即伴有心脏、胃肠道、中枢神经系统病变、严重的周围神经病变、眼底改变、肺泡出血或肾小球肾炎等临床表现者），应给予诱导缓解期治疗方案，即糖皮质激素和免疫抑制剂（环磷酰胺）联合治疗。

11. 对于伴有器官受累及生命体征不平稳患者，在获得诱导缓解以后，维持期的治疗建议使用硫唑嘌呤或 MTX。

12. 不伴器官受累及生命体征较平稳的 EGPA 患者，可单用糖皮质激素，泼尼松剂量不能逐渐减量到 7.5mg/d 维持的患者，或者治疗 3~4 月后临床症状不能得到缓解的患者或复发性患者，建议加用免疫抑制剂。

13. 一般来说，血浆置换对于 EGPA 无明显疗效，但对于 ANCA 阳性、合并急进性肾小球肾炎、肺肾综合征的患者可考虑选用血浆置换治疗。

14. ANCA 阳性合并肾脏损害或难治性 EGPA 的患者，可选用利妥昔单抗治疗。

15. 对难治性 EGPA 患者，糖皮质激素或其他免疫抑制剂治疗无效的患者，或妊娠的患者，可考虑 IVIg（免疫球蛋白）为二线用药；当出现药物诱发的低丙种球蛋白血症患者，伴有严重和（或）复发性感染时，可考虑选用免疫球蛋白替代疗法。

16. 对于某些 EGPA 患者，α-干扰素可作为其二线或三线用药。

17. EGPA 患者，根据病情需要，可酌酌使用白三烯受体拮抗剂。

18. 为预防流感及肺炎链球菌感染，应鼓励患者接种灭活疫苗；服用免疫抑制剂或服用泼尼松≥20mg/d 的患者禁用减毒活疫苗。

19. 鼓励对患者进行健康宣教。

20. 伴有外周神经病变或运动障碍的 EGPA 患者，应常规咨询康复理疗医师。

21. 患者应该戒烟，远离烟草等刺激。

22. 合并静脉血栓栓塞和肺血栓的 EGPA 患者，应根据栓塞性疾病的一般治疗原则处理，目前尚不明确对于持续性栓塞或复发性血栓栓塞患者，是否应该延长其抗凝治疗的时间。

（吴孝菊）

第二节　超敏性血管炎

一、概述

超敏性血管炎在组织病理学上通常表现为白细胞破碎性血管炎，常用于指代小血管炎，其潜在的病因有很多，但高达 50% 的病例均为特发性。超敏性血管炎临床上可仅表现为皮肤病变，可伴全身多系统受累，最常受累的器官是关节、胃肠道及肾脏，亦可表现为急性并自限性、复发性或慢性。超敏性血管炎通常预后良好，尤其在不伴内脏器官受累时。

二、病因

1. 感染　各种感染可能与超敏性血管炎相关，上呼吸道感染（尤其是 β 溶血性链球菌感染）及病毒性肝炎（尤其是丙型肝炎）最常见。普遍认为丙型肝炎是超敏性血管炎致病因素，很可能继发于冷球蛋白血症。尽管如此，在一项 1 614 名丙肝患者的研究中，仅 12 名患者合并存在超敏性血管炎（其中 9 人伴冷球蛋白血症），冷球蛋白只在上述约 40% 的丙肝患者中存在，98% 存在循环冷球蛋白的患者并不伴有血管炎。以往研究一般认为乙肝与超敏性血管炎相关。HIV 感染也被认为与皮肤血管炎相关。有时可能无法明确是药物（如抗生素）还是感染（如上呼吸道感染）本身引起血管炎，因为血管炎发生在感染及抗生素治疗感染两者同时作用之后。

2. 抗生素　抗生素是导致超敏性血管炎最常见的药物，尤其是 β-内酰胺类抗生素。NSAIDs 及利尿剂也能引起超敏性血管炎。但几乎所有药物及药物性添加剂均为潜在的致病因素。对于 ANCA 相关性血管炎患者应慎用肼屈嗪、米诺环素、丙硫氧嘧啶，国外还有掺入可卡因中的左旋咪唑导致血管炎的报道。某些食品及食品添加剂同样可能引起血管炎。

3. 结缔组织病　结缔组织病在皮肤血管炎中占 10%～15%，尤其是类风湿关节炎、干燥综合征及红斑狼疮患者可能发生超敏性血管炎。在这些疾病中发生皮肤超敏性血管炎通常提示疾病活动及预后不良可能。小血管超敏性血管炎在大血管炎患者中并不常见，如肉芽肿性多血管炎、结节性多动脉炎、嗜酸性肉芽肿性多血管炎。炎性肠病、溃疡性结肠炎或克罗恩病也可能与皮肤血管炎相关。

4. 恶性肿瘤　恶性肿瘤占皮肤型超敏性血管炎病因的 1%～5%。淋巴细胞增生性疾病更为常见（尤其是毛细胞白血病），任何分型的肿瘤均可能与皮肤血管炎相关，有效治疗原发的恶性肿瘤，可以解决相当一部分超敏性血管炎的问题。

三、临床表现

皮肤血管炎可表现多种皮疹。可触性紫癜是小血管炎最常见的表现，皮损通常呈圆形，直径 1～3mm，可融合成片。紫癜性皮损有时为难触性。可触性紫癜以臀部、四肢，尤以下肢多见。皮肤任何部位均可出现，尤以创伤后（Koebner 现象）或穿着紧身衣物的部位多见。有研究认为网状青斑可能与 IgA 相关性免疫复合物病相关，但在随后的研究中未被证实。皮肤荨麻疹在某些患者中可先于紫癜出现，超敏性血管炎的荨麻疹不同于普通荨麻疹，此类病变比普通荨麻疹存留时间长（通常>24 小时），瘙痒轻，预后不留瘀斑及色素沉着。患者常自觉皮肤烧灼感。为明确单个皮损持续时间，临床医生可圈定标记几个独立的皮损，让患者自己定期观察并记录皮损消失、形状改变，或圈定范围外出现新的皮损等变化的时间。近期一项涉及 766 名皮肤血管炎患者回顾性研究表明荨麻疹性血管炎患者 21 名（占 2.7%），在这些患者中，潜在的诱发因素包括上呼吸道感染并使用青霉素的患者 4 名（均小于 20 岁），HIV 感染者 1 名，恶性肿瘤患者 1 名，2 名患者存在低补体血症。低补体血症性荨麻疹性血管炎综合征的患者可发展为慢性阻塞性肺疾病、葡萄膜炎或巩膜外层炎、肾小球肾炎、复发性腹痛及罕见的心脏和中枢神经受累。网状青斑是小血管炎罕见的临床表现，这些表现在闭塞性或炎症性血管炎中更为常见。皮肤结节在中血管炎中更为常见，在小血管炎的患者中也可出现。溃疡在大中血管炎中更为常见，但可能会使与小血管炎相关的严重紫癜及水疱更为复杂。

对超敏性血管炎的患者进行仔细的体格检查，包括对心肺系统、骨骼肌肉系统及消化系统特定的观察至关重要。

四、辅助检查

（一）实验室检查

超敏性血管炎实验室检查的目的有两个，一是确定是否存在系统性疾病，二是判断预后。

目前尚无公认的诊断参考或标准检查流程。因此，需由临床医生根据患者临床症状及体征选择检查项目。所有患者均需行尿常规检查以评估是否存在肾脏疾患，有消化系统症状的患者需行粪隐血试验检查。全血细胞计数、血沉或 C 反应蛋白及血液生化检查必不可少。对于病因不明的患者应做血清学检查，包括抗核抗体、抗中性粒细胞胞质抗体（ANCA）、类风湿因子。对于儿童或成人，可能存在链球菌感染，因此应进行相应血清学检查（如链球菌酶或 ASO 滴度）。检测补体水平，包括总溶血补体（CH100 或 CH50）、C3 和 C4 水平对疑诊红斑狼疮或荨麻疹性血管炎的患者有意义。对于无其他明确病因的超敏性血管炎患者可行血清蛋白电泳及免疫固定电泳判断是否存在异性蛋白血症、冷球蛋白及丙型肝炎病毒抗体。以往认为乙肝与血管炎相关，但最近认为这种关联是由于合并感染丙型肝炎病毒（以往称非甲非乙型），而乙肝病毒表面抗原不能在所有患者中检测到。冷球蛋白通常也不能准确地检测到，类风湿因子阳性可提示存在冷球蛋白的可能性。针对 AIDS 高危人群及病因不明的患者应考虑检测HIV。直接免疫荧光镜检可帮助鉴别过敏性紫癜（IgA 相关性血管炎）。

（二）影像学检查

对于有呼吸系统症状的患者，拍摄胸片是常规检查之一。对于有严重血管炎症状的患者考虑行选择性血管造影检查。对于有发热和（或）心脏杂音的患者需行血培养及心脏彩超等检查。

五、组织学表现

小血管炎的诊断应由组织学证实。在成年患者中行皮肤活检术（最好在起病 24 小时内），但一般不在儿童中进行，因其临床表现相对典型。怀疑过敏性紫癜的患者，早期行皮肤直接免疫荧光病理检查发现血管周围 IgA 沉积可明确诊断。对于有严重血管炎症状的患者可考虑行肌肉或器官活检，但多数皮肤超敏性血管炎的患者不需行此类检查。若外周血涂片异常，骨髓穿刺及活检术有助于诊断。

皮肤活检病理表现为血管周围及血管壁多形核白细胞浸润，可见散在白细胞碎片、红细胞漏出及血管壁纤维素样坏死，这是一个动态过程，取样过早或过晚都可能导致不呈上述表现。此类病理表现并非超敏性血管炎特异性病理表现，在非血管炎性疾病中（如中性粒细胞皮肤病的腿部溃疡或某些昆虫噬咬后活检部位）亦可见。因此，诊断应将病理和临床表现相结合。

六、鉴别诊断

1. 嗜酸性肉芽肿性血管炎　主要累及中、小动脉，有上呼吸道症状，常有重度哮喘；周围血嗜酸性粒细胞增高。相较于超敏性血管炎，其并无药物服用史，且多无皮肤表现。

2. 淀粉样变　各脏器或组织均可累及，可出现类似皮肤改变。相较于超敏性血管炎，其并无药物服用史，且皮肤活检刚果红染色可予鉴别。

3. 胆固醇栓塞的皮肤表现　胆固醇栓塞是由于动脉粥样斑块破裂致胆固醇结晶剥离，随血流栓塞至外周远端血管，表现在皮肤上则为肢端坏疽、网状青斑和紫癜，与超敏性血管炎多有相似，但其无药物接触史，且因胆固醇结晶所致炎症激活，表现多有血沉、CRP 及嗜酸性粒细胞增高，活检可予鉴别。

4. 荨麻疹性血管炎的皮肤表现　可有药物接触史，基本表现为风团，其他皮损包括红斑、紫癜、血管性水肿，且可累及多脏器。其多有血沉增高，血清补体水平降低，抗体滴度阳性，循环免疫复合物增高。

5. 肉芽肿性血管炎（韦格纳肉芽肿）　主要侵犯上呼吸道、肺、肾，累及皮肤黏膜时，表现为紫癜、丘疹等，大部分患者以呼吸道症状为首发症状，而超敏性血管炎多不累及呼吸道。

6. 特发性血小板减少性紫癜　为无明显外源性病因引起的血小板减少，血常规示血小板计数减少，骨髓检查示巨核细胞数增多或正常，有成熟障碍，而超敏性血管炎多无此表现。

7. 感染性心内膜炎　多有不明原因发热 1 周以上，皮肤可表现为 Osler 结，Janeway 损害、瘀点，其血培养多为阳性，且心脏可闻及杂音强度和性质的变化，超声心动图可予确诊。

8. 结节性多动脉炎　为累及中、小动脉的坏死性血管炎，可累及人体任何器官。累及皮肤表现为紫癜、皮肤结节网状青斑等，累及肾脏表现为肌酐、尿素氮升高，但其无药物接触史，病理活检或血管造影可鉴别。

9. 血栓闭塞性脉管炎　多发于寒冷季节，以 20~40 岁男性多见，与吸烟有关，多表现为间歇性跛行，静息痛及肢端坏疽，且无药物接触史。

10. 血栓性血小板减少性紫癜　可因药物引起，表现为血小板减少性紫癜、微血管病性溶血、中枢神经系统症状、发热以及肾脏损害，称之为血栓性血小板减少性紫癜五联征。

七、治疗

一旦确诊为超敏性血管炎，首先需对患者全面评估，并给予相关特异性或非特异性治疗。

1. 一般治疗

（1）饮食方面：过敏原不能排除的情况下，可予以限制性饮食 2 周用以诊断和治疗。

（2）运动方面：因病变多引起下肢水肿等，可考虑抬高患肢或使用静脉压力袜。

2. 内科治疗

（1）识别致敏原并及时清除致敏原，可将病程缩短至 2 周左右。

（2）对于主要累及皮肤的慢性超敏性血管炎，应考虑使用无毒性的药物，而尽量避免系统性的使用糖皮质激素或免疫抑制剂；对于有皮肤症状，伴或不伴有关节表现的患者，可给予秋水仙碱或氨苯砜治疗；如表现为荨麻疹的皮损症状，可考虑给予抗组胺药物（包括镇静类与非镇静类药物）。某些情况下，可考虑药物联用以控制病情；某些患者对非甾体抗炎药反应良好。然而，对于疾病本身的控制，仍需选用秋水仙碱或氨苯砜。

（3）如患者有水疱或溃疡等表现，则需短期使用糖皮质激素以迅速控制病情；或患者有进展性或慢性的侵犯皮肤的表现，也需系统性的使用糖皮质激素或联用硫唑嘌呤、MTX 及吗替麦考酚酯以减少激素用量。

（4）如患者有严重的内脏受累，则需使用大剂量的糖皮质激素 [1~2mg/（kg·d），症状改善后，剂量即应逐步缓慢减少直至最小维持量，总疗程约为 2~4 个月] 以预防溃疡形成或加用免疫抑制剂（环磷酰胺、硫唑嘌呤、吗替麦考酚酯）以减少激素用量。

（5）生物制剂：美罗华（利妥昔单抗）在多种血管炎患者中得到使用，尤其是 ANCA 相关性血管炎，对于某些有慢性皮肤损害的小血管炎同样有效。

3. 外科治疗　除了因肿瘤所致的超敏性血管炎及控制疾病后发生顽固性的溃疡外，一般情况下不需外科治疗。

八、预后

本病预后取决于是否在潜在系统性损害后累及脏器。单纯性累及皮肤或关节者，大部分患者预后良好，可于治疗 3 个月内缓解，但也有极少数患者病情严重（多脏器累及或中枢神经系统累及）而预后恶劣。如有肉芽肿性多血管炎、结节性动脉炎或其他坏死性血管炎基础病，患者发病率及病死率增加。本病一旦缓解则很少复发，但亦有极少数患者可反复复发和转为慢性，成为治疗中的难题。

（吴孝菊）

第三节　低补体血症荨麻疹性血管炎综合征

一、概述

荨麻疹性血管炎（UV）是皮肤血管炎的一种变异，临床上表现为单个皮损呈伴有瘙痒或灼痛的红色水肿性斑块或风团，持续超过 24 小时，消退后留下出血点或色素沉着斑，组织病理学表现为 LCV（LCV）改变的临床病理症候群，严重者伴关节痛、低补体血症，甚至多系统受累。UV 的皮损、实验室检查和组织病理等呈一病谱性改变，轻者有慢性特发性荨麻疹样皮损但血清补体正常，称为正常补体性荨麻疹性血管炎（NUV）；有慢性特发性荨麻疹样皮损且血清补体降低的称为低补体性荨麻疹性血管炎（HUV），可为特发性或继发于系统性炎症疾病，如系统性红斑狼疮等；最严重也是最少见的为低补体血症荨麻疹性血管炎综合征（HUVS），常伴发严重的血管性水肿、喉头水肿、眼部炎症、关节炎、关节痛、阻塞性肺疾病、周期性腹痛和肾小球肾炎且抗 C1q 抗体阳性。NUV、HUV 和 HUVS 代表 UV 的进展过程，但也有学者认为三者系独立疾病。

二、病因

发病机制目前尚不清楚，在这些学说中特别受到关注的是血管损伤，抗 C1q 自身抗体及 HUVS 和其他疾病如结缔组织病的相关性。血管损伤的机制可能与免疫复合物、T 细胞应答、抗 C1q 自身抗体有关。

体液免疫系统复杂的级联反应可能是荨麻疹样皮损、血管性水肿和阻塞性肺疾病的发病机制：C1q 沉淀素（1q-p 也称为抗 C1q 抗体/C1q）是针对 C1q 胶原样区的低分子量（7S）IgG 型自身抗体，与 C1q 结合形成 C1q-抗 C1q 复合物后以 Fc 段依赖模式激活补体经典途径（C3a 和 C5a），使血清总补体（CH50）和 C1q 明显降低。级联过程能产生过敏毒素，使肥大细胞脱颗粒以及产生趋化因子和细胞因子，共同导致血管通透性增加，炎症细胞浸润和免疫复合物的沉积，导致组织破坏和水肿。

100% 的 HUVS 和 35% 的 SLE 血清中可检测到抗 C1q 自身抗体 IgG2，其结合 C1q 胶原样区，提示 HUVS 和 SLE 的抗 C1q 自身抗体结合于相同的抗原决定基。然而，有证据显示 HUVS 和 SLE 有截然不同的血清特异性 C1q 反应 IgG。免疫印迹分析表明 HUVS 血清中存在结合于胶原二聚体的 C1 碎片和 C1q 链，而 SLE 血清中无。进一步的证据表明 HUVS 血清中有特有的酶原（C1r-C1s）复合物，而 SLE 血清中有高浓度的 C1 抑制复合物，C1r 和 CI。因此，不同的特异性 C1q 反应 IgG 可能在 HUVS 和 SLE 的发病机制中起到重要的作用。

HUVS 相关性阻塞性肺疾病的确切机制目前未知，但抗 C1q 自身抗体显然起到重要作用。可能的机制是：C1q 沉淀素可以结合到肺泡表面活性剂蛋白质的胶原样区，与肺毛细血管和小静脉的血管炎一起导致阻塞性肺疾病的发生。研究发现，中性粒细胞弹性蛋白酶在 HUVS 的血管炎病变区高表达，其可以水解补体蛋白和结缔组织成分。也有学者提出胶原蛋白或胶原样分子是免疫细胞而不是特定抗体的降解目标，这可能解释了 HUVS 患者慢性阻塞性肺疾病发病和死亡的机制。

已知抗 dsDNA 抗体参与肾小球肾炎发病过程，抗 C1q 自身抗体通过与 dsDNA-抗 dsDNA 复合物中 C1q 结合，使复合物可溶性降低而沉积损伤肾小球。抗内皮细胞抗体（aECA）与内皮细胞结合也激活补体产生 C3a、C5a 和 C5b-9 损伤血管内皮，导致血管通透性增加、红细胞外渗、血管周围炎细胞浸润、甚至内皮细胞坏死和血栓形成，出现临床所见风团、血管性水肿、紫癜等皮损。

C1q 被证明参与 T 细胞的激活和抑制。CIC 协同 C1q 激活 T 细胞。抗 C1q 自身抗体可能干扰凋亡细胞的清除，影响自身免疫的诱导和表达。然而在 HUVS 中 T 细胞反应参与的免疫调节通路目前尚不清楚。已知角质形成细胞凋亡小体可结合 C1q，而其是 SLE 的免疫原。因此，结合凋亡小体的 C1q 新的抗原决定簇的表达可能引发免疫反应。

三、临床表现

HUVS 是一种罕见的疾病，由 McDuffie 等于 1973 年首次提出。目前被认为是一种自身免疫性疾病，可累及多系统器官。5%~10%慢性荨麻疹患者的被证实为 UV，其中略低于 5%的患者为 HUVS。HUVS 主要发生于年轻女性，男女比例为 1：8，亦可累及儿童。8%SLE 患者患有 HUVS，54%HUVS 患者在随访期间被诊断为 SLE。

1. 皮损　HUVS 的主要临床表现为复发性荨麻疹样皮疹。患者出现血管性水肿，常发生于口唇、舌头、眶周和手，常为 HUVS 首发症状。皮疹持续超过 24 小时，消退后留有色素沉着。少见皮损包括环状红斑、多形红斑、匍行性回状红斑、网状青斑、雷诺现象。严重者出现紫癜、出血性水疱，甚至溃疡、坏死等。

2. 关节受累　关节痛和关节炎是 HUVS 最常出现的系统损害，约有 50%的患者出现，可发生于任何关节，常具有游走性和短暂性，手、肘、足、踝、膝等外周关节易受累。严重者可导致关节畸形，若伴有 Jaccoud 关节病预示主动脉瓣和二尖瓣瓣膜病变发生率增加。

3. 肺部受累　肺部症状包括呼吸困难、咳嗽、咯血、胸腔积液和慢性阻塞性肺疾病（COPD）。50%的 HUVS 患者伴中重度肺气肿性 COPD，是 HUVS 常见死因之一。80%~100%的 HUVS 患者血清抗 C1q 抗体阳性与阻塞性肺疾病有关。超过一半的 HUVS 患者被发现发生肺气肿，但缺乏临床症状。Jones 等发现 HUVS 相关肺气肿往往发生较早（通常是在 30 岁之前），在做出临床诊断的 2 年前即可发生。吸烟和 HUVS 可能协同作用于肺弹力纤维化过程，但在不吸烟 HUVS 中也可发生肺气肿。

4. 胃肠道受累　大约 30%的 HUVS 患者出现胃肠道症状，如疼痛、恶心、呕吐、腹泻、腹水与浆膜炎，肝、脾肿大。腺癌的报道并不少见。

5. 肾脏受累　50%以上的 HUVS 患者伴肾脏受累，但症状轻微且预后良好，只有个别患者需肾脏透析治疗。常表现为蛋白尿、镜下血尿，肾活检显示膜性肾小球肾炎、膜增生性肾小球肾炎、毛细血管内或毛细血管外肾小球肾炎等，但多为非进行性。只有在蛋白尿（>1g/d）或急性、慢性进行性肾衰竭时可行肾活检。儿童 HUV 肾脏受累症状更重。

6. 眼部受累　30%的 HUVS 患者伴眼部受累如结膜炎、巩膜炎、虹膜炎、葡萄膜炎、视神经盘或视网膜血管炎，甚至眼球萎缩。

7. 心血管受累　心脏受累包括瓣膜异常（同时关节畸形存在）和充血性心力衰竭。

8. 神经系统受累　中枢神经系统受累极少，包括癫痫、单神经炎、脑神经麻痹、轴突神经病变、无菌性脑膜炎、假性脑病、横断性脊髓炎、周围神经病变等。

9. 运动系统受累 肌肉活检示慢性肌炎，但无肌病症状。

10. 其他 约10%患者伴发热、疲乏等全身症状。HUVS也可能与恶性肿瘤相关，特别是霍奇金和非霍奇金淋巴瘤，可能是长期的B淋巴细胞受刺激所致，但这种机制还没有完全建立。

四、辅助检查

（一）实验室检查

1. 血沉 常见血沉加快，见于29%的NUV患者和50%的HUV患者，为非特异性指标，与病情严重度或有无系统受累无关。

2. 补体 所有HUVS患者C1q水平下降，C3和C4也明显减少，与疾病的严重程度相关。

3. 免疫指标 HUVS呈ANA阴性或低滴度阳性，合并SLE时抗dsDNA和抗Sm抗体阻性。70%的HUVS患者呈aECA阳性。几乎所有HUVS患者呈C1q抗体阳性。偶见抗磷脂抗体、抗甲状腺抗体阳性、类风湿因子阳性。部分患者CIC阳性，血清IgA、IgG尤其是IgG4升高。

4. 其他 外周血白细胞升高、轻度贫血。蛋白尿、脓尿和血尿。

（二）影像学及其他检查

受累器官相应的检查出现阳性结果，如胸部X光片，肺功能检查，支气管肺泡灌洗，关节、骨骼的X射线、超声心动图等。

五、组织病理和免疫病理

HUVS是一个临床诊断，基于UV的存在和多器官系统受累的典型特征。UV主要累及小静脉，组织病理上呈LCV改变，包括血管内皮细胞肿胀，血管壁纤维素样变，小静脉内及周围中性粒细胞、单核细胞和嗜酸性粒细胞浸润，伴核尘和红细胞外渗，严重者血栓形成甚至血管破坏。但现实中组织病理上真正有典型LCV征象的很少，更多表现为淋巴细胞为主伴有嗜酸性粒细胞的血管炎。这是因为皮损形成24小时内以中性粒细胞浸润为主，48小时后以淋巴细胞为主。因此，一些学者认为具有混合性炎细胞浸润、内皮细胞肿胀和红细胞漏出，即使没有核尘和纤维蛋白沉积亦可诊断UV。因此LCV的诊断性病理活检应取于早期病变。

可行直接免疫荧光（DIF）检查，尤其应对活动期皮损基底膜带（BMZ）和血管壁呈颗粒状免疫球蛋白（IgM、IgG和IgA）、补体C3和（或）纤维素沉积情况进行检查。HUVS IgG和（或）补体C3沉积预示其发展为SLE或肾脏疾病可能。

六、诊断

HUVS的主要临床表现为反复发作的慢性荨麻疹样皮损反复发生，持续超过24小时，伴灼热或疼痛，消退后留下瘀斑或色素沉着斑，常常伴有系统症状，包括严重血管性水肿、喉头水肿、眼部炎症、关节炎、关节痛、阻塞性肺疾病、复发性腹痛、肾小球肾炎；组织病理表现为LCV；实验室检查结果为较低水平的血C1q、C4及不同程度降低的C3水平，血清抗C1q抗体阳性。

HUVS的诊断标准为：

1. 反复荨麻疹样皮损持续6个月。

2. 低补体血症；及至少 2 项次要指标 ①LCV。②关节痛或关节炎。

3. 葡萄膜炎、巩膜炎或结膜炎。

4. 肾小球肾炎。

5. 腹痛。

6. Clq 抗体阳性。

七、鉴别诊断

1. SLE 两者的鉴别诊断非常困难，50% 的 HUV 患者呈 ANA 阳性并符合 SLE 诊断标准，三分之一的 SLE 患者抗 C1q 抗体阳性，80% 抗 C1q 抗体阳性 SLE 患者伴有肾小球肾炎，且两者活动期均有低补体血症和多系统受累。根据诊断 SLE 的 ACR 标准（11 条），典型的皮损和高滴度抗 dsDNA 抗体或抗 Sm 抗体可排除 HUVS。

2. 混合性冷球蛋白血症 混合性冷球蛋白血症的冷沉淀中单克隆免疫球蛋白和高浓度冷球蛋白呈阳性。

3. 混合结缔组织病 与 HUVS 的区别主要是前者抗 U1-RNP 抗体阳性。

八、治疗

目前缺乏严格对照的 HUVS 治疗研究，也无一种治疗措施普遍有效，治疗措施取决于病情严重程度。

1. 抗组胺药物治疗 血清补体水平正常期间，症状具有一定的自限性，无须治疗或单用抗组胺药物治疗，但抗组胺药只能控制瘙痒，不能干预炎症级联反应和免疫复合物的形成，不能改变病变进程。

2. 氨苯砜 单用氨苯砜可使皮损消退，但需注意其不良反应。严重病例可联用类固醇皮质激素或免疫抑制剂。

3. 抗疟药 虽然治疗的机制尚不清楚，但是患者有一定疗效。

4. 糖皮质激素 伴系统性损害者及早应用可预防肾损害。初始剂量一般相当于泼尼松 1mg/（kg·d），症状控制后逐渐减量维持。但停用后易复发，需长期维持。

5. 免疫抑制剂 严重病例可联用免疫抑制剂如硫唑嘌呤、环磷酰胺、环孢素、吗替麦考酚酯等以减少激素的用量和不良反应。环孢素可明显减轻 HUVS 患者慢性阻塞性肺疾病（COPD）气道阻塞症状，但 MTX 效果不佳并可能加重病情。

6. 血浆置换 常用于高度活动患者，可降低 CIC，但作用短暂，停用数天症状常复发，联用免疫抑制剂以阻止抗 CIC 抗体产生则治疗效果更佳，静脉注射丙种球蛋白也有效。

7. 其他非甾体抗炎药 如吲哚美辛、布洛芬、奥沙普秦等可试用，对缓解关节疼痛症状可能是有益的。秋水仙碱可减少类固醇皮质激素用量。

8. 静脉注射丙种球蛋白 已经被用于肾功能迅速衰竭或新月形肾小球肾炎。

9. 生物制剂 IL-1 受体拮抗剂阿那白滞素、抗 B 细胞抗体利妥昔单抗和人源化 IgE 单克隆抗体奥马珠单抗的疗效尚待评估。

九、病程及预后

由于 HUVS 和 SLE 均为可致命的疾病，因此谨记两者重叠可能导致疾病快速进展和预后不良。因此，所有诊断为 HUVS 的患者，应确认是否合并 SLE，反之亦然。

吸烟是 HUVS 合并肺部疾病的重要危险因素之一，使其发病率和死亡率增加。C1、C2 和 C4 的下降或缺乏倾向于发展为自身免疫性疾病。有关 HUVS 补体水平的研究发现低补体血症的严重程度，不仅是临床症状和体征严重程度的指标，而且与疾病的严重程度平行，预示预后较差。

（李明涵）

第四节　多发性大动脉炎

一、概述

多发性大动脉炎是一种原因不明的血管炎，主要累及主动脉及其主要分支，多见于年轻女性。本病以日本眼科医生 Takayasu 的名字命名，他在 1908 年首次报道了该病，描述了一名由于大血管血管炎引起视网膜缺血并导致视网膜动静脉吻合的年轻女性患者的情况。

二、病因

病因迄今尚不明确，一般认为可能由以下因素所致。

1. 遗传因素　从 1970 年以来，日本共发现 10 对近亲如姐妹、母女等患有此病，且研究表明本病与 HLA 系统中 BW40、BE52 位点、HLA-D 有密切关系，属显性遗传。因此，认为多发性大动脉炎有先天遗传因素。

2. 感染　多见的致病菌有结核分枝杆菌和链球菌。感染引起血管壁的变态反应或引发自身免疫反应。有报道本病患者可同时有肺部或肺外结核病灶，特别是动脉周围及主动脉旁有结核病灶，48% 的患者有结核病史，86% 患者结核菌素试验阳性。在病理上有类似结核损害的朗格汉斯细胞肉芽肿。亦有人认为本病与风湿热有关。

3. 雌性激素　本病以青年女性多见，而这一时期正是女性各类激素高峰期，有人实验证明，本病病例月经周期中雌激素分泌的双峰模式消失，卵泡期雌激素总量明显高于正常女性，而雌激素能明显降低动脉壁糖原分解的活动力，使动脉壁受损。这可能与雌激素引起动脉平滑肌萎缩，导致血管炎症反应，使受累血管出现内膜的成纤维组织增厚，中膜增厚或变薄，纤维变性，纤维组织和弹性纤维断裂、重叠或消失有关。也有认为雌激素引起动脉中膜某些酶活性的降低，是动脉壁炎症性改变的机制。

4. 自身免疫反应　在本病的早期和活动期，常有四肢关节、肌肉痛，低热等类似风湿病的表现，血沉增快，血液中的丙种球蛋白值和抗主动脉抗体效价增高，ASO 滴度升高，应用肾上腺皮质激素治疗有效。所以，多数学者认为本病是一种自身免疫性疾病。

多发性大动脉炎是由于感染、药物等因素作用于机体后，引起免疫反应，自身免疫的功能失调，使大动脉壁具有抗原性，而机体的免疫活性细胞对它不能识别，与该抗原结合后产生抗主动脉抗体，并作用于大动脉壁，发生抗原抗体反应，形成免疫复合物，沉积在血管壁，发生非特异性炎症，造成免疫损伤，进而导致大动脉狭窄和闭塞。

· 209 ·

三、病理

基本病变呈急性渗出、慢性非特异性炎症和肉芽肿表现。主要累及弹力动脉，如主动脉及其主要分支、肺动脉，冠状动脉等。约84%的患者病变侵及2支以上动脉，以主动脉分支起始部较显著，从动脉中层及外膜开始波及内膜的全层动脉壁病变，呈节段性而不规则的增生和纤维化，受累动脉管腔有不同程度狭窄或闭塞，偶合并血栓形成。部分动脉壁弹力纤维和平滑肌断裂，动脉壁变薄，使该处动脉局限性扩张或形成动脉瘤。

四、临床表现

1. 全身症状　在局部症状或体征出现前，少数患者可有全身不适、易疲劳、发热、食欲不振、恶心、出汗、体重下降、肌痛、关节炎和结节红斑等症状，可急性发作，也可隐匿起病。当局部症状或体征出现后，全身症状可逐渐减轻或消失，部分患者则无上述症状。

2. 局部症状与体征　按受累血管不同，出现相应器官缺血的症状与体征，如头痛、头晕、晕厥、卒中、视力减退、四肢间歇性活动疲劳，肱动脉或股动脉搏动减弱或消失，颈部、锁骨上下区、上腹部、肾区出现血管杂音，两上肢收缩压差>10mmHg。

3. 临床分型　根据病变部位可分为4种类型：头臂动脉型（主动脉弓综合征）、胸-腹主动脉型、广泛型和肺动脉型。

（1）头臂动脉型：颈动脉和椎动脉狭窄和闭塞，可引起脑部不同程度的缺血，出现头昏、眩晕、头痛，记忆力减退，单侧或双侧视物有黑点，视力减退，视野缩小甚至失明，咀嚼肌无力和咀嚼疼痛。少数患者因局部缺血产生鼻中隔穿孔，上腭及耳郭溃疡，牙齿脱落和面肌萎缩。脑缺血严重者可有反复晕厥、抽搐、失语、偏瘫或昏迷。上肢缺血可出现单侧或双侧上肢无力、发凉、酸痛、麻木，甚至肌肉萎缩。颈动脉、桡动脉和肱动脉搏动减弱或消失（无脉征）。约半数患者于颈部或锁骨上部可听到2/6级以上收缩期血管杂音，少数伴有震颤，但杂音响度与狭窄程度之间并非完全成比例，轻度狭窄或完全闭塞的动脉，杂音不明显。血流经过扩大弯曲的侧支循环时，可以产生连续性血管杂音。

（2）胸-腹主动脉型：由于缺血，下肢出现无力、酸痛、皮肤发凉和间歇性跛行等症状，特别是髂动脉受累时症状最明显。肾动脉受累出现高血压，可有头痛、头晕、心悸。高血压为本型的一项重要临床表现，尤以舒张压升高明显，主要是肾动脉狭窄引起的肾血管性高血压；此外胸降主动脉严重狭窄，使心排出血液大部分流向上肢，可引起上肢血压升高；主动脉瓣关闭不全可导致收缩期高血压等。部分患者胸骨旁或背部脊柱两侧可闻及收缩期血管杂音，其杂音部位有助于判定主动脉狭窄的部位及范围。如胸主动脉严重狭窄，于胸壁可见浅表动脉搏动，血压上肢高于下肢。大约80%患者于上腹部可闻及2/6级以上高调收缩期血管杂音，在主动脉瓣区可闻及舒张期杂音。

（3）广泛型：具有上述2种类型的特征，属多发性病变，多数患者病情较重。

（4）肺动脉型：本病合并肺动脉受累并不少见，约占50%，上述3种类型均可合并肺动脉受累，单纯肺动脉受累者罕见。肺动脉高压大多为一种晚期并发症，约占1/4，多为轻度或中度，重度则少见。临床上出现心悸、气短，重者心功能衰竭，肺动脉瓣区可闻及收缩期杂音和肺动脉瓣第2心音亢进。

五、辅助检查

（一）实验室检查

无特异性实验室指标。

1. 红细胞沉降率（ESR） 是反映本病疾病活动的一项重要指标。疾病活动时 ESR 可增快，病情稳定后 ESR 恢复正常。

2. C 反应蛋白 其临床意义与 ESR 相同，为本病疾病活动的指标之一。

3. 抗结核菌素试验 如发现活动性结核灶应抗结核治疗。对结核菌素强阳性反应的患者，在经过仔细检查后，仍不能排除结核感染者，可试验性抗结核治疗。

4. 其他 少数患者在疾病活动期白细胞增高或血小板增高，也为炎症活动的一种反应。可出现慢性轻度贫血，高免疫球蛋白血症比较少见。

（二）影像学检查

1. 彩色多普勒超声检查 可探查主动脉及其主要分支狭窄或闭塞（颈动脉、锁骨下动脉、肾动脉等），但对其远端分支探查较困难。

2. 造影检查 ①血管造影：可直接显示受累血管管腔变化、管径大小、管壁是否光滑、受累血管的范围和长度，但不能观察血管壁厚度的改变。②数字减影血管造影（DSA）：是一种数字图像处理系统，为一项较好的筛选方法，本法优点为操作较简便，反差分辨率高，对低反差区域病变也可显示。对头颅部动脉、颈动脉、胸腹主动脉、肾动脉、四肢动脉、肺动脉及心腔等均可进行此项检查。缺点是对脏器内小动脉，如肾内小动脉分支显示不清。③CT 和 MRI：增强 CT 可显示部分受累血管的病变，发现管壁强化和环状低密度影提示为病变活动期；MRI 能显示出受累血管壁的水肿情况。

六、诊断

1. 临床诊断 40 岁以下女性，具有下列表现 1 项以上者，应怀疑本病。①单侧或双侧肢体出现缺血症状，表现为动脉搏动减弱或消失，血压降低或测不出。②脑动脉缺血症状，表现为单侧或双侧颈动脉搏动减弱或消失，以及颈部血管杂音。③近期出现的高血压或顽固性高血压。伴有上腹部 2/6 级以上高调血管杂音。④不明原因低热，闻及背部脊柱两侧或胸骨旁、脐旁等部位或肾区的血管杂音，脉搏有异常改变者。⑤无脉及有眼底病变者。

2. 诊断标准 采用美国风湿病学会的分类标准：①发病年龄≤40 岁，40 岁前出现症状或体征。②肢体间歇性运动障碍，活动时 1 个或多个肢体出现逐渐加重的乏力和肌肉不适，尤以上肢明显。③肱动脉搏动减弱，一侧或双侧肱动脉搏动减弱。④血压差>10mmHg，双侧上肢收缩压差>10mmHg。⑤锁骨下动脉或主动脉杂音，一侧或双侧锁骨下动脉或腹主动脉闻及杂音。⑥血管造影异常，主动脉一级分支或上下肢近端的大动脉狭窄或闭塞，病变常为局灶或节段性。且不是由动脉硬化、纤维肌发育不良或类似原因引起。符合上述 6 项中的 3 项者可诊断本病。此诊断标准的敏感性和特异性分别是 90.5% 和 97.8%。

七、鉴别诊断

1. 先天性主动脉缩窄 多见于男性，血管杂音位置较高，限于心前区及背部，全身无炎症活动表现，胸主动脉造影见特定部位狭窄（婴儿在主动脉峡部，成人位于动脉导管相接处）。

2. 动脉粥样硬化　常在 50 岁后发病，伴动脉硬化的其他临床表现，血管造影有助于鉴别。

3. 肾动脉纤维肌发育不良　多见于女性，肾动脉造影显示其远端 2/3 及分支狭窄，无大动脉炎的表现，病理检查显示血管壁中层发育不良。

4. 血栓闭塞性脉管炎（Buerger 病）　好发于有吸烟史的年轻男性，为周围慢性血管闭塞性炎症。主要累及四肢中小动脉和静脉，下肢较常见。表现为肢体缺血、剧痛、间歇性跛行，足背动脉搏动减弱或消失，游走性浅表静脉炎，重症可有肢端溃疡或坏死等，与大动脉炎鉴别一般并不困难。

5. 白塞病　可出现主动脉瓣及其他大血管的病变，但白塞病常有口腔溃疡、外阴溃疡、葡萄膜炎、结节红斑等，针刺反应阳性。

6. 结节性多动脉炎　主要累及内脏中小动脉，与大动脉炎表现不同。

八、治疗

本病约 20% 为自限性，在发现时疾病已稳定，对这类患者如无并发症可随访观察。对发病早期有上呼吸道、肺部或其他脏器感染因素存在。应有效地控制感染，对防止病情的发展可能有一定意义。高度怀疑有结核菌感染者，应同时抗结核治疗。常用的药物有糖皮质激素和免疫抑制剂。

1. 糖皮质激素　激素仍是本病主要的治疗药物，及时用药可有效改善症状，缓解病情。一般口服泼尼松每日 1mg/kg，维持 3~4 周后逐渐减量，每 10~15 天减总量的 5%~10%，通常以 ESR 和 C 反应蛋白下降趋于正常为减量的指标，剂量减至每日 5~10mg 时，应长期维持一段时间。活动性重症者可试用大剂量甲泼尼龙静脉冲击治疗。但要注意激素引起的库欣综合征、感染、高血压、糖尿病、精神症状和胃肠道出血等不良反应，长期使用要防治骨质疏松。

2. 免疫抑制剂　免疫抑制剂联合糖皮质激素能增强疗效。常用的免疫抑制剂为环磷酰胺、MTX 和硫唑嘌呤等。环磷酰胺可每日口服 2mg/kg 或冲击治疗，每 3~4 周 0.5~1.0g/m²，病情稳定后逐渐减量。MTX 每周 5~25mg 静脉注射、肌内注射或口服。硫唑嘌呤每日口服 2mg/kg。有报道环孢素、吗替麦考酚酯、来氟米特等有效。在免疫抑制剂使用中应注意查血、尿常规和肝、肾功能，以监测不良反应的发生。

3. 生物制剂　近年来有报道使用 TNF 拮抗剂可使大动脉炎患者症状改善、炎症指标好转，但缺乏大样本的临床验证资料。TNF-α 单克隆抗体及 TNF 受体-抗体融合蛋白均可试用。2004 年 Hoffman 等首次报道将 TNF-α 拮抗剂用于 15 例常规治疗无效的 TA 患者，其中 7 例接受了依那西普治疗，8 例接受了英夫利西单抗治疗，结果其中 67%（10/15）获持续病情缓解（无新发血管损害且停用糖皮质激素）1.0~3.3 年，27%（4/15）获部分缓解（减少糖皮质激素用量至少 50%），仅 1 例治疗无效（发生了新的血管损害，糖皮质激素未能减量）。此后陆续有 TNF-α 拮抗剂治疗 TA 文献刊出，结果均显示 TNF-α 拮抗剂对大部分患者疗效肯定。Buonuomo 等报道两例分别为 14 岁和 16 岁的女性儿童应用英夫利西单抗，结果显示 TNF-α 拮抗剂对儿童 TA 同样安全有效。

4. 扩血管、抗凝，改善血液循环　使用扩血管、抗凝药物治疗，能部分改善因血管狭窄较明显所致的一些临床症状，如地巴唑 20mg，每日 3 次；阿司匹林 75~100mg，每日 1 次；双嘧达莫（潘生丁）50mg，每日 3 次等。研究发现机体高凝状态可能是 TA 患者受累血管狭窄或闭塞的重要原因，长期抗血小板治疗可以减少 TA 患者缺血事件的发生。de Souza 等分析了 48 例 TA 患者，其中 62.5% 应用抗血小板药，12.5% 应用抗凝药，研究发现缺血事件组抗血小板药物应用率显著低于无缺血事件组，但两组患者抗凝血药的应用率无显著性差异。多元回归分析发现仅长期应用抗血小板药和缺血事件的降低显著相关。对高血压患者应积极控制血压。

5. 经皮腔内血管成形术 经皮腔内血管成形术为大动脉炎的血管重建开辟了一条新途径，主要包括经皮球囊扩张成形术和血管内支架置入术。TA病变为炎症性，支架为血管内异物，会加重炎症反应，再狭窄和闭塞率高，而单纯球囊扩张术不残留异物，又可以反复施行，故一般首选经皮球囊扩张成形术；如用普通球囊很难扩开病变血管，可选用切割球囊，多能获得较好的效果；如球囊扩张成形术失败才考虑行血管内支架置入术。另外，药物涂层球囊预防再狭窄可能更有效，但尚未见用于TA患者的报道。对经皮腔内血管成形术无法实施或治疗失败的病变，可考虑行外科手术治疗。

6. 外科手术治疗 手术目的主要是解决肾血管性高血压及脑缺血。①单侧或双侧颈动脉狭窄引起的脑部严重缺血或视力明显障碍者，可行主动脉及颈动脉人工血管重建术、内膜血栓摘除术或颈部交感神经切除术。②胸或腹主动脉严重狭窄者，可行人工血管重建术。③单侧或双侧肾动脉狭窄者，可行肾脏自身移植术、血管重建术和支架置入术，患侧肾脏明显萎缩者可行肾切除术。④颈动脉窦反射亢进引起反复晕厥发作者，可行颈动脉体摘除术及颈动脉窦神经切除术。⑤冠状动脉狭窄可行冠状动脉搭桥术或支架置入术。TA患者中冠状动脉受累为10%~30%，且大部分为冠状动脉开口处病变。如累及冠状动脉导致左主干或前降支严重狭窄或闭塞，保守治疗预后往往较差，多数患者死于心脏事件，故应在炎症控制后尽早行血运重建治疗。文献多推荐实施冠状动脉搭桥术。由于TA常同时侵及头臂动脉及锁骨下动脉，进而可能累及乳内动脉，故TA的冠状动脉搭桥术中，一般不使用乳内动脉，而尽可能应用全静脉化。由于TA患者多比较年轻，而静脉桥血管能保持通畅的时间一般在十年左右，已有一些研究尝试经皮冠状动脉成形术，但再狭窄率高。已有文献报道药物涂层支架置入术近期疗效好，但远期通畅率仍有待研究，可作为冠状动脉搭桥术的过渡性治疗措施。另外，已有研究报道药物涂层球囊在动脉粥样硬化患者冠脉病变的初步应用结果，用于TA的治疗能否取得更好的疗效有待进一步研究。

九、预后

本病为慢性进行性血管病变，如病情稳定，预后好。预后主要取决于高血压的程度及脑供血情况，早期糖皮质激素联合免疫抑制剂积极治疗可改善预后。其并发症有脑出血、脑血栓、心力衰竭、肾衰竭、心肌梗死、主动脉瓣关闭不全、失明等。死亡原因主要为脑出血、肾衰竭。如果腹主动脉没有受累，而且医疗护理良好，患者对妊娠的耐受性相对较好。

（李明涵）

第十二章 重叠综合征

在疾病分型中，依据症状和体征归类起着重要的先导作用。随着对疾病认识的深入，人们可以按照独特的病理学表现、特异的实验室检查及遗传相关性来更为精确地定义疾病分组。在目前的分类中，自身免疫性结缔组织病（AICTD）主要包含以下6种：

1. 系统性红斑狼疮。

2. 硬皮病。

3. 多发性肌炎。

4. 皮肌炎。

5. 类风湿关节炎。

6. 干燥综合征。

这6种典型的AICTD都是描述性综合征，没有诊断的金标准。诊断一种分化良好的AICTD通常很容易，无须进行广泛的检查。但在早期，它们常有许多共同的表现，如雷诺现象、关节痛、肌痛、食管功能失调和抗核抗体阳性，此时往往不易诊断，此时通常称之为未分化结缔组织病（UCTD）。这些患者中大约有35%具有临床上的重叠症状，大多数则分化为与某一传统AICTD相一致的临床表型。某些情况下，一种AICTD可随时间推移演变为另一种AICTD。

向典型的AICTD演变或维持重叠状态，常与特定的血清学指标和主要组织相容性抗原有关。尽管大部分风湿病学家偏爱用典型的AICTD范例来思考病例，但应用血清学检查和人白细胞抗原分型将有助于更好地理解疾病的临床表现和预后。在这方面已有一项研究对重叠综合征与血清学的相关性做了详细的分析，为理解AICTD的临床异质性提供了新的认识。自身抗体的临床相关性已有很多报道（表12-1）。

表 12-1　自身抗体与临床表现之间的关系

自身抗原	临床相关性
类风湿因子	RA，侵蚀性关节炎，冷球蛋白血症
环瓜氨酸肽	RA
核小体	SLE，Scl，MCTD
蛋白酶体	SLE，PM/DM，干燥综合征，多发性硬化
Sm snRNP	SLE
组蛋白 H1、H2A、H2B、H3、H4	SLE，UCTD，RA，PBC，泛发性硬斑病
核糖体 P	SLE 精神症状
dsDNA	SLE，肾小球肾炎，血管炎

自身抗原	临床相关性
ACL/β_2-糖蛋白	SLE，血栓形成，血小板减少，流产
非 β_2-糖蛋白依赖性 ACL	MTCD（与 APL 综合征无关）
U1-RNP 的 68kD 肽段	MCTD，雷诺现象，肺动脉高压
U1 snRNP	MCTD，SLE，PM
hnRNP-A2（也称为 RA-33）	MCTD，RA，SLE 和 Scl 中侵蚀性关节炎
Ro/La	干燥，SLE，先天性心脏传导阻滞，光敏感，PBC
胞衬蛋白	干燥，青光眼，烟雾病
血小板衍生生长因子	弥漫性和局限性 Scl
拓扑异构酶 I（Scl-70）	弥漫性 Scl 伴明显的器官受累
着丝点	局限性 Scl，CREST，雷诺现象，肺动脉高压，PBC
Th/To	局限性 Scl
U3-snRNP	局限性 Scl
hnRNP-1	Scl（弥漫性早期及局限性）
RNA 聚合酶 I 和 III	Scl（弥漫性伴肾血管性高血压）
核仁纤维蛋白	严重的全身性 Scl
Ku	肌炎重叠，原发性肺动脉高压，Graves 病
U5-snRNP	肌炎重叠
PM/Scl	肌炎与关节炎、皮肤损害、技工手重叠
信号识别颗粒	肌炎重叠（严重的心脏病病程）
抗合成酶（Jo-1、PL-7、PL-12）	肌炎与关节炎和间质性肺病重叠
Mi-2	皮肌炎
蛋白酶 3	肉芽肿性血管炎（既往称 Wegener 肉芽肿），肺毛细血管炎
髓过氧化物酶	Churg-Straus，寡免疫沉积型肾小球肾炎
内皮细胞	肺动脉高压，严重指端坏疽
α-烯醇化酶	白塞病，RA，MCTD，Scl，大动脉炎
血管紧张素转化酶 2	AUCTD 伴血管病变

注：ACL，抗心磷脂；AICTD，自身免疫性结缔组织病；APL，抗磷脂综合征；CREST，钙质沉着、雷诺现象、食管功能障碍、指端硬化和毛细血管扩张综合征；DM，皮肌炎；hn，核不均一；MCTD，混合性结缔组织病；PBC，原发胆汁性肝硬化；PM，多肌炎；RA，类风湿关节炎；RNP，核糖核蛋白颗粒；SLE，系统性红斑狼疮；sn，小核；UCTD，未分化结缔组织病。

第一节　流行病学

AICTD 的发病率报道不一，与研究方法、自然偏差及种族差异有关。通常认为干燥综合征最高（0.5%~3.6%），而 SLE 的发病率较低［（15~50）/10 万］。硬皮病、多肌炎、皮肌炎属于较为少见的 AICTD，其发病率低于 10/10 万。越来越多的证据证实，硬皮病和肌炎重叠综合征较单纯的硬皮病和肌炎更为常见。唯一的关于重叠综合征的流行病学调查来自日本，报道的混合性结缔组织病（MCTD）的发病率为 2.7/10 万。MCTD 通常散发，但也有一些家族聚集性发病的报道。与 SLE 不同，日光照射不会加重 MCTD 患者的病情。同样，尽管在普鲁卡因胺治疗初期会短暂出现抗 RNP 抗体，尚未发现药物暴露与 MCTD 的发病有关。迄今为止，仅有氯乙烯和二氧化硅被认为是 MCTD 的环境致病因素。

（刘伟伟）

第二节　自身免疫与重叠综合征

令人信服的证据表明，自身免疫常常由亚细胞颗粒成分来源的抗原诱导产生，特别是剪接体、核小体和蛋白酶体。

一、剪接体成分的自身免疫性

剪接体的某些成分是 AICTD 中自身免疫的常见靶点。此外，与在凋亡中一样，这些分子的翻译后修饰似乎常与增强的免疫原性相关。剪接体是由大约 300 个不同的蛋白质和 5 种 RNA 组成的复杂的核颗粒，参与了前体信使 RNA 转变为成熟的"剪接 RNA"的过程。作为自身免疫抗原靶点的剪接体亚单位主要有两种：①小核核糖核蛋白颗粒（snRNP）。②核不均一 RNP 颗粒（hnRNP）。

snRNP 是与蛋白质结合的包含 80~350 个核苷酸序列的小 RNA 片段。此类 RNA 含有大量的尿嘧啶核苷酸，因此称为 U-RNA；根据免疫沉淀法，U-RNA 可分为 5 种不同类型（U1、U2、U4、U5 和 U6 RNA）。这些复合物的自身抗体主要针对其蛋白质成分。抗 Sm 抗体可沉淀出 5 种蛋白质，分子量分别为 28 000（BvB）、16 000（D）、13 000（E）、12 000（F）和 11 000（G）；这 5 种多肽是 U1、U2、U4、U5 和 U6 RNA 所共有的。抗 RNP 自身抗体沉淀出 3 种蛋白质，分子量分别为 68 000（70K）、33 000（A′）和 22 000（C）；这些多肽与 U1-RNA 有独特的相关性。70kD 的抗 RNP 抗体被认为与 MCTD 有较为特异的临床相关性，其免疫优势表位包含 125 位氨基酸残基，两侧连接着 119-126 位的重要构象残基。另一方面，抗 Sm 抗体则与 SLE 相关。

hnRNP 是真核细胞核中最为丰富的一类蛋白质，包含 pre-mRNA 及 30 个与之结构相关、分子量为 33~43kD 的小蛋白质。9 种 hnRNP 核心蛋白被命名为 A1、A2、B1a、B1b、B1c、B2、C1、C2 和 C3。一种以 33kD hnRNP-A2 为靶抗原的被称作抗 RA33 抗体的抗体特别令人感兴趣，因为它可见于大约 1/3 的 RA、SLE 和 MCTD 患者血清中。它也与 SLE、硬皮病和 MCTD 患者的侵蚀性关节炎相关，能预示早期多关节炎患者最终将发展为 RA，但此种相关性并不见于硬皮病（无侵蚀）、PM 或 PM/Scl、PM/DM 重叠。hnRNP-A2 的抗原表位含有两个 RNA 结合区：N 末端和富含甘氨酸的 C 末端。不同的疾病可针对不同的 RNA 结合区域。例如，RA 和 SLE 血清优先与第二 RNA 结合区域反应，而 MCTD 血清则作用于跨越两个 RNA 结合区域的表位。

二、核小体成分的自身免疫性

核小体是染色质的基本组成单位，是含有组蛋白 H2A、H2B、H3 和 H4 各两个拷贝的八聚体，周围环绕着约含 146 个碱基对的 DNA。在凋亡过程中，核酸内切酶裂解染色质、释放核小体颗粒至细胞质，随后迁移至死亡细胞表面而能接近 B 细胞受体。自身免疫的发生与对凋亡释放物质的吞噬缺陷有关。抗核小体抗体针对的是完整的核小体上的抗原决定簇，而非其组成成分——DNA 和组蛋白。在一项对患有 13 种不同 AUCTD 的 496 名患者和 100 名丙肝患者的研究发现，抗核小体抗体见于 SLE

（71.7%）、Scl（45.9%）和 MCTD（45%）患者的血清中。

三、蛋白酶体成分的自身免疫性

26S 蛋白酶体是一种亚细胞大颗粒，参与泛素化蛋白的降解，产生由 MHC Ⅰ 类分子递呈的肽段。有很好的证据表明，它可能是 AICTD 自身免疫反应的靶点。已有报道，在自身免疫性肌炎、SLE 和原发性干燥综合征中可出现抗蛋白酶体亚单位抗体。此外，循环中 20S 蛋白酶体（c20S）亚单位似乎与 MCTD 和 SLE 疾病活动相关。

四、自身免疫的产生

对某种细胞内结构成分如剪接体的抗体应答会导致整个颗粒被抗原递呈细胞摄取，这样所有组成颗粒的蛋白质都能被作为抗原加工，并连接在 HLA Ⅱ 类分子的亲和位点，以抗原肽形式表达。由于 HLA 分子的多态性，也可产生一些针对其他抗原的多样化的抗体反应，这一过程称为表位扩展，在抗体应答的发展中起重要作用，见于多种结缔组织病。例如，已证实，对 U-RNP 复合物中某一组分的免疫反应可以诱导产生针对其他组分的多种自身抗体。通过这种方式，免疫应答能随着时间推移发生改变，而这一变化常与临床表现的变化相关。

T 细胞受体与 HLA 分子递呈的抗原肽之间的相互作用对自身免疫的产生至关重要。70kD 及抗 UIRNP 抗体应答与 HLA-DR4 和 DR2 表型相关。在一种 MCTD 转基因小鼠模型中，大多数 T 细胞针对的都是 70kD 抗原 RNA 结合区内数量有限的表位。HLA-DB 基因的 DNA 序列分析显示，DR2 和 DR4 阳性患者在 β 链第 26、28、30、31、32、70 和 73 位上具有一组共同的氨基酸，并由此形成抗原结合袋。据推测，这两种 HLA 亚型代表着一种重要的遗传特性，使抗原肽递呈至相应 T 细胞受体。与抗 U1RNP 应答相关的 HLA-DR4/DR2 上的共同表位与 RA 中 HLA-DR4/DR1 的共同表位不同。70kD 多肽具有数个不同表位，其中最具一致性的序列是 KDK DRD RKR RSS RSR。这一区域可优先与 MCTD 血清结合，而 SLE 血清对其无作用。在不同疾病中，针对剪接体的自身免疫应答具有不同程度的表位扩展特征。SLE 中针对 snRNP 和 hnRNP 的抗体谱最为广泛；针对 snRNP 和 hnRNP 的限制性抗剪接体抗体谱见于 MCTD；而在 RA 中抗剪接体抗体谱仅局限于抗 hnRNP 抗体。总的来说，自身免疫性疾病的特征是产生多种能识别进化中保守分子的自身抗体。这些"隐藏"的细胞内分子能成为自身抗原的机制还需要进一步研究，目前最主要的两个理论是凋亡修饰和分子模拟。

凋亡时被修饰的蛋白质能绕过机体对自身蛋白质的耐受，被递呈给免疫系统。虽然风湿性疾病的自身抗原没有共同的结构或功能，但是它们具有聚集成簇和集中于凋亡细胞表面囊泡的共同表现。小囊泡中含有内质网碎片和核糖体以及核糖核蛋白 Ro。大囊泡（凋亡小体）中含有核小体 DNA、Ro、La 和 sriRNP。在凋亡过程中，一些酶系统上调，发挥裂解蛋白质的翻译后修饰作用，包括瓜氨酸化、磷酸化、去磷酸化、谷氨酰胺化、结合泛素，使分子更具有抗原性。例如，U1-70K 蛋白被半胱氨酸蛋白酶 3 裂解后，转变成去除 C 末端的片段，其中含有一个主要 B 细胞表位，能够优先被自身免疫血清识别。

引起首次抗体应答的最初刺激物可能是一种具有类似于自身抗原表位肽段区域的非自身蛋白，即所谓的分子模拟。感染、毒素、药物及紫外线等环境因素可以诱导及加速凋亡。分子模拟的主要限制在于抗原序列必须经过 TCR 识别。辅助 T 细胞（CD4+）通常识别 HLA Ⅱ 类分子结合的含 12~16 个氨基酸的肽段。然而，在一些情况下可以识别更小的肽段，有时它们比亲体配体更具免疫刺激性。这样 T 细胞识别的抗原高度退化，使分子模拟的潜力得以扩展。例如，这些分子包含有五肽，其折叠倍数远大于含

12 位氨基酸残基的多肽。针对免疫分子复合物某一组分的免疫应答一旦发生，复合物上的其他蛋白/表位可通过同样的表位扩展过程也产生抗原性。

（刘伟伟）

第三节　未分化结缔组织病

风湿病学家在临床上常会见到一些患者血清 ANA 呈弱阳性，同时有一些非特异症状，如关节痛、乏力、怕冷等。关键的问题是："这些患者会进展为结缔组织病（CTD）吗"或"他们有纤维肌痛症吗？"

图 12-1　未分化结缔组织病（UCTD）患者的评估流程。CREST：钙质沉积、雷诺现象、食管运动功能障碍、指端硬化、毛细血管扩张；MCTD：混合性结缔组织病；SLE：系统性红斑狼疮

这个问题的答案并不总是显而易见，因为纤维肌痛症不是一个排除性诊断，它常与明确分化的结缔

组织病合并存在，且与寒冷刺激引起的血管痉挛相关。图12-1列出了UCTD的诊断流程。在CTD的早期阶段，可能有一个或两个可疑的临床和实验室表现，但常难以进行确定性诊断。在此情况下，适合诊断UCTD。此类UCTD中多数患者有雷诺现象，伴有或不伴有不明原因的多关节痛及ANA阳性，ANA通常为单一特异性，多见抗Ro或抗RNP抗体。一项对665例UCTD患者进行的5年随访研究显示，只有34%的UCTD患者进展为诊断明确的结缔组织病，其中，RA占13.1%，干燥综合征占6.8%，SLE占4.2%，MCTD占4.0%，硬皮病占2.8%，系统性血管炎占3.3%，PM/DM占0.5%。一些特定的临床表现组合能预示进展为某种确定的CTD的可能：多关节炎伴抗U1-RNP抗体阳性易发展为MCTD，口眼干燥合并抗SS-A/SS-B抗体阳性易发展为干燥综合征，雷诺现象合并核仁型ANA阳性易发展为硬皮病，多关节炎合并高滴度的类风湿因子易发展为RA，而发热或浆膜炎合并均质型ANA阳性或抗ds-DNA阳性易发展为SLE。甲襞微循环的病理类型可预示UCTD进展为系统性硬化症（SSC）或MCTD的风险。另有报道，维生素D水平降低是发生UCTD的风险因素，因此，对所有这类患者应进行检测并予以纠正。

（刘伟伟）

第四节　硬皮病重叠综合征

一些硬皮病（Scl）患者常重叠有其他结缔组织病。多数情况下，这些重叠发生在没有明显皮肤受累（无皮肤硬化的硬皮病）或伴有疾病——CREST的局限型的患者。大约90%的Scl患者ANA阳性。硬皮病相关抗体包括：拓扑异构酶Ⅰ（Scl-70）、抗着丝点（ACA）抗体、hnRNP-Ⅰ、RA33、p23、p25、RNA聚合酶-Ⅰ（RNAP-1）、RNA聚合酶-Ⅲ（RNAP-Ⅲ）、U1-RNP、PM-Scl、核仁纤维蛋白、组蛋白、Ku、内皮细胞和Th/To。

一项德国的注册研究报道，在1 483例SSc患者中存在两种脏器受累模式。局限性远端皮肤受累（从肢体远端到膝部和肘部）占46%（dcSSc组），另33%为进展性全身型硬皮病（迅速累及躯干、面部和四肢，dcSSc组）。11%属于重叠综合征，还有8%属于未分化的。脏器受累程度各亚型间不同。例如，肌肉骨骼累及分别见于68%的重叠型和57%的dcSSc型。肺纤维化（56%）和肺动脉高压（19%）在dcSSc型中最为多见，但肺动脉高压也见于15%的dcSSc患者。

特异性抗体类型往往与疾病的病死率和致残率相关。具有抗着丝点抗体、抗U3 snRNP抗体和抗Th/To抗体的患者易患局限型Scl；而抗Scl-70抗体、ACA及抗RNAP抗体与弥漫性皮肤受累及系统损害有关。抗PM/Scl抗体阳性患者可能存在肌炎/硬皮病重叠，且易发生肺间质病变。约60%的硬皮病患者有明显的滑膜炎，35%的患者RF阳性。Scl中侵蚀性关节炎与抗RA-33抗体有关，在这类重叠综合征患者中，Scl常表现为不完全性CREST。已有记载，局限性硬皮病常与原发性胆汁性肝硬化（PBC）重叠，与之相关的特异性抗体是抗线粒体抗体。相反，10%~29%的PBC患者抗着丝点抗体阳性，其中约一半的患者有CREST综合征的一些表现。因此，这两种疾病在血清学上的重叠比在临床表现上的重叠更常见。硬皮病中轻度肌肉受累并不少见，约占50%~80%。欧洲的一项对114名硬皮病重叠综合征患者的回顾性研究报道，95%的患者PM/Scl抗体呈阳性，其中80%有炎性肌病。这种"硬化性肌炎"与MCTD不同，它可以同时存在皮肌炎的表现（肌痛、肌炎、Gottron征、向阳性皮疹、钙质沉着），但是无典型MCTD中特征性的SLE样表现。这些患者大部分有双手致畸性关节炎。通常病程缓慢而呈良性，大多数对激素敏感。硬皮病狼疮重叠较为少见。但是，Scl 患者常存在 ACA 和 Scl-70 之外的其他抗核抗体。

非硬皮病的纤维化病变在起始阶段可能被误诊为硬皮病重叠，但尽管这些疾病会有一些系统受累，它们很少会出现与其他 AICTD 重叠的表现。

肾源性系统性纤维化是一些患者在应用含钆造影剂后产生的一种纤维化疾病，多数患者原有肾病史。组织学上可见成纤维细胞增殖、胶原束增厚和黏蛋白沉积，与硬化性黏液水肿相似。其临床表现由最初的局部皮肤硬结迅速扩展。面部一般不受累，但肘部和膝部可出现关节挛缩，难治性病例还可发生肺部和神经等系统受累。NSF 通常对皮质类固醇及免疫抑制剂治疗无效。

嗜酸性筋膜炎表现为四肢局限性硬皮病样皮肤病变。发现外周嗜酸粒细胞增多和高球蛋白血症有助于该病的正确诊断。最终诊断取决于皮肤全层活检见到筋膜的弥漫性炎症。初始治疗可给予皮质激素（泼尼松 0.5~1mg/kg），剂量根据临床疗效递减；部分患者需要给予中等剂量的皮质激素维持长达 2 年。难治性病例也可以用 MTX 和霉酚酸酯。

硬化性黏液水肿以皮肤黏蛋白增多为特征，常伴丙种球蛋白病，多为 IgM 和轻链型。黏液性皮损表现为面、颈和四肢的蜡样丘疹。当丘疹融合时可被误认为硬皮病。可出现吞咽困难，近端肌无力，肺部、心脏和肾病变等系统受累。本病治疗较为困难，初治时常尝试应用皮质激素，有报道静脉丙种球蛋白和沙利度胺对难治性病例有一定疗效。

硬肿症是一种皮肤黏蛋白增多症，起病时常伴有发热症状，可自发缓解。慢性病程者与多发性骨髓瘤和糖尿病引起的副蛋白血症有关。患者真皮层增厚，伴胶原蛋白糖基化增加，与糖尿病皮肤僵硬综合征类似。面部和颈部经常受累，而影响到手足者较少。罕见脏器受累，但有时可见单克隆丙种球蛋白病。此类病例需排除淋巴瘤的可能。局部放疗对难治性病例有一定作用。

（刘伟伟）

第五节　肌炎重叠综合征

多肌炎（PM）、皮肌炎（DM）以及包涵体肌炎均属于典型的特发性炎性肌病（IIM）。然而，在 SLE、Scl、MCTD 及干燥综合征患者中也可能存在着与 IIM 相似的临床表现和检查结果。这样的重叠，尤其是与硬皮病，在较典型的多肌炎更为多见。临床上出现重叠症状时，最常与一些特定的自身抗体相关，如抗 PM/Scl 抗体、抗-Ku 抗体、U1-RNP、Jo-1、SRP 和 ARS。与多肌炎相关的关节病以关节半脱位畸形（尤其是远端指间关节和拇指关节）为特征，而关节的侵蚀程度较轻微。肌炎重叠综合征可见于抗氨酰 tRNA 合成酶（ARS）抗体阳性的患者。ARS 是一组催化特定氨基酸与其转运 RNA 相结合的酶，其中最为相关的是抗 Jo-1 抗体（组氨酸 tRNA 合成酶）。与不同抗合成酶抗体关联的临床综合征症状相似，呈反复发作，以炎性肌炎、发热、雷诺现象及皮损（技工手）为特征。ARS 的关节炎初始时可类似 RA，出现炎性关节炎和结节，但不发生侵蚀。抗 ARS 抗体阳性的患者往往先有间质性肺病，而后出现肌病。抗 U1-RNP 抗体阳性患者相关的肌炎往往见于 MCTD。抗信号识别颗粒（SRP）抗体在 Scl/PM 重叠综合征的患者中阳性率为 4%，这些患者往往表现为严重、迅速进展的肌炎，病理上可见明显的肌纤维坏死，但炎症细胞浸润较少。

2006 年，一项对 100 例法国和加拿大 IIM 患者的长期临床随访研究表明，应当放弃使用 Bohan 和

Peter 对炎性肌病的分类标准，因为 60% 的 IIM 患者存在着重叠综合征。在这项研究中，重叠综合征是指符合 Bohan 和 Peter 分类标准中的任一种炎性肌病，同时至少合并有一项重叠特征的临床表现或具有以下一种自身抗体：合成酶、着丝点、拓扑异构酶Ⅰ、RNA 聚合酶Ⅰ或Ⅲ、Th、U1-RNP、U2-RNP、U3-RNP、U5-RNP、PM/Scl、Ku、SRP 和核孔蛋白（表 12-3）。据报道，将典型的 PM/DM 与重叠综合征区分开对于治疗及判断预后具有重要意义，因为 PM 往往为慢性病程，50% 的患者对皮质激素初始治疗不敏感。纯粹的皮肌炎并不总是呈现慢性病程，多数对皮质激素初始治疗敏感。另一方面，肌炎重叠综合征（往往伴有硬皮病表现）几乎都对皮质激素治疗有效（约 90% 的反应率）。如果依据抗体来区分重叠综合征，那么抗合成酶、SRP、核孔蛋白抗体是激素抵抗型肌炎的标志物，而抗 U1-RNP、PM/Scl 或 Ku 抗体则为激素敏感的标志物。自身免疫性肌炎患者，尤其是皮肌炎患者，发生肿瘤的风险增高，但在多大程度上、间隔多长时间来进行肿瘤筛查仍是个问题。现在已清楚，针对 155kD 和 140kD 蛋白质的特异性抗体（抗 155/140 抗体）标志着并发肿瘤的风险显著增高，如果出现，有必要进行彻底的肿瘤筛查。

表 12-3　炎性肌病的建议分类

缩写	描述
PM	纯粹的多发性肌炎
DM	纯粹的皮肌炎
OM	肌炎重叠：肌炎合并至少一项重叠的临床表现和（或）重叠的自身抗体
CAM	肿瘤相关的肌炎：具有副肿瘤综合征的临床表现，不伴有重叠自身抗体或抗 Mi-2 抗体

Bohan 与 Peter 的肌炎定义

1. 对称性近端肌无力

2. 血清骨骼肌酶谱增高

3. 肌电图三联征：短时限、低波幅、多相运动电位；纤颤波、正锐波和插入性激惹；奇异的高频放电

4. 肌肉活检示变性、再生、坏死、吞噬异常以及间质单核细胞浸润

5. DM 的典型皮疹，包括向阳性皮疹、Gottron 征和 Gottron 疹

确定的肌炎：PM 符合 4 个标准（不伴皮疹），DM 符合 3 或 4 个标准（加上皮疹）

拟诊的肌炎：PM 符合 3 个标准（不伴皮疹），DM 符合 2 个标准（加上皮疹）

可能的肌炎：PM 符合 2 个标准（不伴皮疹），DM4 符合 1 个标准（加上皮疹）

临床表现重叠的定义

炎性肌病加上以下临床表现至少一项：多关节炎、雷诺现象、指端硬化、掌指关节近端皮肤硬化、指部典型的 SSc 样钙质沉着、食管下段或小肠运动减弱、DL_{CO} 低于正常预测值的 70%、X 线胸片或 CT 示间质性肺病、盘状狼疮、抗天然 DNA 抗体加低补体血症、美国风湿病学会 SLE 诊断标准 11 项至少符合 4 项、抗磷脂综合征

自身抗体重叠的定义

抗合成酶（Jo-1, PL-7, PL-12, OJ, EJ, KS）抗体、硬皮病相关抗体（硬皮病特异性抗体：着丝点、拓扑异构酶Ⅰ、RNA 聚合酶Ⅰ或Ⅲ、Th，与硬皮病重叠相关的抗体：U1-RNP、U2-RNP、U3-RNP、U5-RNP、Pm-Scl、Ku）及其他自身抗体（信号识别颗粒、核孔蛋白）

副肿瘤临床表现的定义

肌炎诊断 3 年内发生肿瘤，同时缺乏多种重叠的临床表现；且在肿瘤治愈后，肌炎也随之治愈

（王　革）

第六节 混合性结缔组织病

MCTD 由 Sharp 及其同事提出，1971 年他们在一篇文章中报道了一种 SLE、Scl 和 PM 的重叠综合征。这是第一个根据特异性抗体命名的重叠综合征，即针对核糖核酸酶敏感的可提取核抗原（ENA）的抗体。在过去的 38 年间，有很多研究都对此抗体系统（现在称作 U1-RNP）与临床的相关性进行了探索。

一、血清学特征

MCTD 这一概念的基本前提条件是：存在高滴度抗 U1-RNP 抗体，并在预后和治疗等方面影响着 AICTD 的表现。诊断 MCTD 的第一线索通常是：出现高滴度的斑点型 ANA。滴度常大于 1 : 1 000，有时超过 1 : 10 000。若出现这种情况，应检测抗 Ul-RNP、Sm、Ro 和 La 抗体。同时也需注意有无抗双链 DNA 和组蛋白抗体，因为 MCTD 患者血清中主要存在的是抗 U1-RNP 抗体。MCTD 患者偶尔有一过性抗 dsDNA、Sm 和 Ro 抗体。然而，当这些抗体作为主要的抗体持续存在时，临床上常与典型的 SLE 更为相符。针对 70kD 抗原（尤其是在凋亡形态时）的抗体与 MCTD 的临床表现最为相关。

二、临床表现

1. 诊断   MCTD 是一种包含 SLE、Scl 和 PM/DM 特征的重叠综合征。这些重叠表现很少同时发生，往往经过数年才会出现足够的重叠特征，而确诊为 MCTD。疾病早期与 U1-RNP 抗体相关的最常见的临床表现为手肿胀、关节炎、雷诺现象、炎性肌病和指端硬化。关于 MCTD，目前还没有 ACR 诊断标准，但一项对比研究表明，Alarcon-Segovia 和 Kahn 这两种诊断标准具有最好的敏感性和特异性（分别为 62.5% 和 86.2%）（表 12-4）。若将"肌痛"改为"肌炎"，则敏感性可提高至 81.3%。随着疾病的进展，一些最初诊断为 MCTD 的患者的临床表现可能更符合 SLE 或 RA；在一项长期随访中，一半以上的患者仍符合 MCTD 的诊断标准。SLE、RA、Scl 和 PM/DM 与 MCTD 的临床和血清学特征比较见表12-5。

表 12-4 混合型结缔组织病诊断标准

	Alarcón-Segovia 标准	Kahn 标准
血清学标准	抗 RNP 抗体血凝法滴度≥1 : 1 600	高滴度抗 RNP 抗体，相应斑点型 ANA 滴度≥1 : 1 200
临床标准	1. 手肿胀	
	2. 滑膜炎	1. 手指肿胀
	3. 肌炎（生物学证实）	2. 滑膜炎
	4. 雷诺现象	3. 肌炎
	5. 肢端硬化	4. 雷诺现象
确诊 MCTD	血清学标准加上至少 3 条临床标准，需包含滑膜炎或肌炎	血清学标准加上雷诺现象及剩下临床标准中至少 2 条

注：ANA，抗核抗体；MCTD，混合性结缔组织病；RNP，核糖核蛋白颗粒。

表 12-5 典型自身免疫性结缔组织病的临床鉴别

临床表现	SLE	RA	Scl	PM	MCTD
胸膜炎/心包炎	++++	+	+	–	+++
侵蚀性关节病	±	++++	+	±	+
雷诺现象	++	–	++++	+	++++
炎性肌炎	+	+	+	++++	+++
指端硬化	±		++++		++
非肢端皮肤增厚	–	–	+++	–	–
间质性肺纤维化	+	+	+++	++	+
肺动脉高压	++	±	+	+	+++
蝶形红斑	++++	–	–	–	++
口腔溃疡	+++	–	–	–	++
癫痫/精神病	+++	–	–	–	–
三叉神经病	+	–	++	–	+++
外周神经病	++	+	±	–	++
横贯性脊髓病	+++	+	–	–	++
无菌性脑膜炎	+++	+	–	–	+++
弥漫增殖性肾小球肾炎	++++	–	–	–	+
膜性肾小球肾炎	+++	–	–	–	++
肾血管性高血压	+	–	++++	–	+++
炎症性血管炎	++	+	+	+	+
非炎症性血管病变	–	–	++++	–	+++
食管运动功能障碍	+	±	++++	+	+++

2. 早期症状　大多数最终进展为 MCTD 的患者在早期难以和其他典型的 AICTD 区分。诊断 MCTD 需要同时出现 SLE、Scl 和 PM 样表现的假设是错误的。在 MCTD 早期，这种重叠很少出现，但随着病程的发展，重叠表现常会序贯发生。在疾病早期，大多数患者易有疲劳，可出现意义不明的肌痛、关节痛和雷诺现象。此时诊断 RA、SLE 或未分化结缔组织病（UCTD）似乎更为合适。若患者出现手或手指肿胀及高滴度斑点型 ANA 时，应密切随访有无重叠征象的发展。UCTD 患者出现高滴度抗 RNP 抗体是以后进展为 MCTD 的强有力指征。少数 MCTD 呈急性起病，对后续病程影响不明，其表现包括多肌炎、急性关节炎、无菌性脑膜炎、指（趾）坏疽、高热、急性腹痛和三叉神经病。

3. 发热　发热可成为 MCTD 的最突出临床表现，常无明显诱因。不明原因发热可作为 MCTD 的首发症状；在仔细检查后，多能发现 MCTD 的发热合并有肌炎、无菌性脑膜炎、浆膜炎、淋巴结病或并发感染。

4. 关节　关节痛和僵硬几乎是所有 MCTD 患者的一个早期症状。近 20 年来已日益明确，MCTD 的关节受累比典型的 SLE 更常见、更严重。约 60% 的患者最终可发展为明显的关节炎，常伴有 RA 常见的畸形，如尺侧偏斜、天鹅颈和纽扣花畸形。影像学通常呈现无严重侵蚀性改变的特征，多类似 Jaccoud 关节病。但也可发生破坏性关节炎，包括残毁性关节炎。发生在关节边缘的小的侵蚀，边界通常很清晰，是严重关节病变患者最具特征性的放射线表现。一些患者发生屈肌腱鞘炎、骨水肿及关节周围炎，类似血清阴性脊柱关节病。50%~70% 的患者 RF 呈阳性，实际上，这些患者可能被诊断为 RA，且符合

ACR 的 RA 分类标准。

5. 皮肤和黏膜　多数 MCTD 患者在病程中出现皮肤黏膜改变。雷诺现象最常见，也是 MCTD 最早期的表现之一。常伴有手指肿胀甚至全手水肿。在一些患者中，可出现典型 SLE 患者的皮肤改变，特别是蝶形红斑和盘状红斑。其他表现包括口腔溃疡、干燥症状、口及生殖器溃疡、血管炎性青斑、皮下结节和鼻中隔穿孔。

6. 肌肉　肌痛是 MCTD 患者的常见症状。多数患者无明显的肌无力、肌电图异常或肌酶改变。其原因常不清楚，可能是由轻度的肌炎、身体功能下降或相关的纤维肌痛综合征引起的。MCTD 与 IIM 的炎性肌病组织学上相似，既有 DM 中血管受累的表现，也有 PM 中细胞介导的改变。在多数患者中，肌炎往往在疾病活动时急性发作。这些患者常对短期大剂量皮质激素治疗反应良好。另一种表现形式是轻度的炎性肌病，起病常隐匿，对皮质激素治疗反应较差。与 MCTD 相关的 PM 患者有一些出现明显的发热；另一些可有发热和肌痛病史，曾被诊断为"流感"。

7. 心脏　MCTD 患者心脏全层均可受累。大约 20% 的患者有心电图（ECG）异常。最常见的 ECG 改变是右心室肥大、右心房增大和室内传导阻滞。心脏受累最常见的临床表现为心包炎，报道见于 10%~30% 的患者，而心脏压塞罕见。心肌受累越来越受到重视，一些患者心肌受累继发于肺动脉高压，约见于 20% 的患者且在早期常无症状。早期发现肺动脉高压（PAH）非常重要，因为现在已有更为有效的治疗方法。但 PAH 在早期容易漏诊，一项社区风湿病调查显示，有 13% 的既往未诊断出 PAH 的患者存在右心室收缩压升高（符合 PAH 诊断）。患者出现进行性劳力性呼吸困难时，应考虑 PAH 的可能。二维超声多普勒血流检查是最有效的筛查试验，而确定诊断要求心导管检查静息肺动脉平均压大于 25mmHg。PAH 的发生与 Scl 样的甲襞毛细血管改变、抗内皮细胞抗体、抗心磷脂抗体和抗 U1-RNP 抗体相关。左、右心功能不全都很常见，当然并不都与 PAH 相关；推荐对所有 MCTD 患者定期行超声心动图检查，尤其是对合并 PAH 者。抗 U1-RNP 抗体、抗内皮细胞抗体、血清血栓调节蛋白和血管性血友病因子水平增高对预示 PAH 的发生有一定价值。

8. 肺　高达 75% 的 MCTD 患者出现肺受累。出现早期症状如干咳、呼吸困难和胸膜炎性胸痛时应进一步检查。50% 的患者可出现间质性肺病（ILD）。高分辨率 CT（HRCT）是确定 ILD 的最敏感方法。肺受累 HRCT 的最常见表现是间隔增厚和毛玻璃样改变。如果不治疗，ILD 通常进行性发展，25% 的患者在随访 4 年后发展为严重的肺纤维化。肺动脉高压（PAH）是 MCTD 患者最严重的肺病变形式。硬皮病患者的 PAH 通常继发于肺间质纤维化，与硬皮病不同，MCTD 患者的 PAH 通常由缓慢的肺动脉内膜增生及中膜肥厚引起。

9. 肾　最初认为，MCTD 患者肾受累罕见。但经过近 40 年的观察，目前认为，约 25% 的患者出现肾受累。高滴度的抗 U1-RNP 抗体被认为是不发生弥漫性增殖性肾小球肾炎的相对保护因素，不论是在典型的 SLE 中还是在 MCTD 中。当 ICTD 患者出现肾病变时，其类型通常为膜性肾小球肾炎，多无症状，但有时也可能引起明显的肾病综合征。弥漫性增殖性肾小球肾炎或肾实质、间质病变在 MCTD 罕见。目前已逐渐认识到，MCTD 患者有发生类似于硬皮病中的肾性高血压危象的风险。

10. 消化道　消化道受累是与硬皮病重叠的主要表现，见于 60%~80% 的患者。MCTD 最常见的腹部表现为上消化道运动障碍。另外也有腹腔出血、胆道出血、十二指肠出血、巨结肠、胰腺炎、腹水、蛋白质丢失性肠病、原发性胆汁性肝硬化、门静脉高压、肠壁积气和自身免疫性肝炎的个案报道。MCTD 出现腹痛的可能原因包括肠蠕动减退、腹膜炎、肠系膜血管炎、结肠穿孔和胰腺炎。吸收不良综合征可继发于小肠扩张与细菌过度生长。以慢性活动性肝炎和布-加综合征（Budd-Chiari 综合征）为表现形式的肝受累也有报道。与在硬皮病中一样，在结肠的系膜游离缘也可见假性憩室。

11. 神经系统　与 Sharp 原先描述的一致，中枢神经系统（CNS）受累不是 MCTD 的突出临床表现。最常见的是三叉神经病变。一项对 81 例在神经科门诊就诊的三叉神经病患者的回顾性研究发现，与之最为相关的结缔组织病分别是 UCTD（47%）、MCTD（26%）和硬皮病（19%）。据报道感音性耳聋见于近 50% 的 MCTD 患者。与 SLE 中 CNS 受累不同，MCTD 患者极少出现明显的精神病和抽搐表现。头痛较为常见，多为血管源性，与典型的偏头痛类似。这些患者中部分有脑膜刺激征，脑脊液检查显示无菌性脑膜炎改变。MCTD 中无菌性脑膜炎也与对非甾体消炎药的超敏反应有关，特别是舒林酸和布洛芬。此外，还有一些横断性脊髓炎、马尾综合征、脑出血、视网膜血管炎、眼神经病变、进行性多灶性脑白质病、寒冷性脑缺血、重症肌无力、多神经根病变、脱髓鞘疾病和周围神经病变的散发报道。有报道，脑脊液中抗 U1-RNP 抗体水平增高，尤其是以抗 70kD 抗体为主，与 SLE 和 MCTD 患者出现弥漫的中枢神经精神受累有关。有不少 AICTD 患者 MRI 可见改变，被称为非特异性亮点。多数情况下出现 UBO 时并无神经症状。但是 UBO 的密度和分布常有一些规律，在 MCTD 中倾向于聚集在皮髓质交界处和脑室周围。

12. 血管　雷诺现象几乎是所有最终发展为 MCTD 的患者的早期表现。中小血管的内膜增生和中膜肥厚是 MCTD 的典型血管病变，也是肺动脉高压和肾危象的特征性病理改变。甲襞毛细血管镜和彩色多普勒均有助于鉴别雷诺现象是良性原发性的还是由 MCTD 及其他 AICTD 继发的。大多数 MCTD 患者甲襞毛细血管镜检异常，呈现为毛细血管扩张和缺失，与报道的 Scl 相似。一项血管造影研究报道，患者的中等大小的血管的闭塞发生率较高（图 12-2）。内皮细胞和抗心磷脂抗体被认为与 MCTD 中内皮功能障碍及动脉粥样硬化发生有关。

图 12-2　A. 数字血管造影显示多处动脉闭塞，伴侧支循环形成；B. 数字血管造影显示尺动脉闭塞

13. 血液　血液学异常在 MCTD 中较为普遍。75% 的患者出现贫血，大多数符合慢性炎症性贫血。Coombs 试验阳性见于约 60% 的患者，但明显的溶血性贫血不常见。与 SLE 相同，约 75% 的患者出现白细胞减少，主要累及淋巴细胞，且与疾病活动性有关。血小板减少、血栓性血小板减少性紫癜和纯红再

障相对少见。一些研究报道，患者存在低补体血症，但不如在 SLE 中常见，且不与任何临床表现相关。50%的患者 RF 阳性，通常与程度较重的关节炎相关，特别是同时合并抗 A2/RA33 抗体时。也有抗心磷脂抗体或狼疮抗凝物呈阳性的报道。但与 SLE 不同，它们不依赖于 β_2-糖蛋白，且倾向于与血小板减少相关，而与血栓事件无关。

三、妊娠

报道的 MCTD 产妇和胎儿的发病率差异很大。一项 MCTD 和 SLE 的比较研究发现，两种疾病对患者的生育率无改变，但两者的产次和胎儿流产率都有增加。有研究显示，MCTD 患者的病情在妊娠期间可加剧或在产后可复发，但在其他研究中未获证实。抗内皮细胞抗体与 MCTD 中自发性流产相关。有 1 例新生儿"狼疮"报道，提示抗 U1-RNP 抗体能通过胎盘致病。

四、幼年混合性结缔组织病

MCTD 可首发于儿童期。根据一项报道，其平均发病年龄是 10.7 岁。多关节炎和雷诺现象最为常见。脏器受累是进展性的，脏器受累率 5 年时为 20%，10 年时为 48%。明显的心肌炎、肾小球肾炎、血小板减少、癫痫发作、溶血尿毒症综合征、急性冠状动脉综合征和无菌性脑膜炎都有散在报道。

（王 革）

第七节 重叠综合征的治疗

由于缺乏对照研究，如何合理治疗重叠的 CTD 尚不明确。对其治疗的推荐仍是基于 SLE、PM/DM、RA 和 SSc 的传统治疗方法。治疗重叠综合征特定表现的指南见表 12-6。几乎所有 CTD 患者都出现雷诺现象。除了建议防止寒冷刺激外，多数患者可试用钙通道阻滞剂（如硝苯地平）。重度难治性病例可考虑给予外用硝酸盐制剂、内皮素拮抗剂（如波生坦）、磷酸二酯酶 5 抑制剂（如他达拉非）或前列腺素类似物（如伊洛前列素）。肺动脉高压（PAH）是 MCTD 的主要死亡原因，患者需要常规进行定期评估以尽早发现病情，因为早期干预是有效治疗的关键。近期 PAH 治疗方面的进展使病死率和致残率下降。总体上有效的措施包括抗凝和扩血管治疗，如钙通道阻滞剂或前列腺环素类似物。长期静脉应用依前列醇或前列腺环素可改善大多数患者的运动能力、血流动力学和存活率，吸入性伊洛前列素也有相同的治疗效果。静脉输注环磷酰胺和皮质激素对部分患者有效。波生坦是一种口服的内皮素-1 拮抗剂，在 MCTD 中对改善呼吸困难、缓解 PAH 进展有效。

由于缺乏对照研究，重叠综合征的治疗主要是基于对其临床表现的分析并在此基础上给予相应的常规治疗，如针对炎性关节炎、雷诺现象、炎性肌病、浆膜炎、间质性肺病、PAH 和硬皮病样消化道表现等。根据定义，重叠综合征的临床表现是多种多样的，且常随时间变化。这样，每次患者随访时都要对其治疗措施进行重新评估。

表 12-6 重叠综合征治疗指南

症状	治疗
乏力、关节痛、肌痛	NSAID、抗疟药、小剂量泼尼松（<10mg/d）；试用莫达非尼
关节炎	NSAID、抗疟药、氨甲蝶呤；考虑 TNF 抑制剂[a]

症状	治疗
雷诺现象	保暖、避免指外伤、避免β-阻滞剂、禁烟；应用二氢吡啶类钙通道阻滞剂（如硝苯地平），α-交感神经阻断剂（如哌唑嗪）；顽固病例考虑内皮素受体拮抗剂（如波生坦）
急性起病的指端坏疽	局部交感神经化学切除（利多卡因受累手指基底部浸润），抗凝剂，外用硝酸酯类；考虑住院应用动脉内前列腺环素；开始内皮素受体拮抗剂治疗
胸膜炎	NSAID 或短期泼尼松（≈20mg/d）
心包炎	NSAID 或短期泼尼松（≈20mg/d）；心包压塞需要经皮或外科引流
无菌性脑膜炎	停用 NSAID[b]，给予短程大剂量泼尼松约 60mg/d
肌炎	急性起病、重症：泼尼松 60~100mg/d
	慢性、程度较轻：泼尼松 10~30mg/d[c]
	难治性病例考虑氨甲蝶呤和（或）IVIG
膜性肾小球肾病	轻度：无须治疗
	进展性蛋白质尿：试用 ACE 抑制剂；试用小剂量阿司匹林加双嘧达莫
	重度：试用泼尼松 15~60mg/d，加环磷酰胺每月 1 次，或每日应用苯丁酸氮芥
肾病综合征	单用激素有效率低。小剂量阿司匹林联合双嘧达莫预防血栓并发症；ACE 抑制剂减少蛋白质丢失
	试用泼尼松 15~60mg/d，加环磷酰胺每月 1 次，或每日应用苯丁酸氮芥；可能需要透析或移植
硬皮病样肾危象	ACE 抑制剂
心肌炎	试用激素和环磷酰胺[d]；避免用地高辛[e]
不完全心脏传导阻滞	避免用氯喹[f]
无症状性肺动脉高压	试用激素和环磷酰胺，小剂量阿司匹林和 ACE 抑制剂；考虑内皮素受体拮抗剂（口服波生坦）
有症状的肺动脉高压	静脉前列腺环素，ACE 抑制剂，抗凝剂，内皮素受体拮抗剂（口服波生坦）；试用西地那非；心肺移植
血管性头痛	试用普萘洛尔和（或）阿司匹林隔日一次，350mg
	对症使用曲坦类药物（如舒马曲坦、依来曲坦）
自身免疫性贫血/血小板减少	大剂量激素（≈泼尼松 80mg/d）随临床进程递减。难治性病例考虑达那唑、IVIG 和免疫抑制剂
血栓性血小板减少性紫癜	新鲜冰冻血浆即时输注；可能需行血浆置换并输注去除血小板的 RBC；难治性病例考虑切脾
吞咽困难	轻度：无须治疗
	伴反流：质子泵抑制剂；考虑尼森胃底折叠术
	重度：钙通道抑制剂单用或联合抗胆碱能药物
肠动力障碍	促动力剂如胃复胺和红霉素
	小肠细菌过度生长：四环素、红霉素
骨质疏松	补充钙/维生素 D，雌激素替代或雷洛昔芬；二膦酸盐[g]；鼻吸降钙素；羧基端截断的 PTH 类似物，如 hPTH-（1-34）
胃灼热感/消化不良	床头抬高，禁烟，减轻体重、避免摄入咖啡因；H$_2$-拮抗剂，H$^+$质子泵阻滞剂；试用甲氧氯普胺（胃复安）；难治性病例要考虑幽门螺杆菌感染
三叉神经病	对于麻木无有效治疗措施；疼痛试用抗癫痫药（如加巴喷丁）或三环类抗抑郁药（如去甲替林）

注：a. 与 MCTD 和 SLE 病情活动相关；b. 舒林酸和布洛芬与过敏性无菌性脑膜炎相关；c. 警惕激素性肌病、无菌性骨坏死和进行性骨质疏松；d. 大剂量有心脏毒性；e. 诱发室性心律失常；f. 诱发完全性心脏传导阻滞；g. 食管受累较严重时不能使用。

ACE：血管紧张素转化酶；IVIG：静脉丙种球蛋白；NSAID：非甾类抗炎药；PTH：甲状旁腺激素；RBC：红细胞；TNF：肿瘤坏死因子。

引起重叠综合征发病的不少症状是间歇性的，且对激素治疗有效（如无菌性脑膜炎、肌炎、胸膜炎、心包炎和心肌炎）。另一方面，肾病综合征、雷诺现象、畸形性关节病、指端硬化和周围神经病通常对激素耐药。多数硬皮病样症状可参考硬皮病的处理常规进行治疗，如肾危象者使用血管紧张素转化酶抑制剂，雷诺现象者使用钙通道抑制剂，胃肠反流疾病使用质子泵抑制剂。肺纤维化病变对激素和免疫抑制剂不敏感，有迹象显示一类新的药物，即酪氨酸激酶抑制剂（如伊马替尼），可能对部分患者有效。对激素治疗无效的血小板减少、难治性肌炎或溶血性贫血患者，可以考虑给予静脉丙种球蛋白或达那唑。

已有 1 例 MCTD 患者合并难治性肌炎采用自体外周血干细胞移植成功的报道。随着治疗时间的延长，对皮质激素总使用量和治疗引起医源性类固醇性肌病、院内感染、无菌性骨坏死或进行性骨质疏松的担忧与日俱增。应常规进行骨密度检查以发现早期的无症状性骨质疏松，并开始给予抗骨吸收药物治疗。除非有禁忌证，所有患者都必须补充钙剂和维生素 D。对于需要长期服用皮质激素的患者，应考虑加用抗疟药或 MTX，以减少激素的累积用量。抗疟药在伴有分支或束支传导阻滞的重叠患者中使用须慎重，因有导致完全性心脏传导阻滞的可能，伴特异质性肝炎者也须慎用。因为有诱发室性心律失常的风险，洋地黄制剂对伴心肌炎的患者为相对禁忌。据报道，与 SLE 中一样，肿瘤坏死因子抑制剂依那西普可加重 MCTD。利妥昔单抗则对于一些重症难治性抗合成酶抗体综合征患者可能有效。对有严重手部畸形的患者可行软组织松解术和选择性关节融合术。

重叠综合征患者妊娠期的治疗存在一些特殊问题。Doria 及其同事提出下述建议：

1. 必须正确告知患者妊娠所存在的风险。

2. 患者应在病情缓解期计划妊娠，这样可以增加孕妇和胎儿的安全性。

3. 患者在妊娠期及产后应由包括风湿病科医生、产科医生和新生儿医生在内的多学科小组进行定期监测。

4. 对于复发的患者，应该给予适当的或在必要时给予积极的治疗，因为疾病活动比药物对胎儿更有害。

在治疗上往往有一种错误倾向，认为所有的重叠综合征患者都需长期服用皮质激素，并假定这些患者的所有临床问题都与他们所患的重叠综合征有关。例如，重叠综合征明显的不适和疼痛可能由肌筋膜痛综合征或纤维肌痛引起，这样就对皮质激素治疗无效。同样，不适和易疲劳的感觉可能与反应性抑郁或患者对环境不适应有关。目前已认识到，早发的动脉粥样硬化是 AICTD 致死致残一个重要原因，所有重叠综合征患者均需持续进行风险评估，并恰当地治疗高血压和高脂血症。治疗重叠综合征时，需要对不断变化的临床情况进行反复评估，并始终保持对医源性疾病的警觉。与对所有病因未明的疾病一样，有效治疗重叠综合征患者是一个持久而不断演化的挑战。

预后：重叠综合征的预后通常好于典型的 AICTD。例如，Troyanov 报道了对 100 例特发性炎性肌病患者的随访，结果表明，在应用一定剂量/疗程的泼尼松初始治疗缓解后，患者的长期预后差异很大；所有 PM 患者（100%）和绝大多数 DM 患者（92%）进展为慢性肌炎，而只有 58% 的重叠综合征患者发生持续的肌病 M1。抗合成酶抗体和抗核孔蛋白抗体阳性的重叠综合征患者易发展为慢性疾病，而抗 U1-RNP、PM/Scl 或 Ku 抗体阳性的患者较少发生慢性改变。有 4 种 U1 snRNP 抗体（如抗 70kD、抗 A、抗 C 和抗 U1snRNA）中 3 种者的肾病变较只有 1~2 种者轻微。肌炎中抗 155kD 和 140kD 蛋白质的抗体是并发肿瘤的危险因素。另有确切证据显示，具有高滴度 U1-RNP 抗体的患者较少发生严重的肾疾病和危及生命的神经系统损害，根据这一说法，MCTD 的预后要优于典型的 SLE。但是，并非所有

MCTD 患者的预后都好，进行性肺动脉高压及其心脏并发症可能会导致死亡。Missouri 大学对 47 名 MCTD 患者进行了 38 年随访，报道中 62% 的患者呈良性病程，38% 的患者疾病持续活动。11 人（23%）死亡，其中 9 人死于肺动脉高压，2 人死因与 MCTD 无关。显而易见的是，重叠综合征的发展常难以预测，大多数患者病程相对良性，主要器官的受累程度最终决定了该病的病死率和致残率。

（王　革）

参考文献

[1] 曾小峰，邹和建．风湿免疫内科学［M］．北京：人民卫生出版社，2021．

[2] 古洁若．风湿免疫科疾病临床诊疗思维［M］．北京：人民卫生出版社，2020．

[3] 付冰冰．现代风湿免疫病的诊断与治疗要点［M］．北京：中国纺织出版社，2020．

[4] 李泽光．风湿病辨治思路与方法［M］．北京：科学出版社，2018．

[5] 彭江云，李兆福，汤小虎．中医风湿病学［M］．北京：科学出版社，2018．

[6] 钱先，陈剑梅．类风湿关节炎［M］．北京：人民卫生出版社，2018．

[7] 陈进伟，曾小峰．风湿免疫性疾病综合征［M］．北京：人民卫生出版社，2018．

[8] 胡绍先．风湿病诊疗指南［M］．北京：科学出版社，2018．

[9] 蔡辉，姚茹冰，刘春丽．强直性脊柱炎治疗与调养［M］．北京：科学出版社，2018．

[10] 安东尼·福西．哈里森风湿病学［M］．田新平，译．北京：科学出版社，2018．

[11] 王仑．风湿病的治疗与调养［M］．上海：上海科技文献出版社，2018．

[12] 吴欣娟，张春燕．风湿免疫科护理工作指南［M］．北京：人民卫生出版社，2016．

[13] 罗健，徐玉兰．风湿免疫科临床护理思维与实践［M］．北京：人民卫生出版社，2016．

[14] 张奉春，栗占国．内科学–风湿免疫科分册［M］．北京：人民卫生出版社，2016．

[15] 栗占国，张奉春，曾小峰．风湿免疫学高级教程［M］．北京：人民军医出版社，2017．

[16] 黄清春．类风湿关节炎［M］．北京：人民卫生出版社，2015．

[17] 陈顺乐，邹和建．风湿内科学［M］．北京：人民卫生出版社，2014．

[18] 刘春莹．风湿免疫病［M］．北京：中国医药科技出版社，2016．